DES

PRINCIPAUX VICES DE CONFORMATION

DU BASSIN,

ET

SPÉCIALEMENT DU RÉTRÉCISSEMENT OBLIQUE.

IMPRIMERIE DE MCQUET ET COMP., RUE DE LA HARPE, Nº 90.

DES

PRINCIPAUX VICES DE CONFORMATION

DU BASSIN,

ET

SPÉCIALEMENT DU RÉTRÉCISSEMENT OBLIQUE,

PAR LE DOCTEUR FR.-CH. NAEGELÉ,

Conseiller intime du grand-duc de Bade, commandeur de l'ordre du lion de Zœhringen du grand duché de Bade, professeur ordinaire de médecine et d'obstétrique et directeur de la clinique d'accouchement à l'université de Heidelberg, membre d'un grand nombre de sociétés savantes.

OUVRAGE ORNÉ DE XVI PLANCHES LITHOGRAPHIÉES,

TRADUIT DE L'ALLEMAND ET AUGMENTÉ DE NOTES

PAR A.-C. DANYAU,

Docteur en médecine et Agrégé à la Faculté de médecine de Paris,
Chirurgien et Professeur-adjoint à l'hospice de la Maternité.

« Multum restat adhuc operis, multumque
restabit ; nec ulli nato post mille sæcula præ-
cludetur occasio aliquid adhuc adjiciendi. »
SENECA, Epist. 64.

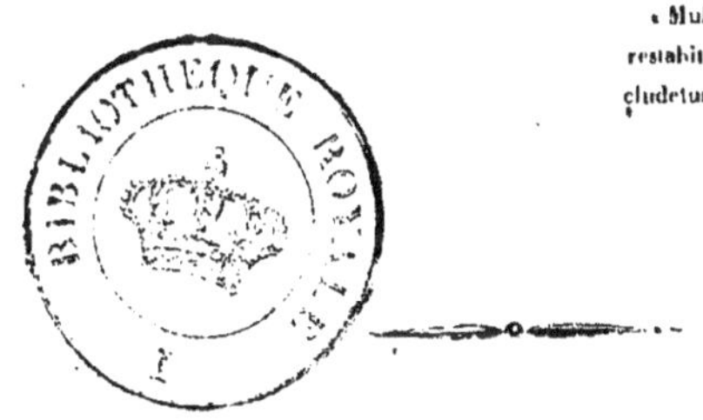

A PARIS,

CHEZ J.-B. BAILLIÈRE,

LIBRAIRE DE L'ACADÉMIE ROYALE DE MÉDECINE,

RUE DE L'ÉCOLE DE MÉDECINE N° 17.

LONDRES, CHEZ H. BAILLIÈRE, 219, REGENT-STREET.

1840.

AVERTISSEMENT DU TRADUCTEUR.

La monographie dont je donne la traduction se recommande à la fois par l'importance du sujet et la haute réputation de l'auteur. Bien qu'elle ait spécialement pour objet la description d'un vice particulier du bassin, différent, sous tous les rapports, de ceux dont il est fait mention dans les ouvrages classiques, et que la partie qui traite de ceux-ci ait été ajoutée sous la forme modeste d'appendice, néanmoins les détails étendus dans lesquels l'auteur est entré et la manière élevée dont il a envisagé cette seconde partie de son sujet donnent réellement à cet ouvrage la valeur d'un traité général à peu près complet. Cette considération me justifiera, j'espère, d'en avoir un peu changé le titre, ainsi conçu : *Das schræg verengte Becken, nebst einem Anhang über u. s. w.* c'est-à-dire : *Du rétrécissement oblique du bassin, suivi d'un appendice sur les autres principaux vices de conformation du bassin de la femme considérés en général.* L'auteur me pardonnera cette altération légère en faveur du motif qui l'a inspiré. C'est un innocent artifice qui attirera sur l'ouvrage l'attention d'un plus grand nombre de lecteurs, et je ne crains pas que l'attente de ceux que *mon* titre aura engagés, soit, en aucun point, trompée.

C'est au reste le seul changement que je me sois permis.
La disposition des matières est restée la même, et je me
suis attaché partout à reproduire exactement la pensée
de l'auteur. Dans un·seul passage, j'ai pris la liberté
d'adoucir ce que sa critique avait d'un peu amer. Personne,
pas même M. Naegelé, ne me saura mauvais gré de cette
marque de déférence.

Aussitôt que cet ouvrage parut, je formai le projet
d'en publier la traduction. En 1834, j'avais examiné
à Milan les deux bassins qui font partie de la collection
du professeur Billi. M. le docteur Vrolik fils m'avait
montré, en 1835, à Amsterdam, le bassin oblique-ovalaire qui se trouve dans la riche collection de son père.
Enfin, au mois de septembre 1838, une visite à Heidelberg m'avait fourni l'occasion d'en voir un assez grand
nombre, que M. le professeur Naegelé lui-même avait
eu la bonté de me montrer, et dont il m'avait signalé les principaux caractères avec cette verve et cet
amour de l'art qui le distinguent à un si haut degré. Il
était impossible que ce sujet ne m'intéressât pas vivement; il intéressera de même tous les amis de la science,
et je ne crois pas m'abuser en pensant qu'on me saura
gré d'en avoir répandu la connaissance parmi les médecins français.

J'ai ajouté cinq notes un peu étendues à cette traduction. La première est relative à des mesures que j'ai prises
sur quatre-vingts femmes de mon service pendant que
j'étais attaché à l'hôpital de Lourcine; travail entrepris
dans le but de m'éclairer sur la valeur des moyens de
diagnostic proposés par M. Naegelé pour reconnaître sur
le vivant l'existence du rétrécissement oblique du bassin.
La seconde concerne l'inclinaison du bassin et la direc-

tion de sa cavité, deux points envisagés d'une manière incomplète ou fausse dans la plupart de nos traités élémentaires. J'ai donné, *in extenso*, dans la troisième, deux observations très intéressantes d'exostose du bassin que, l'auteur n'avait fait qu'indiquer, et pour les détails desquelles il renvoyait à des recueils qui ne sont pas généralement entre les mains des lecteurs français. La quatrième traite des rétrécissements du bassin par obstruction considérés en général. Enfin, j'ai, dans la cinquième, discuté, d'après les indications mêmes de M. Naegelé, la réalité des inconvénients attribués par les auteurs aux vices d'inclinaison du bassin.

J'ai dû faire tous mes efforts pour que l'œuvre de M. Naegelé parût dans notre langue avec tous ses avantages. Aussi n'ai-je point reculé devant les frais que devait occasionner la copie des planches. Je les ai toutes reproduites, à l'exception de deux qui ne donnaient que de simples traits de peu d'importance. Cette différence est, au reste, compensée par l'addition de deux autres planches, que j'ai, pour l'intelligence de mes notes, empruntées à d'autres mémoires de M. Naegelé. On en trouvera donc ici seize, comme dans l'ouvrage allemand.

Je désire ardemment que l'ouvrage du professeur de Heidelberg reçoive en France l'accueil qu'il mérite. Les monographies, je le sais, ne jouissent pas parmi nous d'une grande faveur. Aussi sont-elles rares. Mais, en popularisant les bons travaux, on peut inspirer le désir de les imiter. Depuis long-temps l'Allemagne nous donne l'exemple. Les progrès qu'elle a fait faire à la science des accouchements doivent exciter notre émulation. Le prééminence que la France avait acquise et qu'elle a su garder si long-temps, ne devrait pas lui échapper. Qu'elle marche

au moins l'égale de l'Allemagne. L'obstétrique est digne
de l'importance qu'on lui accorde et des études dont elle
est l'objet de l'autre côté du Rhin. Qu'elle soit également
approfondie chez nous comme elle le mérite. Le champ
de l'observation s'est ouvert pour tous, et, par une sage
mesure, vient de s'agrandir encore ; direction éclairée,
enseignement brillant, impulsion féconde, tout concourt,
dans l'école de Paris, à assurer encore à l'art un bel avenir.

Ant. DANYAU.

Paris, 15 janvier 1840.

PRÉFACE DE L'AUTEUR.

J'ai inséré dans le dixième volume des Annales cliniques de Heidelberg, un mémoire *sur une espèce particulière de vice de conformation du bassin de la femme.* J'avais, en restant fidèle au précepte «*Nonum prematur in annum*», le projet de publier sur ce sujet une monographie, lorsque j'aurais recueilli de nouveaux matériaux. Je songeais, en attendant, à remplir la promesse que j'avais faite, et à consigner dans les *Annales* les faits nouveaux qui viendraient à ma connaissance. J'espérais ainsi gagner du temps pour de nouvelles recherches, et je voulais d'ailleurs attendre le jugement et profiter des lumières des hommes de l'art. Mais, à mesure que je réfléchissais sur ce sujet, il m'offrait un intérêt toujours croissant, et je vis bien qu'il n'y avait pour moi d'espoir de l'approfondir convenablement que dans un traité *ex professo.* Les monographies permettent, en effet, plus de développements et font plus d'impression dans le monde savant que de simples articles de journaux. Il était, en outre, nécessaire, pour l'intelligence plus complète du sujet, de joindre au texte des planches, dont la grandeur eût été hors des proportions d'une gazette. Enfin, n'est-ce pas le devoir de tout homme qui touche au terme de sa carrière, de ne point retarder la publication de ce qu'il croit utile ? Toutes ces raisons et d'autres semblables, m'ont déterminé à renoncer à mon premier plan, et c'est dans

I

l'intérêt du sujet, que je publie dès aujourd'hui le résultat de recherches assidûment continuées depuis 1834.

Un heureux concours de circonstances favorables m'a fourni l'occasion de voir successivement bon nombre de bassins qui offrent le vice de conformation que nous allons étudier. C'était là une condition indispensable à la découverte complète de tous les caractères qui les distinguent. Sans un examen minutieux d'un grand nombre de ces bassins, sans la comparaison attentive faite entre eux, il eût été tout-à-fait impossible de donner une image fidèle, un tableau exact de ce vice de conformation considéré d'une manière générale. Que d'occasions n'aurons-nous pas, dans cet ouvrage, de confirmer la justesse de cette assertion ! Et d'ailleurs, ne suffirait-il pas de ce fait, savoir : que des accoucheurs habiles et expérimentés n'ont point été frappés, malgré un examen attentif et prolongé, de telle ou telle altération de forme qui fait partie des caractères généraux du vice de conformation, mais qui n'existe à un degré un peu prononcé que dans quelques cas. Tous ces caractères essentiels, que nous n'avions point donnés dans notre première esquisse, ont échappé, comme à nous, à beaucoup d'observateurs clairvoyants avec qui nous nous étions, depuis plusieurs années, entretenus maintes et maintes fois de ce sujet, et qui s'y étaient vivement intéressés.

La connaissance exacte du vice de conformation que nous allons décrire ne peut être le fruit que d'une observation consciencieuse et d'un examen approfondi. Peut-on s'attendre à trouver autre chose que des idées erronées dans des communications faites d'après l'inspection rapide d'un ou deux cas? Faire ainsi abstraction du seul guide sûr qu'on puisse suivre, est un acte de présomption qui ne permettra pas de saisir autre chose que des déformations exagérées, des vices de conformation à la seconde puissance. On comprend sans peine tout le mal qui résulte de ces expositions défectueuses, erronées, à combien de fausses idées, de

fausses conclusions elles donnent lieu, que de malentendus et
d'inutiles débats elles occasionnent, combien elles nuisent aux
intérêts de la science loyale et consciencieuse, au succès et à
l'adoption des choses utiles. J'en dirai autant de l'influence fà-
cheuse d'une certaine espèce d'actifs industriels, de parvenus
dans le monde littéraire, toujours prêts à prendre les devants, et
à donner comme l'œuvre de leur intelligence toute idée neuve,
toute découverte nouvelle, habiles à dissimuler leur larcin dans
un déluge de phrases, ou sous quelque insignifiante addition.
C'est d'eux que Leibnitz (Rer. Brunsw. t. III, p. 646) a dit,
dans le style d'une ancienne chronique :

> Piller, voler, quel mal à cela ?
> Les plus honnêtes gens en sont là ;

Chevaliers d'industrie littéraires, pirates, écumeurs de mer, qui
forcent l'honnête navigateur à précipiter sa traversée et à dé-
poser dans le premier port sûr la cargaison qui lui a été confiée,
sans s'inquiéter des offres qui, de divers points, lui sont faites
pour augmenter son chargement.

Ce n'est point pour moi une chose indifférente que le
droit de priorité en cette matière. Est-ce une raison pour avoir
rien à craindre de ces hommes, malgré toute la répugnance
qu'ils m'inspirent? Ne sont-ils pas comme ce vagabond, qui,
attaché aux pas d'un honnête voyageur dont le temps, la vie et
les forces se consument à gravir la montagne, s'accroche au
pan de son habit, et trop lâche ou trop faible pour gagner seul
la cîme, se fait traîner jusqu'au haut, puis saute sur les épaules
du malheureux qui arrive au sommet couvert de sueur, et lui
crie avec ironie : Je vois plus loin que toi ; ou bien ne peut-on
pas encore les comparer à ce mendiant, qui, honteux de ce
qu'il a reçu, le glisse dans sa poche, tourne aussitôt les talons,
et regardant avec fierté, par-dessus l'épaule, celui qui vient de

lui ouvrir sa bourse, cherche, par son insolence, à donner le change aux passants.

Cet ouvrage offrirait moins de lacunes et de défauts, si j'avais pu pousser plus loin et terminer toutes mes recherches, et s'il m'eût été possible d'attendre les notices, les descriptions, les pièces qui m'avaient été promises. Je ne manquerai pas, pour faire disparaître ces taches, de publier tout ce qui viendra à ma connaissance, et de faire tout ce que le temps et mes forces me permettront. Il est un vœu que je regarde comme un devoir d'exprimer ici : Puissent tous les cas connus être publiés ! Puisse ce sujet exciter en Allemagne, où la connaissance des vices de conformation du bassin est portée plus loin que partout ailleurs, l'intérêt qu'il a excité à l'étranger, et qu'on ne lui refusera certes pas après l'exposé qui va suivre.

Il est bien certain que l'espèce particulière de bassin vicié qui fait le sujet de ce mémoire eût pu être désignée d'une manière plus caractéristique ; je n'ai pas craint pourtant que la dénomination abrégée que j'ai adoptée donnât lieu à quelque malentendu ; car ce point de la science est déjà devenu familier aux accoucheurs depuis ma première publication.

Je prie mes honorables amis et anciens élèves, les docteurs A. Chavannes de Lausanne, Al. Cuntz d'Herborn, C. Kirchhoffer de Kiel, C. Mandt de Rodenberg, Em. Thibaut de Heidelberg, M. Unna de Hambourg et V. Würzler de Bernbourg, de recevoir ici la nouvelle expression de ma reconnaissance pour le zèle et l'empressement qu'ils ont mis à me seconder dans mes recherches, dans les mensurations de bassins secs et les mesures prises sur la femme vivante.

Heidelberg, décembre 1837.   F. C. Naegelé.

DU RÉTRÉCISSEMENT OBLIQUE DU BASSIN,

ou

DU BASSIN RÉTRÉCI DANS LA DIRECTION DE L'UN DE SES DIAMÈTRES OBLIQUES, AVEC ANKYLOSE COMPLÈTE DE LA SYMPHYSE SACRO-ILIAQUE ET DÉVELOPPEMENT IMPARFAIT DE LA MOITIÉ CORRESPONDANTE DU SACRUM ET DE L'OS ILIAQUE DU MÊME COTÉ.

§ Ier.

INTRODUCTION.

Il y a maintenant trente-quatre ans que j'eus occasion de voir les deux premiers cas de l'espèce particulière de viciation du bassin qui fait le sujet de ce mémoire. Le vice de conformation si rare et si singulier de ces deux bassins, l'extrême ressemblance qui existait entre eux, les nombreux caractères qui les distinguaient des bassins rachitiques et de ceux qui se déforment dans l'âge adulte, par suite de ramollissement des os, enfin l'issue funeste de l'accouchement dans les deux cas, toutes ces circonstances, dis-je, fixèrent mon attention d'une manière particulière, et je pris quelques notes qu'on trouvera au § III, n° 1 et n° 2. Le souvenir de ces deux cas se présenta bien vivement à mon esprit, lorsqu'en 1813, je recueillis un bassin qui, à l'exception d'un seul caractère, était, sous tous les autres rapports, exactement semblable aux deux premiers (Voyez § IV, n° 1). Mais mon attention fut encore bien plus fortement éveillée, lorsqu'en 1825, je lus , dans le 3ᵉ volume des Mémoires de Mme La Chapelle, la description d'un bassin qui reporta de nouveau ma pensée et mes méditations sur le sujet de mes deux premières observations. Malheureusement, des circonstances extraordinaires m'empêchèrent de satisfaire au désir que j'avais de visiter de grandes collections de bassins, pour en rechercher de semblables à ceux que je viens de mentionner. Quelle agréable surprise pour moi, lorsqu'en 1828, je rencontrai, à ma clinique, un bassin si semblable à ceux que j'avais observés, qu'au premier coup d'œil on aurait facilement pu le prendre pour l'un d'eux ! Ce qui n'avait été jusque-là qu'une idée vague, ce que je n'avais fait que pressentir, prit alors, dans mon esprit, de la consistance, et je restai bientôt convaincu qu'il y avait ici une loi, que ce vice de conformation se rattachait à une cause commune, qu'il n'était point un effet du hasard ni un jeu de la nature. On conçoit l'intérêt croissant que ce sujet me présentait et l'empressement que je dus mettre à profiter de toutes les occasions qui me furent offertes de m'en entretenir avec les hommes de l'art, à recueillir des renseignements, à faire faire des recherches dans les musées, enfin à jeter, par tous les moyens possibles, quelque lumière sur ce point obscur de la science. J'obtins la récompense de mes efforts : des communications verbales ou écrites me firent connaître l'existence de bassins semblables à ceux que j'avais observés. Je pus ainsi faire des comparaisons qui me mirent promptement à même d'annoncer, dans la séance du 24 nov. 1832 (1) de la société d'Histoire naturelle et de Médecine de cette ville, l'existence d'une espèce particulière et nouvelle de bassin vicié. Je fis connaître sur quoi je me fondais pour considérer la connaissance de ce vice de conformation comme aussi importante, sous le point de vue de l'obstétrique,

(1) *Heidelb. Jahrb. d. Lit.* 1832. Hft. 12.

que celle des conformations vicieuses produites par le rachitisme
et l'ostéomalacie. Plus tard, je communiquai aussi à cette société savante les autres cas de bassins ainsi vicieusement conformés qui parvinrent à ma connaissance. Depuis neuf ans, chaque fois que j'ai eu à traiter, dans mes leçons, des vices de conformation du bassin, j'ai toujours parlé de cette espèce particulière,
engageant mes élèves à en rechercher des exemples, toutes les
fois que, dans leurs voyages, ils visiteraient quelque musée, et
à me faire connaître ceux qu'ils auraient découverts (1).

Le nombre des cas parvenus à ma connaissance s'augmenta
tellement dans un très court espace de temps, par suite de mes
recherches et de celles que je dois à l'extrême obligeance des
autres, que ce fut bientôt pour moi un devoir de communiquer
au public médical les résultats de ces investigations. C'est ce que
j'essayai de faire dans un mémoire publié sous ce titre : *Sur une
espèce particulière de vice de conformation du bassin de la
femme, avec quatre planches lithographiées*) (2). Je ne man-
quai pas non plus d'appeler l'attention des hommes de l'art sur
ce sujet dans une communication que je fis, en 1834, au congrès
scientifique de Stuttgart, dans la séance du 23 sept. de la section
médicale, où je montrai quelques-uns de mes bassins.

Je n'avais d'abord eu d'autre projet que de remplir la promesse que j'avais faite à ceux que ce sujet intéresse de consigner

___

(1) On verra § III ce que ces recherches ont produit. Je dois la connaissance de
la plupart des bassins décrits dans mon premier mémoire, et la découverte de
tous ceux qui m'ont été connus depuis 1834, au louable empressement de mes
élèves, à leur amour pour la science, et, je suis heureux de le dire, à leur amour
pour moi. Un si beau zèle, de si nobles sentiments méritent un hommage auquel je voudrais pouvoir donner plus d'éclat, et une reconnaissance que je me
plais à rendre publique. Je me ferai à la fois un plaisir et un devoir de dire par qui
m'ont été fournis les détails de chacun des cas que je décrirai plus tard.

(2) Voyez *Heidelb. klin. Annalen.* Bd. 10. 3 Hft. S. 445. Traduit dans
London Med. and Surg. Journal vol. VII, n° 168, dans la *Gazette méd. de Paris*,
t. III, n° 2, et dans d'autres journaux.

dans les *Annales*, les faits qui viendraient à ma connaissance postérieurement à la publication de mon mémoire. J'ai dit, dans ma préface, quels motifs m'avaient fait changer d'idée, quelles circonstances m'avaient engagé à publier dès à présent les résultats de mes recherches, et à en faire le sujet d'une monographie. Je ne me suis pas contenté de donner ici une simple esquisse des caractères de ce bassin difforme, telle que je l'avais présentée dans mon premier mémoire, de rappeler ce que j'avais dit de sa fréquence, de son importance, etc.; il ne m'a pas suffi non plus de décrire les cas qui m'étaient connus alors et ceux que j'ai recueillis depuis. J'ai fait plus : je me suis efforcé d'approfondir davantage mon sujet, de développer complétement ce que je n'avais fait qu'indiquer, et de m'expliquer d'une manière précise sur des choses et des points de science que je n'avais encore qu'entrevus; c'est ce dont on se convaincra en comparant le tableau qui va suivre avec l'esquisse que j'ai donnée dans les *Annales*. Je me suis aussi particulièrement attaché à donner à ceux qui n'ont jamais vu aucun de ces bassins une idée aussi exacte et aussi claire que possible du vice de conformation qui les distingue.

§ II.

CARACTÈRES PROPRES DE L'ESPÈCE PARTICULIÈRE DE BASSIN MAL CONFORMÉ, QUI FAIT LE SUJET DE CET OUVRAGE.

—

Le bassin vicié, que nous allons décrire, se distingue par les caractères suivants :

1º *Ankylose complète de l'une des symphyses sacro-iliaques, ou fusion entière du sacrum et de l'un des os coxaux.* (1)

(1) Par abréviation et pour plus de commodité, nous nous servons du mot *ankylose* pour exprimer ce premier caractère, mais nous faisons expressément observer que nous ne voulons pas dire par là que les deux os aient été originellement bien

2° *Arrêt de développement ou développement imparfait de la moitié du sacrum, et rétrécissement des trous sacrés antérieurs du côté correspondant à l'ankylose.*

3° *Du même côté, largeur moins considérable de l'os coxal et de son échancrure iskiatique.* En effet, la distance de l'épine iliaque antéro-supérieure à la postéro-supérieure, celle de la symphyse sacro-iliaque ankylosée à la ligne iléo-pectinée sont plus courtes que les distances correspondantes du côté opposé. De plus, *la portion de la face interne qui, sur le côté bien configuré, constitue la surface auriculaire, n'a pas, du côté vicieusement conformé, autant de hauteur, ou pour mieux dire, ne descend pas aussi bas que dans l'état normal.* Supposez, et ceci rendra plus clairement ma pensée, que, du côté ankylosé, le sacrum et l'os coxal soient distincts l'un de l'autre, et que les deux surfaces contiguës soient, comme dans l'état ordinaire, recouvertes d'une couche de fibro-cartilage qui unisse les deux os, ces surfaces auraient moins de hauteur que de l'autre côté, et moins qu'elles n'en ont sur un bassin bien conformé.

4° *Le sacrum paraît poussé vers le côté ankylosé ; sa face antérieure est aussi plus ou moins tournée de ce côté. En même temps la symphyse pubienne est entraînée du côté opposé, de sorte qu'elle ne correspond plus directement mais obliquement à l'angle sacro-vertébral.*

5° *Du côté où existe l'ankylose, la paroi latérale et la moitié correspondante de la paroi antérieure de l'excavation du bassin sont plus planes que dans l'état de bonne conformation* (1).

Sur cette moitié de la paroi antérieure du petit bassin, nous n'avons jamais remarqué cet enfoncement, qui appartient aux

conformés et que leur réunion soit le résultat d'une maladie. Cette fusion complète des deux os serait plus convenablement exprimée par les mots de *synostosis* ou *synizesis*.

(1) Si l'on veut être plus explicite encore, on peut dire que l'os innominé du côté qui correspond à l'ankylose est, dans toute la portion de sa surface qui contribue à former la cavité pelvienne, moins concave, et peut même, à un haut degré de viciation, être tout à fait plane. Il en résulte qu'une ligne, tirée du milieu, et même, sur un bassin très vicié, de la partie postérieure de la ligne innominée, le long du corps et de la branche horizontale du pubis à la symphyse pubienne, est presque droite.

bassins viciés par ostéomalacie, et qu'on observe surtout au niveau de la branche horizontale des pubis.

6° L'autre moitié du bassin, celle sur laquelle la symphyse sacro-iliaque existe, n'est pas non plus dans un état de bonne et régulière conformation.

A la première vue, surtout lorsque la viciation n'est pas considérable, on pourrait, l'erreur est facile, croire que cette moitié du bassin est bien conformée. Il n'en est rien pourtant. En
effet, si l'on prend un bassin, ankylosé dans la symphyse sacro-
iliaque du côté gauche, qu'on le divise en deux de façon que le
trait de scie passe par la partie moyenne du sacrum et le milieu
de la symphyse pubienne ; si l'on divise de la même manière un
bassin ankylosé dans la symphyse sacro-iliaque droite; si, enfin,
on rapproche les deux moitiés qu'on croyait bien conformées de
chacun de ces deux bassins, de telle sorte qu'il y ait contact des
moitiés de chaque sacrum, on voit que les deux pubis sont séparés l'un de l'autre de trois à quatre pouces. *Le côté du bassin où
la symphyse sacro-iliaque est conservée participe à la mauvaise position
et à la direction vicieuse des os du côté où il y a ankylose. Il y a plus : la
forme est aussi altérée, et si, de ce côté, on tire une ligne du promontoire,
par la ligne innominée de l'os iliaque et l'éminence iléo-pectinée du pubis, à
la symphyse pubienne, on la trouve, en arrière moins, et en avant plus courbe
que sur un bassin bien conformé.*

7° Il résulte des dispositions que nous venons d'indiquer, que :

*A) Le bassin est rétréci obliquement, c'est-à-dire dans la direction du
diamètre qui croise celui qui, du point de l'ankylose, s'étend à la cavité
cotyloïde du côté opposé, tandis que ce dernier diamètre, au contraire, n'est
point diminué et offre même, quand le vice de conformation est considérable,
plus d'étendue que dans l'état normal.*

Le détroit supérieur du bassin (ou, pour mieux dire, un
plan circonscrit par une ligne passant sur la crête des deux
pubis, la ligne innominée des deux os iliaques, et l'angle sacro-
vertébral) présente alors, vu par devant, un ovale placé obliquement. Il en est de même d'un plan imaginaire situé dans
la partie moyenne de l'excavation, et qu'on désigne sous le

nom de *Apertura pelvis media*. Le petit diamètre de cet ovale n'est autre chose que le petit diamètre oblique du détroit supérieur et de l'excavation, tandis que son grand diamètre correspond à l'autre diamètre oblique (1). On pourrait donc, par abréviation, désigner l'espèce de bassin vicié qui nous occupe sous le nom de *bassin oblique-ovalaire* (Pelvis obliquè ovata).

B) *La distance qui existe entre le promontoire et la région située au-dessus de l'une ou de l'autre cavité cotyloïde, Distantia sacro-cotyloïdea (2), et celle qui existe entre le sommet du sacrum et l'une ou l'autre épine sciatique, ces distances, dis-je, ne sont pas égales des deux côtés ; elles sont plus petites du côté où il y a ankylose.*

C) *La distance qui sépare la tubérosité sciatique du côté ankylosé de l'épine iliaque postérieure et supérieure, celle qui existe entre l'apophyse*

(1) On conçoit facilement que les lignes tirées entre les points qui limitent, dans un bassin bien conformé, les diamètres antéro-postérieur et transverse, ne se coupent pas à angle droit dans le bassin oblique-ovalaire, et qu'il ne peut même pas y avoir, à proprement parler, dans ce bassin, comme dans un bassin symétrique, de diamètre antéro-postérieur ou de diamètre transverse.

(2) Telle est la dénomination que nous emploierons, par abréviation, dans cet ouvrage, pour désigner une distance que *J. Burns*, avant *Velpeau*, a cru convenable d'indiquer, et dont il a donné la mesure afin de compléter les notions qu'on possédait déjà sur la forme du détroit supérieur. Je m'étonne d'autant plus que l'estimable auteur de la Tocologie (Voyez t. 1er p. 16) s'attribue la première indication de cette distance et exprime sa surprise qu'elle ait été passée sous silence par les auteurs « *que personne n'en ait eu la pensée* »; j'en suis, dis-je, d'autant plus étonné, qu'au même endroit il cite Burns, à propos d'un autre sujet, il est vrai, et pour le blâmer. Si la prétention de Velpeau n'est pas juste, le nom de *diamètre* qu'il donne à cette distance n'est pas non plus exact. Ce n'est point en effet un diamètre, et le respectable Burns ne l'a point donnée comme tel. Non-seulement Burns a connu et indiqué le premier l'importance de la distance sacro-cotyloïdienne, mais encore il est allé, sur ce point, plus loin que Velpeau, en signalant, comme la corde de la moitié anté-rieure du détroit supérieur, une ligne qui joint l'extrémité antérieure de ces deux distances. Ce que je viens de dire me ferait soupçonner que l'auteur si justement estimé de la *Tocologie* a fait recueillir par d'autres ses citations, ou qu'il n'a pas lu avec attention les livres qu'il cite. D'après des mesures prises par mon ami l'honorable professeur Stoltz de Strasbourg, sur 40 bassins, et par moi sur 54 autres, tous choisis d'ailleurs parmi les plus régulièrement conformés que nous ayons trouvés, la longueur moyenne de la distance sacro-cotyloïdienne est de 3 pouces, 3 à 4 lignes (du pied de Paris ou pied de Roi, le seul dont il ait été fait usage pour la composition de cet ouvrage).

épineuse de la dernière vertèbre lombaire et l'épine iliaque antérieure et supérieure du côté de l'ankylose, sont plus petites que les mêmes distances du côté opposé.

D) *La ligne tirée du bord inférieur de la symphyse pubienne à l'épine postérieure et supérieure de l'os iliaque du côté ankylosé est plus longue qu'une autre ligne tirée du même point à l'épine iliaque postérieure et supérieure de .l'autre côté.*

E) *Les parois de l'excavation convergent en quelque sorte obliquement en bas*, *l'arcade pubienne* (à cause de la direction vicieuse de celui de ses côtés qui est opposé à la paroi aplatie du bassin) *est plus ou moins rétrécie, et sa forme se rapproche de celle qui est propre au bassin de l'homme.*

Il en est de ces deux dispositions, comme du rétrécissement de l'échancrure iskiatique, de la diminution du diamètre bisciatique, du développement imparfait de la moitié du sacrum ; elles sont d'autant plus prononcées que le vice de conformation est plus considérable.

F) *La cavité cotyloïde du côté aplati est tournée plus en avant que dans un bassin bien conformé, et celle de l'autre côté regarde presque directement en dehors.* Il en résulte qu'en regardant le bassin par sa partie antérieure, la vue tombe en plein sur la première et obliquement sur la seconde, et qu'on ne peut apercevoir qu'une très petite partie du fond de cette dernière.

Afin de donner aux personnes qui n'ont point vu de ces sortes de bassins une image aussi exacte que possible de la mauvaise conformation qu'ils présentent, j'ajouterai qu'on croirait, au premier abord, que l'espèce de déformation qui les distingue est le résultat d'une pression exercée sur les os. Cette pression semble avoir agi obliquement de dehors en dedans et de bas en haut sur l'une des moitiés de la paroi antérieure de l'excavation et la région de la cavité cotyloïde, tandis que l'autre moitié du bassin aurait éprouvé une semblable pression de dehors en dedans, mais à sa partie postérieure.

Une particularité bien remarquable de ce vice de conformation, c'est que tous ces bassins, à part les différences qui résultent du degré de viciation et du côté où siège l'ankylose, offrent d'ailleurs, sous le rapport de tous leurs caractères essentiels, une ressemblance aussi parfaite que celle qui existe entre deux œufs. Cette ressemblance est si grande, qu'un homme de l'art qui n'en est pas instruit commettra infailliblement une méprise : qu'il ait vu un de ces bassins, et que, plus tard, dans un autre lieu, dans une autre collection, il en rencontre un autre, il ne pourra s'empêcher de croire que c'est toujours le même bassin qu'il a sous les yeux. Il peut même arriver qu'il soit difficile de dissiper l'erreur. J'en citerai plus tard la preuve.

Si l'on considère maintenant, à part les vices de conformation que nous venons de faire connaître, les os de ces bassins, relativement à leur force, leur grosseur, leur dureté, leur texture, leur couleur, etc., on voit que, sous tous les rapports, ils ne diffèrent en rien des os de sujets jeunes et bien constitués. On ne trouve particulièrement sur ces os rien qui, dans leur forme ou sous tout autre rapport, indique qu'ils sont attaqués du rachitisme ou de l'ostéomalacie des adultes. Qu'on se figure un instant par la pensée que le vice particulier qui les caractérise n'existe pas, ils ne différeraient en rien des bassins bien conformés : on trouverait au plus grand nombre des dimensions moyennes; quelques-uns seulement seraient au-dessus ou au-dessous. Dans aucun des cas qui nous sont connus dans tous leurs détails, les femmes n'avaient offert l'habitus rachitique; dans aucun cas, non plus, on n'avait observé les phénomènes, les accidents, les modifications morbides qui accompagnent ou suivent la maladie anglaise, ou ramollissement des os qui survient après la puberté. Aucune violence extérieure, ni coup, ni pression, ni chute, n'avait agi sur le bassin, et les malades n'avaient jamais accusé de douleurs ni dans les lombes, ni dans le bassin, ni dans les membres inférieurs. Dans aucun cas il n'a été démontré qu'il y ait eu de la claudication ; sur une seule femme, nous avons cru en remarquer une très légère, encore ne fut-elle pas constatée par d'autres personnes de l'art présentes à cette exploration. D'ailleurs, les père et mère, les frères et sœurs de cette femme assuraient qu'elle n'avait jamais boité.

Sur deux des cas que nous avons observés, les vertèbres lombaires sont droites ; dans les autres, il y a inclinaison des vertèbres de la région lombaire vers le côté ankylosé. Dans tous les bassins que nous possédons, et sur lesquels il existe des vertèbres lombaires, la face antérieure du corps de ces vertèbres est plus ou moins tournée du côté où existe l'ankylose.

§ III.

DESCRIPTION DE TOUS LES CAS DE RÉTRÉCISSEMENT OBLIQUE DU BASSIN QUI, JUSQU'A CE JOUR, SONT PARVENUS A LA CONNAISSANCE DE L'AUTEUR (1).

A. *Bassins de femme.*

—

N°ˢ 1 et 2.

—

Ce fut en 1803, dans mon pays, que je vis les deux premiers bassins oblique-ovalaires. Ils étaient en la possession d'un médecin, avec lequel j'étais lié d'amitié. L'un de ces bassins provenait d'une femme à qui il avait lui-même donné des soins, paysanne primipare, de 19 ans, forte, bien constituée, d'une taille moyenne. A part les maladies ordinaires de l'enfance, elle avait toujours joui d'une bonne santé, et tout semblait présager un heureux accouchement. Appelé 36 heures après le début du travail, 22 heures après la rupture de la poche des eaux, ce

---

(1) Je commence la série de ces descriptions par celles (N°ˢ 1—9), que j'ai déjà données en 1834, dans mon mémoire cité plus haut et qui a pour titre : *Sur une espèce particulière de vice de conformation du bassin de la femme.*

médecin avait trouvé la tête encore très élevée et solidement
fixée au détroit supérieur, bien que, depuis l'écoulement des
eaux, les douleurs eussent été vives et soutenues. L'application
du forceps fut fort difficile, et l'instrument glissa à plusieurs
reprises ; enfin la tête fut saisie, mais elle ne put être entraînée.
Un confrère fut appelé. Les deux médecins firent alternativement plusieurs tentatives. L'accouchement fut enfin terminé ,
mais ce ne fut pas sans de grands efforts. L'enfant, qui avait une
tuméfaction considérable du cuir chevelu, était mort. La femme
succomba le quatrième jour, à la suite d'une inflammation de bas-
ventre.—Le bassin n'offrait à gauche aucune trace de symphyse
sacro-iliaque ; la moitié gauche du sacrum était imparfaitement
développée. Le diamètre oblique gauche du détroit supérieur
avait 4 pouces 5 lignes ; le diamètre oblique droit n'avait que
3 pouces 4 lignes. La symphyse pubienne était repoussée à
gauche. La moitié gauche de la paroi antérieure de l'excavation était plus aplatie, et l'arcade pubienne moins large que
dans un bassin bien conformé.

L'autre bassin, que mon ami tenait de son oncle, médecin
comme lui, était tout à fait semblable au premier. Le diamètre
oblique gauche avait 4 pouces 7 lignes, le droit, seulement
3 pouces ; la surface de l'os innominé du côté gauche, dans la
partie qui sert à former l'excavation, était sensiblement plus
aplatie et l'arcade pubienne plus étroite que dans le bassin précédemment décrit. Quant à l'histoire de la femme à laquelle
ce bassin avait appartenu, on ne savait rien autre chose, si ce
n'est qu'elle était primipare, qu'elle n'avait pu être délivrée
qu'après la perforation du crâne, et qu'elle avait succombé
dans les premières 24 heures qui avaient suivi l'accouchement.

N° 3.

(PLANCHE Ire.)

Voici le troisième fait ; je l'ai observé moi-même en 1828 :

Gertrude A....n, de F....l, dans la Bavière Rhénane, jeune fille de 19 ans, brune, fraiche, bien portante, d'une taille au-dessus de la moyenne, était grêle, mais paraissait d'ailleurs bien conformée. Néanmoins, en l'observant marcher, nous avions cru remarquer une légère claudication dépendant d'un peu de rac-courcissement du membre inférieur gauche. Cette claudication ne fut pourtant point reconnue par les personnes qui cher-chèrent à la constater avec nous, et elle ne fut point confir-mée par les renseignements recueillis auprès des père et mère, des frères et des sœurs de cette femme qui donnèrent tous l'as-surance positive qu'elle n'avait jamais boité. Elle avait toujours joui d'une bonne santé ; elle était d'un caractère vif et enjoué ; elle aimait beaucoup la danse ; d'ailleurs elle vivait très simple-ment. Depuis sa jeunesse elle prenait beaucoup d'exercice, en plein air, dans un beau pays de plaine. Jamais elle n'avait été obligée de se livrer à de rudes travaux ni à aucun violent exercice corporel. Elle était née de parents bien constitués. Ses frères et sœurs sont d'une bonne constitution. Sa mère est bien confor-mée, et est accouchée facilement et heureusement douze fois dans l'espace de quinze ans. Son père et un de ses frères sont remarquablement grands. Les médecins chargés de l'inspection des conscrits, ayant trouvé que ce jeune homme avait une han-che plus élevée que l'autre, le désignèrent pour le train.— A....n avait été bien réglée depuis l'âge de 16 ans. Depuis un an elle s'était abandonnée à la débauche. Elle touchait au terme de sa première grossesse.

Avec le compas d'épaisseur, on trouva sept bons pouces d'a-vant en arrière. Toute autre exploration extérieure ne fournit

pas grande lumière à cause de l'embonpoint de la femme. Le
toucher vaginal fit reconnaître que la tête n'était pas, comme
chez les femmes enceintes pour la première fois, enfoncée dans
l'excavation et peu mobile. On observait le contraire, circonstance qui fixa d'une manière particulière notre attention, et nous
engagea à faire une exploration plus minutieuse. Avec un, et
même avec deux doigts, on ne pouvait atteindre l'angle sacro-
vertébral.

Les douleurs ne se déclarèrent que deux jours après l'écoulement des eaux. Le premier jour elles furent faibles; le second,
d'une vivacité peu en rapport avec la force des contractions utérines, mais peu rapprochées. Enfin, le troisième jour, la tête
dans la première position, était assez descendue, pour que l'application du forceps parût possible et sûre. La terminaison de
l'accouchement à l'aide de cet instrument présenta des difficultés
auxquelles on ne s'était pas attendu, et exigea de tels efforts
qu'on regretta plus tard de n'avoir pas pratiqué la perforation
du crâne.—Le placenta fut enchatonné par un rétrécissement circulaire de l'utérus, et une hémorrhagie rendit la
délivrance artificielle indispensable, une heure après l'accouchement.

L'enfant, garçon mort-né, pesait 7 livres. Son visage était d'un
bleu noir, et tuméfié. Il y avait, particulièrement sur le ventre,
des traces de putréfaction. A l'autopsie, on trouva les vaisseaux
de la dure-mère et les sinus gorgés de sang. Il n'y avait point
d'épanchement dans le cerveau, pas de sérosité dans les ventri-
cules, mais beaucoup dans le péricarde et les plèvres.

L'accouchée fut prise, les jours suivants, des symptômes de la
fièvre puerpérale et d'une abondante diarrhée. Elle succomba
cinq jours après l'accouchement. A l'autopsie, on ne trouva rien
d'anormal dans la cavité du crâne, ni dans celle de la poitrine, à
l'exception de quelques anciennes adhérences des poumons. A

l'ouverture du ventre, on trouva les intestins recouverts de l'é-
piploon. L'utérus, qui avait le volume de la tête d'un enfant à
terme, ne présentait à l'extérieur rien de remarquable, si ce n'est
que son angle supérieur droit était plus élevé que le gauche.
Son tissu était dans l'état ordinaire, et il en était de même de sa
surface interne et du vagin. Il y avait, dans la région du ligament
large, de l'ovaire et de la trompe du côté droit, des traces d'une
vive inflammation. Toutes ces parties étaient gonflées, rouges,
et leurs vaisseaux très injectés. On trouvait, en abondance, dans
cette région, l'épanchement jaune-paille ordinaire des fièvres
puerpérales, un liquide mêlé de fausses membranes.

Description du bassin.

Au premier coup d'œil, il était facile de reconnaître les caractères du vice de conformation que nous avons décrit dans le
précédent paragraphe. A cela près, le bassin paraissait avoir des
dimensions suffisantes et une conformation régulière ; et particulièrement sous le rapport de la force, de la consistance, de la
texture, de la couleur des os, c'était bien le bassin d'un jeune
sujet. La viciation n'était pas d'ailleurs des plus prononcées. Le
bassin, avec les trois dernières vertèbres lombaires qui y sont
restées unies, pèse, après avoir été dépouillé de toutes ses parties
molles et desséché, 17 onces, 3 gros et demi.

Il n'y a point de cartilage intermédiaire entre le sacrum et l'os
iliaque gauche ; les deux os sont entièrement confondus l'un
avec l'autre, et rien n'indique, tant en avant qu'en arrière, qu'ils
aient été distincts à une époque antérieure. Il n'y a là réellement qu'un seul os au lieu de deux. On voit seulement, à la partie supérieure de l'endroit où se trouve ordinairement la symphyse
sacro-iliaque, une petite saillie qu'on peut prendre pour le reste
et l'indice de cette articulation, quand on sait qu'il en existe en
effet une, en ce point, dans l'état normal.

Le *sacrum* est composé de quatre pièces, le coccyx de six. Le premier de ces os est porté à gauche, la symphyse du pubis à droite. La face antérieure du sacrum et celle des dernières vertèbres lombaires, est aussi, mais à un moindre degré, tournée à gauche. La hauteur du sacrum (de l'angle sacro-vertébral au sommet) est de 2 pouces 11 lignes ; celle du coccyx est de 1 pouce 10 lign. Du promontoire à la pointe du coccyx, il y a 4 pouces 3 lig. La moitié gauche du sacrum est incomparablement moins longue, plus grêle, moins développée que la droite. Les trous sacrés antérieurs du côté gauche sont un peu plus petits que ceux du côté droit. De la symphyse sacro-iliaque droite au point où devrait exister la symphyse sacro-iliaque gauche, on trouve une distance de 3 pouces 4 lignes ; de ce point au milieu du promontoire, 1 pouce 4 lignes, et du milieu du promontoire à la symphyse sacro-iliaque droite, 2 pouces 2 lignes. Si la somme de ces deux dernières dimensions n'est pas égale à la première, c'est que les trois points que nous venons d'indiquer ne sont pas, comme chacun sait, sur une ligne droite. La concavité de la face antérieure du sacrum est régulière.

Les *os innominés* sont, au premier coup d'œil, remarquables par leur défaut de symétrie. Celui du côté gauche semble avoir été poussé en haut et en dedans, de sorte que la crête iliaque, la cavité cotyloïde et la tubérosité sciatique sont plus élevées qu'à droite. L'épine sciatique gauche est plus enfoncée et plus reculée que la droite ; elle n'est éloignée que de 9 lignes de l'apophyse transverse de la première vertèbre coccygienne, tandis que la droite s'en trouve distante de 1 pouce 9 lignes. Le prolongement ailé, ou portion iliaque de l'os innominé, est à gauche plus relevé qu'à droite, et forme avec un plan horizontal un angle plus ouvert.

Si l'on tire une ligne du milieu de la ligne innominée de l'os iliaque gauche, d'arrière en avant, et le long du corps et de la branche horizontale du pubis, jusqu'à la symphyse pubienne, on voit qu'elle est à peu près droite. La largeur de l'os iliaque gauche, mesurée de l'épine iliaque antérieure et supérieure à la postérieure et supérieure, est de 5 pouces 7 lignes ; la même distance, à droite, est de 5 pouces 10 lignes.

Des deux côtés, la crête iliaque forme encore une épiphyse.

Du milieu du promontoire à l'épine iliaque antéro-supérieure gauche, 3 pouces 11 lig. 1/2 ; du même point à l'épine iliaque antéro-supérieure droite, 5 pouces 4 lignes ; entre les deux épines iliaques, 8 pouces 3 lignes.

Le *détroit supérieur*, ou, en d'autres termes, le plan circonscrit des deux côtés par la crête du pubis, la ligne innominée et la continuation de cette ligne sur le sacrum, représente un ovale placé obliquement et étendu de gauche à droite et d'arrière en avant, ovale dont la petite extrémité correspond à la symphyse sacro-iliaque gauche et la grosse au corps et à la branche horizontale du pubis droit.

Diamètre oblique gauche,	4 pouc.	7 lig.
— droit ,	3	5
Du milieu du promontoire à la partie supérieure de la cavité cotyloïde gauche, ou distance sacro-cotyloïdienne gauche,	1	10
Distance sacro-cotyloïdienne droite ,	3	6
Du milieu du promontoire au bord supérieur de la symphyse pubienne qui lui correspond obliquement ,	3	9

Une ligne tirée du milieu de la surface articulaire de la base du sacrum (1), et prolongée en avant, coupe le pubis gauche à l'endroit où sa branche horizontale se continue avec sa branche

---

(1) Pour prévenir toute erreur, je crois devoir faire remarquer encore que cette ligne se confond avec le petit diamètre de l'ovale de cette surface articulaire, ou qu'elle coupe à angle droit son diamètre transversal.

descendante (à 1 pouce de distance de la partie supérieure de la symphyse pubienne).

Le plan imaginaire qu'on suppose au milieu de l'excavation, et qu'on désigne ordinairement sous le nom d'ouverture moyenne, est semblable à celui du détroit supérieur. Du milieu de la concavité du sacrum à la partie moyenne de la symphyse des pubis, on trouve   4 pouc.   4 lig.

De la partie postérieure d'une cavité cotyloïde
à l'autre, distance des deux extrémités de la ligne qui mesure, dans un bassin régulier, l'é-
tendue du diamètre transversal,   3   11

D'une épine iskiatique à l'autre,   2   11 $\frac{1}{2}$

Au détroit inférieur, d'une tubérosité sciatique
à l'autre,   3   »

Du sommet du sacrum à la partie inférieure
de la symphyse des pubis,   4   4

N° 4.

(PLANCHES IV et V).

Voici maintenant deux cas qui ont été observés par mon fils, le docteur *Herm. Fr. Nægelé.* Il rencontra le premier de ces bassins en 1834, dans le musée de l'hospice de la Maternité de Paris. Madame *Lachapelle* en a fait mention dans le troisième volume de ses Mémoires, mais elle n'en a malheureusement donné qu'une description fort abrégée. Le cas s'était présenté à l'hospice en 1822. Mon ami, le docteur *Champion,* de Bar-le-Duc, qui se trouvait alors par hasard à Paris, eut occasion de l'observer, et je lui dois les détails suivants qu'il m'a communiqués de vive voix.

La femme, âgée de 20 ans, était primipare, grande, forte, et, suivant toutes les apparences, bien conformée. Elle était en travail depuis quatre jours, et les eaux étaient écoulées depuis quarante-huit heures, lorsqu'elle fut amenée à la Maternité, où elle mourut, non délivrée, pendant les tentatives faites pour perforer le crâne du fœtus. Voici maintenant la description du bassin de cette femme, d'après l'examen de la pièce fait par mon fils, et d'après un plâtre qu'il a fait faire à Paris et qu'il m'a envoyé.

Sur ce bassin, c'est la symphyse sacro-iliaque gauche qui est ankylosée; c'est la moitié gauche du sacrum qui est mal conformée. Le sacrum est porté à gauche, la symphyse des pubis poussée à droite. Mais tous ces caractères sont plus prononcés sur ce bassin que sur ceux dont j'ai précédemment donné la description.

Le sacrum est composé de cinq pièces; sa face antérieure est peu concave de haut en bas. Sa hauteur, de la base au sommet, est de 4 pouces; sa plus grande largeur, de 2 pouces 10 lignes. Du milieu du promontoire à la symphyse sacro-iliaque droite, 2 pouces 2 lignes 1/2; du même point à la symphyse sacro-iliaque gauche ankylosée, 1 pouce 1 ligne. Le développement imparfait de la moitié gauche du sacrum existe à un plus haut degré que dans la plupart des autres bassins dont j'ai connaissance. Du côté gauche, il n'y a point de traces des apophyses transverses des trois premières vertèbres sacrées; le corps de la première vertèbre du sacrum se confond, sans intermédiaire, avec l'os iliaque gauche. La place qui correspond à cette fusion des deux os est sans saillie aucune, et rien absolument n'indique qu'ils aient été, à une époque antérieure, distincts l'un de l'autre. « Tous deux, dit l'honorable *Dugès* dans la note qu'il a consacrée à ce bassin (1), sont unis non par une symphyse, mais par une ossification très solide et *sans trace*

(1) *Pratique des accouchements*, par Mme Lachapelle, Paris, 1823, T. 3, pag. 512.

d'articulation ou de cicatrice. » Les trous sacrés antérieurs sont incomparablement plus petits à gauche qu'à droite.

L'os iliaque gauche, mesure de l'épine iliaque antéro-supérieure à la postéro-supérieure, 5 pouces 3 lignes ; le droit, 6 pouces.—Du sommet du sacrum à l'épine iskiatique gauche, 1 pouce ; à l'épine iskiatique droite, 2 pouces 4 lignes.

Du milieu du promontoire à l'épine iliaque antéro-supérieure gauche, 2 pouces 11 lignes, et à celle du côté droit, 5 pouces 5 lignes ; d'une épine iliaque à l'autre, 7 pouces 5 lignes.

Détroit supérieur :

Diamétre oblique gauche,	5 pouc.	1 lig.
— droit,	3	1
Distance sacro-cotyloïdienne gauche,	1	6
— — droite,	3	11 $^1/_3$
Du promontoire à la symphyse des pubis,	4	3

Une ligne tirée de la partie moyenne de la surface articulaire de la base du sacrum directement en avant, coupe le pubis gauche au point de jonction du corps et de la branche horizontale.

Excavation du bassin :

Du point d'union de la seconde et de la troisième vertèbres sacrées à la partie moyenne de la symphyse des pubis,	4 pouc.	8 lig.
D'une cavité cotyloïde à l'autre,	3	6
D'une épine iskiatique à l'autre,	2	3

Détroit inférieur :

Du sommet du sacrum à la partie inférieure de la symphyse pubienne,	4	8
D'une tubérosité sciatique à l'autre,	2	10

A juger d'après la direction des deux dernières vertèbres lombaires qui tiennent encore au bassin, la portion lombaire de la colonne vertèbre devait offrir, de bas en haut, une légère inclinaison à droite. Le corps des dernières vertèbres lombaires avait moins de hauteur à droite qu'à gauche.

D'autres détails nous sont parvenus sur ce cas. Ce que nous avons à ajouter en ce qui le concerne se trouve au N° 22.

N° 5.

Le bassin dont il va maintenant être question fut rencontré en 1833, par mon fils, dans le musée d'anatomie pathologique de l'Hôpital-Général, à Vienne. Il avait appartenu à une femme de 23 ans, morte en 1819, à la clinique d'accouchement de cet hôpital. La mort, survenue pendant le travail, avait été le résultat d'une rupture de l'utérus et du vagin.

Il diffère de ceux que nous venons de décrire, en ce que la mauvaise conformation existe du côté opposé. Le sacrum est porté à droite, la symphyse pubienne poussée à gauche. C'est avec l'os iliaque droit que le sacrum est confondu; c'est la moitié droite du sacrum qui est imparfaitement développée. Au niveau de l'ankylose, la surface osseuse ne présente de saillie ni en avant, ni en bas, ni en arrière. En haut se trouve une très légère élévation qui semble indiquer la symphyse, bien qu'elle ne soit pas dans la direction ordinaire de l'articulation. Le sacrum est composé de cinq pièces. Le bassin est des plus viciés. La cavité cotyloïde gauche présente des traces évidentes de cox-arthrocace ancienne, et d'après les détails de l'autopsie, on voit que la cuisse gauche était plus mince que la droite, et de trois pouces plus courte; le fémur était porté en haut et en dedans, le trochanter très élevé. Le tronc offrait une courbure latérale à droite.

Détroit supérieur :

Diamètre oblique droit,	4 pouc.	10 lig.
— gauche,	3	2
Du promontoire à la symphyse des pubis,	4	2

Excavation :

Du milieu de la concavité du sacrum à la partie moyenne de la symphyse des pubis,	3	9
D'une cavité cotyloïde à l'autre,	3	1 ½
D'une tubérosité sciatique à l'autre,	2	8

. N° 6.

Je dois la connaissance exacte de ce bassin et de celui inscrit sous le N° suivant, à mon honorable ami, le docteur *D'Outrepont*, qui a eu la bonté de me les envoyer, et m'a fourni ainsi les moyens de les examiner attentivement, de les décrire et de les faire connaître (1).

L'un de ces bassins (désigné par la lettre **E** sur la fosse iliaque interne gauche) se compose du sacrum, des deux os innominés et la dernière vertèbre lombaire ; toutes ces pièces

(1) Cet estimable confrère, qui est animé d'un si grand zèle pour tout ce qui intéresse les progrès de la science, assistait ici, dans l'automne de 1819, à la réunion des naturalistes et médecins allemands. J'eus occasion de lui montrer, en présence de ses honorables amis les docteurs *Mappes* de Francfort et *Nebel* de Heidelberg, le bassin dont j'ai donné plus haut la description, celui que je décrirai plus tard (§ IV, N° 1), ainsi que la description des N° 1 et 2, et les notices qui m'avaient été communiquées sur de semblables bassins. Je lui fis part des motifs qui me faisaient penser que le vice de conformation de ces bassins était d'une espèce particulière, qui méritait, autant que les autres, de fixer l'attention des accoucheurs. Le désir que je lui exprimai de recueillir d'autres pièces semblables, car j'étais parfaitement convaincu qu'il en existait, me valut de sa part l'obligeante promesse de faire, de son côté, toutes les recherches possibles. Elles eurent un heureux résultat, puisqu'en 1831, il eut la bont de m'envoyer les deux pièces dont je vais parler. La reconnaissance que je lui ai témoignée dans mon premier mémoire (1834), ne me dispense pas de l'obligation, bien douce pour moi, de lui en renouveler aujourd'hui l'expression.

sont réunies par des fils de laiton. Le cartilage de la symphyse pubienne, qui n'a point été conservé, est remplacé par un morceau de cuir. Les dimensions du bassin sont un peu au-dessous de la moyenne ordinaire, et le vice de conformation est peu considérable.

C'est la symphyse sacro-iliaque gauche qui est ankylosée, la moitié gauche du sacrum est imparfaitement développée, etc.

Le *sacrum* composé de cinq fausses vertèbres, a sa face antérieure, qui est d'ailleurs d'une bonne courbure, un peu dirigée à gauche, et il en est de même de celle du corps des dernières vertèbres lombaires. Du promontoire au sommet, 3 pouces 6 lignes. Largeur du sacrum, ou distance de la symphyse sacro-iliaque droite, au point où devrait exister la symphyse sacro-iliaque gauche, 3 pouces 2 lignes. De ce dernier point au promontoire, 1 pouce 3 lignes. Du promontoire à la symphyse sacro-iliaque droite, 1 pouce 11 lignes. La moitié gauche du sacrum est plus courte que l'autre, et les trous sacrés antérieurs sont plus petits à gauche qu'à droite. Le canal sacré n'est ouvert que dans sa partie qui correspond à l'arc des première, seconde et troisième pièces du sacrum. A partir de la quatrième pièce, les parois de ce canal sont contiguës. La synostose du sacrum et de l'os iliaque est aussi complète que dans les bassins précédemment décrits, et les surfaces osseuses offrent tout autour le même aspect; partout les surfaces sont plates et sans éminence. Pourtant, à la partie supérieure, vers le contour du détroit abdominal, on remarque une très faible saillie longitudinale, sans âpreté ni inégalité, dont la direction semblerait, en quelque sorte, indiquer l'existence antérieure de la symphyse.

A gauche, on trouve, entre l'épine iliaque antéro-supérieure et la postéro-supérieure, 4 pouces 11 lignes; à droite, 5 pouces 6 lignes.

Du promontoire à l'épine iliaque antéro-supérieure gauche,

3 pouces 8 lignes ; cette distance est, à droite, de 5 pouces 1 lig. Entre les deux épines iliaques, on trouve 7 pouces 7 lignes.

Détroit supérieur :

Diamètre oblique gauche	4 pouc.	4 lig.
— droit	3	4
Distance sacro-cotyloïdienne gauche,	2	» $^1/_2$
— droite,	3	3 $^1/_2$
Du promontoire à la symphyse pubienne,	3	8

Une ligne tirée de la partie moyenne de la surface articulaire de la base du sacrum, directement en avant, tombe sur le pubis gauche, au point de jonction du corps et de la branche horizontale.

Excavation :

De l'union de la deuxième avec la troisième fausse vertèbre du sacrum à la partie moyenne de la symphyse

des pubis,	4 pouc.	1 lig.
D'une cavité cotyloïde à l'autre,	3	6
D'une épine iskiatique à l'autre,	2	8

Détroit inférieur :

Du sommet du sacrum à la partie inférieure de la symphyse pubienne,	4	3
D'une tubérosité sciatique à l'autre	2	10

Je ne sais d'ailleurs de ce cas que ce qui m'a été communiqué de vive voix, savoir que ce bassin provenait d'une femme primipare qui était morte à la suite d'un accouchement difficile qui avait exigé l'intervention de l'art.

N° 7.

(PLANCHES VI ET VII.)

Cette pièce, très soigneusement préparée, et sur laquelle on

tròuve, outre tous les os du bassin, les deux dernières vertèbres lombaires, et trois pouces environ de chaque fémur qui n'ont
pas été représentés dans les planches, a la symphyse sacro-iliaque droite ankylosée et la moitié droite du sacrum imparfaitement développée. C'est une de celles qui présentent au plus haut
degré le vice de conformation qui nous occupe.

Le *sacrum* est composé de six pièces. Sa face antérieure, du
promontoire à l'union de l'avant-dernière avec la dernière fausse
vertèbre, est presque plate. Sa moitié droite est remarquablement moins développée et surtout moins longue. Non-seulement
il y a, de ce côté, absence de l'aileron, c'est-à-dire des apophyses transverses des trois premières vertèbres sacrées, mais encore le reste, ou la partie libre du bord droit du sacrum, formé
par les trois dernières pièces de l'os, est moins bien développé
que de l'autre côté. L'os iliaque semble se continuer sans intermédiaire avec le corps des trois premières vertèbres du sacrum.
Les trous sacrés antérieurs du côté droit sont beaucoup plus
petits que ceux du côté gauche. La face antérieure du sacrum et
celle du corps des vertèbres lombaires sont tournées à droite.
La base du sacrum est aussi dirigée de ce côté, tandis que son
sommet et le coccyx sont dirigés à gauche. La hauteur du sacrum,
ou distance du promontoire au sommet, est de 4 pouces 2 lignes ;
du promontoire à la pointe du coccyx, 4 pouces 8 lignes ; de
la symphyse sacro-iliaque gauche, au point qui devrait être occupé par la symphyse sacro-iliaque droite, 3 pouces 2 lignes ; du
milieu du promontoire à l'ankylose, 1 pouce 3 lig. ; du même
point à la symphyse sacro-iliaque gauche, 2 pouces 4 lig.

La surface au niveau de laquelle le sacrum et l'os iliaque
sont confondus est, en avant, en bas et en arrière, plane, lisse,
polie. Supérieurement, à cinq lignes de la surface articulaire
de la base du sacrum, on remarque une petite saillie longitudinale, sans aspérité aucune, dirigée d'arrière en avant et de de-

dans en dehors, et qu'on ne peut s'empêcher de considérer comme la trace d'une articulation qui aurait antérieurement existé, quand on sait qu'il y en a en effet une dans l'état ordinaire.

La largeur de l'os iliaque droit, mesurée entre les épines antéro-supérieure et postéro-supérieure est de 5 pouces 7 lignes.

La crête iliaque est encore, des deux côtés, à l'état d'épyphyse.

Du promontoire à l'épine antéro-supérieure droite, 3 pouces; même distance à gauche, 5 pouces; d'une épine iliaque à l'autre, 7 pouces 3 lignes.

Détroit supérieur :

Diamètre oblique droit,	4 pouc.	5 lig.
gauche,	3	2
Distance sacro-cotyloïdienne droite,	1	10
— gauche,	3	8
Du promontoire à la symphyse des pubis,	4	»

Une ligne tirée du milieu de la surface articulaire de la base du sacrum, directement d'arrière en avant, vient couper le pubis droit à l'union du corps avec la branche horizontale.

Excavation :

De l'union de la deuxième et de la troisième pièces du sacrum à la partie moyenne de la symphyse des pubis,	4 pouc.	2 lig.
D'une cavité cotyloïde à l'autre,	3	6
D'une épine sciatique à l'autre,	2	6

Détroit inférieur :

Du sommet du sacrum à la partie inférieure de la symphyse pubienne.	4	2
D'une tubérosité sciatique à l'autre.	3	»

Le corps de la dernière vertèbre lombaire est, à gauche, moitié moins haut qu'à droite. D'après la direction des deux vertèbres jointes au bassin, la colonne vertébrale devait, en s'élevant, se porter à gauche.

L'honorable confrère auquel appartient cette pièce, m'écrivait, le 7 octobre 1831, qu'il n'avait pu se procurer sur la femme à laquelle elle se rapporte que les renseignements suivants, dont il garantissait l'exactitude : le bassin provenait d'une primipare de 20 ans, sur laquelle un chirurgien et un accoucheur distingués, *Bruninghausen* et *Charles-Gaspard Siebold*, avaient inutilement tenté d'appliquer le forceps. Ils avaient été obligés de perforer le crâne, mais ils n'avaient pu réussir ensuite à extraire la tête à l'aide du crochet, et la femme était morte non délivrée.

N° 8.

Les deux bassins décrits sous ce N° et le suivant ont été découverts par mon ami et ancien disciple, le Dr *J.-Henri Menke*, de Brême, dans le musée de l'hôpital de *Santa-Caterina-alla-ruota* à Milan. *Menke*, jeune médecin aussi distingué par son esprit naturel que par ses connaissances, s'était, depuis plusieurs années, livré avec beaucoup de zèle à l'étude des accouchements. Les vices de conformation du bassin avaient pour lui un intérêt tout particulier, et surtout celui dont nous avons donné la description. Aussi fut-ce à sa grande satisfaction, qu'il m'écrivit, le 13 mai 1831, qu'il venait de voir deux bassins semblables entre eux, et également semblables à celui décrit sous le N° 3, qu'il avait vu chez moi et très souvent examiné avec la plus grande attention. Sous le rapport de toutes les particularités qui distinguent le vice de conformation que nous avons fait connaître, la similitude était si parfaite, qu'il n'avait pu, après l'examen minutieux de l'un de ces bassins, s'empêcher de demander au professeur *Félix Billi*, directeur de l'institut d'Obstétrique, s'il y avait long-temps que ce bassin était en sa possession , et qu'il avait eu beaucoup de peine à ne pas rester convaincu de l'identité de cette pièce avec celle qu'il avait vue peu de temps auparavant entre mes mains.

Plus tard, le docteur *Carlo Piantanida*, directeur de l'*Ospedale Maggiore*, et des *Luoghi pii uniti* de Milan, eut la bonté de m'envoyer par le docteur *Marchi Gherini* une description exacte et une figure de ces deux bassins ; et je me fais à la fois un devoir et un plaisir de renouveler à ce sujet l'expression publique de ma reconnaissance à ces estimables confrères.

Celui de ces bassins qui, dans le musée du docteur Billi, porte le n° 24, présente en effet, comme le prouvent la description détaillée de *Piantanida* et la figure qui l'accompagne, une si grande ressemblance avec celui que j'ai décrit sous le n° 3 , que cette ressemblance a dû frapper *Menke*. Seulement, en comparant les diamètres de l'un et de l'autre, il me paraît que le bassin du docteur *Billi* est vicié à un plus haut degré que le mien, de sorte que le diamètre oblique gauche du premier est un peu plus grand, et le diamètre oblique droit un peu plus petit que les mêmes diamètres du second. Le développement imparfait de la moitié gauche du sacrum existe aussi à un plus haut degré dans le bassin de Milan que dans celui de Heidelberg , de même que les trous sacrés antérieurs sont moins grands, comparativement à ceux du côté opposé. — On peut , d'après la direction des trois vertèbres lombaires qui ont été conservées avec ce bassin , présumer que la portion lombaire de la colonne vertébrale présentait de haut en bas une légère obliquité de droite à gauche.

N° 9.

L'autre bassin du musée de *Billi* , marqué n° 23, est plus vicié que celui que nous venons de décrire. Il offre, à droite, l'ankylose de la symphyse sacro-iliaque, le développement imparfait de la moitié du sacrum, etc., etc.

Diamètre oblique droit,	4 pouc.	6 lig.
— gauche,	2	10
Distance sacro-cotyloïdienne droite,	1	8
— gauche,	3	1
Du promontoire à la symphyse du pubis,	3	9

Sur ces deux bassins, une ligne tirée, au détroit supérieur, du point de l'ankylose, le long de la ligne innominée de l'os des hanches, et prolongée derrière le corps et la branche horizontale du pubis jusqu'à la symphyse pubienne, est presque droite (*descriva una linea quasi retta*). Le docteur *Piantanida* fait expressément remarquer que la symphyse sacro-iliaque, sur l'un et l'autre bassin, est complétement ankylosée.

Le professeur *Roux* fait mention de ces deux bassins dans le compte rendu de son voyage en Italie, qu'il lut, aussitôt après son retour, à l'Académie royale de médecine, dans la séance du 7 décembre 1834. Mais ce qui a particulièrement frappé cet honorable et habile chirurgien, ce qui fait que, dans la riche collection de Milan, il choisit de préférence, pour les citer, les deux bassins oblique-ovalaires avec ankylose de la symphyse sacro-iliaque, c'est cette circonstance d'une grande importance pratique, savoir : que si, dans ce cas, on avait eu recours à la symphyséotomie, l'os innominé du côté ankylosé n'aurait pas pu s'écarter. Nous avions déjà appelé l'attention sur cette circonstance dans notre premier mémoire.—Tous ceux qui s'intéressent au sujet qui nous occupe, regretteront que l'analyse de la communication faite par le professeur *Roux* sur cette matière, ne soit point sortie de la plume d'un homme familier avec l'art des accouchements.

N° 10.

(PLANCHE III.)

Le bassin que je vais maintenant décrire se trouve dans la ri‑
che collection de mon ami, le savant professeur *Ger. Vrolik*
d'Amsterdam, collection qui fait honneur au zèle, à l'intelli‑
gence et au savoir de celui qui l'a créée. Un de mes anciens
élèves, le docteur *Maurice Unna* (1), de Hambourg, en fit la
découverte dans ce musée, et *Vorlik* eut la bonté de le lui con‑
fier pour qu'il pût l'examiner à loisir, le décrire soigneusement
et en faire faire un dessin pour moi. Voici, mot pour mot, la
description qui en a été faite, la pièce sous les yeux, par un mé‑
decin qui possède à fond la matière ; je la donne telle qu'il me
l'envoya d'Amsterdam en février 1836.

« Les os du bassin que j'ai sous les yeux présentent tous les
caractères des os sains d'un sujet jeune. Les trois dernières ver‑
tèbres lombaires font partie de la pièce ; les deux supérieures
sont renversées en arrière ; toutes trois présentent un tronçon
de colonne déjeté de droite à gauche. L'ankylose se trouve à la
symphyse sacro-iliaque gauche, et elle est telle, qu'il n'y a pas
la moindre trace d'une articulation qui aurait existé à une épo‑
que antérieure, pas le moindre petit filet. C'est sur cette cir‑
constance qu'est principalement fondée l'opinion de *Vrolik*,
excellent juge en cette matière, sur l'origine de ce vice de con‑
formation, opinion dont je ferai mention plus tard.

« Le *sacrum*, composé de cinq vertèbres, a son grand diamètre

(1) Auteur d'un mémoire couronné, en 1835, par la Faculté de Médecine de cette
ville, sous le titre : *De tunicâ humoris aquei commentatio anatomico-physiolo-
gica*, etc., *cum II tab. in lap. incis (Heidelb* 1836*)*, jeune homme plein de
talent, animé du zèle le plus ardent pour tout ce qui intéresse la science, en par‑
ticulier l'obstétrique, et à l'obligeance duquel je dois les mesures et la description
du bassin dont nous allons parler.

dirigé de telle sorte, que sa base est tournée à gauche et son sommet à droite. Sa hauteur, du promontoire au sommet, est de 3 pouces 6 lignes. La moitié gauche de cet os est notablement moindre que la droite, et les trous sacrés antérieurs y sont plus petits que ceux de l'autre côté. Du milieu du promontoire à la symphyse sacro-iliaque droite, 1 pouce 11 lignes, et du même point à l'endroit où devrait être la symphyse sacro-iliaque gauche, 1 pouce seulement.

« *Os innominés*. La paroi latérale gauche et la moitié gauche de la paroi antérieure du petit bassin sont aplaties comme dans les autres bassins de cette espèce qui font partie de votre collection. La symphyse pubienne est déjetée à droite, le promontoire lui correspond obliquement. La branche descendante du pubis gauche se trouve, dans toute sa hauteur, en arrière de celle du pubis droit; il en est de même de la tubérosité sciatique gauche relativement à la droite. L'arcade des pubis est à peu près conformée comme dans le bassin de l'homme. La portion iliaque de l'os coxal gauche s'élève presque perpendiculairement; celle du droit au contraire présente l'inclinaison ordinaire.

« De l'épine iliaque antéro-supérieure à l'épine

	pouc.	lig.
iliaque postéro-supérieure, à droite,	5	8
— à gauche,	5	2
Largeur de la grande échancrure sciatique		
droite,	1	8
— — gauche,	1	3
Du promontoire à l'épine iliaque antéro-sup.-		
gauche,	3	2 $^{1}/_{2}$
— — droite,	5	» $^{1}/_{4}$
D'une épine iliaque à l'autre,	5	7 $^{3}/_{4}$

« Les autres dimensions qu'il peut vous être utile de connaître sont les suivantes :

Détroit supérieur :

Diamètre oblique gauche,	4 pouc.	6 lig.
— droit ,	3	»
Distance sacro-cotyloïdienne gauche ,	1	9
— — droite ,	3	4
Du promontoire à la symphyse des pubis ,	3	11 (1)

Excavation du bassin :

De l'union de la deuxième avec la troisième vertèbre du sacrum à la symphyse pubienne ,	4	6
D'une cavité cotyloïde à l'autre ,	3	5
D'une épine sciatique à l'autre ,	2	7

Détroit inférieur :

D'une tubérosité sciatique à l'autre ,	2	10
Du sommet du sacrum au bord inférieur de la symphyse du pubis ,	4	9

« Ce bassin est celui d'une femme, âgée de 20 ans , enceinte pour la première fois, qui s'était toujours bien portée, qui semblait bien conformée et qui succomba à la suite d'un accouchement fort difficile terminé par la perforation du crâne du fœtus. La pièce porte le n° 1703, et le professeur *Vrolik* a eu la bonté de me permettre de copier la petite note qui s'y rapporte. La voici : *Pelvis puellæ, viginti annos natæ, in nosocomio clinico amstelodamensi post puerpuerium difficillimum, arte promotum, mortuæ. Singularem refert formam obliquam , quasi transversam. Jam à primâ formatione sinistrum ossis sacri latus cum ileo ità concretum videtur, ut ilii superficies interna*

(1) Dans un examen de ce même bassin que j'ai eu plus tard occasion de faire moi-même, je me suis assuré qu'une ligne tirée du milieu de la surface articulaire de la base du sacrum directement en avant, coupe le pubis gauche au point où le corps de cet os se continue avec sa branche horizontale.

*situm acquisiverit fere perpendicularem. Unde pelvis in hoc
latere admodum coarctata, et ossium pubis articulatio dex-
trorsum sit protracta et non promontorio ossis sacri, sed articulo
sacro-iliaco dextro opposita.*

« Lorsque j'eus achevé l'examen et la description de cette
pièce, je communiquai mes notes à **M.** le professeur *Vrolik*, dont
je ne saurais trop louer l'aménité et la complaisance. Il les
examina avec beaucoup de soin, trouva ma description exacte,
et me dit des choses flatteuses sur mon habileté à faire l'examen
des bassins difformes, et à découvrir les particularités qui les
distinguent ; cette habileté, c'est à votre bonne direction que je
la dois. — Permettez-moi d'ajouter encore quelques mots sur le
long entretien que j'ai eu avec le professeur *Vrolik* relativement
à l'origine de ce vice de conformation. Son opinion bien formelle,
semblable à celle vers laquelle vous sembliez pencher dans les
leçons que je vous ai entendu faire sur cette matière, est qu'il
s'agit ici d'un *vice de conformation* résultant d'une fusion opérée avant la formation des noyaux osseux. A la fin de notre entretien, il me fit voir de très belles pièces sur le développement
du bassin, et parcourut avec moi les endroits les plus importants
de l'ouvrage d'Albinus (*Icon. oss. fœtus hum.* Tab. ix, fig. 69).
A cette occasion , et ce fut pour moi une surprise bien agréable, *Vrolik* me fit voir un bassin, tout-à-fait semblable à celui
dont vous avez parlé dans votre mémoire : *Sur une espèce particulière d'ass n vicié* (*Heidelb. Klin. Annal. T. X, p.* 468). Ce
bassin, de même que le vôtre, manque de la moitié gauche de
la première vertèbre sacrée.

« Vrolik manifesta sa satisfaction de posséder dans sa collection un exemple de l'espèce de bassin vicié que vous avez découverte. Quelques accoucheurs hollandais qui avaient eu
connaissance de votre travail par les extraits qui en ont été faits
dans les journaux français ou anglais, manifestaient, et j'en fus

frappé, leur étonnement qu'aucun journal allemand d'obstétrique n'eût encore donné une notice sur votre découverte; tandis
qu'en France, en Angleterre et même en Amérique son importance avait été convenablement appréciée. Un ardent admirateur
de *Camper* rapporta, à cette occasion, les paroles suivantes d'une
lettre de cet illustre anatomiste à V. *Gescher* : «*Id semper verum
esse reperies, novitatem etiam expertis, maxime tamen imperi-
tis, molestam esse.* » Mon patriotisme se refusa à reconnaître,
en présence d'un étranger, la justesse de cette phrase appliquée
au cas présent. »

Telle est la communication qui me fut faite par le docteur
Unna, dans une lettre écrite d'Amsterdam en date du 12 février
1836. Plus tard *Vrolik* eut la bonté de m'envoyer la pièce,
pour répondre au désir que j'avais de prendre encore quelques
mesures que je ferai connaître plus loin, et de comparer ce bassin avec plusieurs autres de la même espèce, que j'ai fini par
rassembler, grâce à l'obligeance de plusieurs estimables confrères. Je fus ravi de l'exactitude consciencieuse du docteur *Unna*
et de la pénétration d'esprit dont il avait fait preuve.

Je me contenterai d'ajouter (ce que les dimensions indiquées
plus haut démontrent, et que m'a confirmé l'examen que j'ai fait
moi-même) que ce bassin est un des plus viciés, un de ceux
dont les parois offrent la plus forte convergence de la partie supérieure de l'excavation vers l'inférieure.

Je signalerai encore ici une disposition anormale de la dernière vertèbre lombaire. Cette anomalie, qu'on découvrira d'un
coup d'œil sur la planche, consiste dans un prolongement de la
partie inférieure de chacune des apophyses transverses de cette
vertèbre. Le prolongement du côté droit est uni à la partie supérieure de la moitié latérale de la première vertèbre sacrée ; le
gauche est uni à l'os iliaque au moyen d'un fibro-cartilage semblable à celui qu'on trouve dans la symphyse sacro-iliaque, sur

la surface auriculaire du sacrum et de l'os des îles. Nous reviendrons plus tard sur cette anomalie.

N° 11.

Je dois encore la connaissance de ce bassin et de celui qui sera décrit N° 12 au vif intérêt que le docteur *Unna*, à l'exemple de son maître, prend au sujet qui nous occupe. Il y a peu de temps que, passant par Bâle, il découvrit ce bassin dans le musée d'anatomie pathologique de cette ville (1).

La pièce, désignée dans la collection par C. II.70., se compose des os iliaques et du sacrum ; c'est la symphyse sacro-iliaque gauche qui est ankylosée, c'est la moitié gauche du sacrum qui est imparfaitement développée ; le bassin est dans des proportions un peu au-dessous de la dimension moyenne ; le degré de viciation est médiocre.

La longueur du sacrum, du promontoire au sommet, est de 4 pouces 7 lignes ; la plus grande largeur de 3 pouces 8 lignes. Du milieu du promontoire à la symphyse sacro-iliaque droite, 2 pouces 4 lignes ; du même point à l'endroit où devrait être la symphyse sacro-iliaque gauche, 1 pouce 7 lignes. Les trous sacrés antérieurs du côté gauche sont plus petits que ceux du côté droit.

A gauche, de l'épine iliaque antéro-supérieure à la postéro-supérieure, il y a 5 pouces 9 lignes ; à droite, 6 pouces 1 ligne. Du milieu du promontoire à l'épine iliaque antéro-supérieure, on trouve à gauche 4 pouces, à droite 5 pouces ; d'une épine iliaque à l'autre, 7 pouces 11 lignes.

Diamètre oblique gauche,	4 pouc.	10 lig.
— droit,	3	11
Distance sacro-cotyloïdienne gauche,	2	2 ½

(1) Plus tard mon ami, l'honorable professeur *Yung*, de Bâle, que j'ai également eu pour élève, eut la bonté de m'envoyer ce bassin pour que je pusse l'examiner moi-même. Je lui en renouvelle ici mes remerciements.

Distance sacro-cotyloïdienne droite,   3 pouc.   5 lig.

Du promontoire au bord inférieur de la sym-
physe pubienne,   3   7

Une ligne droite tirée du milieu de la surface articulaire de la base du sacrum directement en avant rencontre le pubis gauche à 11 lignes du bord supérieur de la symphyse pubienne.

N° 12.

Ce bassin a été découvert par le docteur *Unna*, dans le musée d'anatomie pathologique de l'Académie médico-chirurgicale de Dresde. Il porte le n° 382.

L'ankylose est à la symphyse sacro-iliaque droite; c'est la moitié droite du sacrum qui est imparfaitement développée. La plus grande largeur de cet os est de 3 pouces 10 lignes. Du promontoire à la symphyse sacro-iliaque gauche, 2 pouces 4 lignes; et de ce point à l'endroit où devrait être la symphyse sacro-iliaque droite, 1 pouce 8 lignes. La concavité du sacrum est plus forte que de coutume; les trous sacrés antérieurs du côté droit sont plus petits que ceux du côté gauche.

L'os iliaque droit, mesuré de l'épine iliaque antéro-supérieure à la postéro-supérieure, donne 5 pouces 5 lignes; le gauche 5 pouces 9 lignes.

D'une épine iliaque antéro-supérieure à l'autre ,   7 pouc.   6 lig.

Diamètre oblique droit,   4   6

—   gauche,   3   6

Distance sacro-cotyloïdienne droite,   2   4

—   gauche,   3   3

Du promontoire à la symphyse du pubis   3   6

Cette pièce, outre les dernières vertèbres lombaires, se compose encore des deux fémurs; ce qui fait qu'elle a été conservée, et qu'on lui a donné place dans ce musée, ce n'est pas, comme le remarque le docteur *Unna*, la déformation qui nous intéresse,

mais bien les altérations considérables produites des deux côtés
par une maladie de l'articulation de la hanche, et en particulier la cavité nouvelle qui s'est formée à gauche, au-dessus de
acetabulum en grande partie comblé et effacé. Cette nouvelle
surface articulaire et la tête du fémur en contact avec elle sont
lisses et comme polies par suite du frottement. Le fond de la
cavité cotyloïde droite est carié, ainsi que la tête du fémur, dans
le voisinage du point où s'insère le ligament rond. Son bourrelet est garni de productions osseuses nouvelles. A part ces altérations, les fémurs et les autres os de la pièce sont sains, solides, d'un tissu un peu compact.

N° 13.

J.-H.-F. Autenrieth parle de ce bassin dans une thèse soutenue sous sa présidence par *F.-F. Fischer*, et intitulée :
*Dissert. med. chir. sist. observata quædam circa obstacula quæ
conditio symphysium pelvis præternaturalis synchondrotomiæ
opponit. Tubingæ*, 1802. Il s'exprime ainsi à ce sujet.

*Asservatur in theatro nostræ universitatis anatomico pelvis
feminea justæ amplitudinis, cujus os sacrum parte suâ dextrâ
ilium ossi dextro modo tali junctum est, ut planâ superficie,
si parietem symphyseos anteriorem contemplaris, os unum in
alterum nullo discrimine conspicuo transeat. Serræ ope divisa
pelvis vix ullum discrimen monstrat in superficie utrâque sec-
tionis.*

La pièce (1) se compose de deux os innominés et du sacrum
articulés entre eux à l'aide de fil de laiton. Le bassin est de petite
dimension dans toutes ses parties. L'ossification de la symphyse
sacro-iliaque existe à droite.

Le *sacrum* se compose de cinq pièces. Du promontoire au

---

(1) Mon ami, l'honorable professeur *L. S. Riecke*, de Tubinge, a eu l'extrême
complaisance de m'envoyer ce bassin, pour que je pusse l'examiner attentivement ;
je le prie de recevoir ici l'expression publique de ma vive reconnaissance.

sommet, 3 pouces 6 lignes. Du milieu du promontoire à la symphyse sacro-iliaque gauche, 2 pouces 1 ligne ; de ce point à l'endroit où devrait être la symphyse sacro-iliaque droite, 1 pouce 3 lig. Sa face antérieure est peu concave de haut en bas, et regarde à droite. Sa base est dirigée à droite , son sommet à gauche. Une ligne tirée de la surface articulaire de la base du sacrum jusqu'au sommet de cet os à travers les vertèbres sacrées est courbée latéralement et présente sa convexité à droite.

La moitié droite du sacrum est imparfaitement développée, et les trous sacrés antérieurs sont moins grands à droite qu'à gauche.

L'os iliaque droit, mesuré de l'épine iliaque antéro-supérieure à la postéro-supérieure, a 5 pouces 2 lignes ; le gauche, 5 pouc. 8 lignes. De la partie moyenne du sommet du sacrum à l'épine sciatique droite, 1 pouce 10 lignes ; du même point à l'épine sciatique gauche, 2 pouces 2 lignes.

Détroit supérieur :

Du promontoire à la symphyse des pubis ,	3 pouc.	6 lig.
Diamètre oblique droit ,	4	»
gauche ,	3	»
Distance sacro-cotyloïdienne droite ,	1	8
gauche ,	3	1

Une ligne tirée du milieu de la surface articulaire de la base du sacrum directement en avant rencontre le pubis droit au point de jonction du corps et de la branche horizontale.

Excavation :

De l'union de la seconde avec la troisième fausse vertèbre du sacrum à la symphyse du pubis	4 pouc.	» lig.
Du fond d'une cavité cotyloïde à l'autre ,	2	11
D'une épine sciatique à l'autre ,	2	5

Détroit inférieur :

Du sommet du sacrum a la symphyse des pubis, 4   3
D'une tubérosité sciatique à l'autre,   2   10

Les côtés de l'arcade pubienne se réunissent sous un angle très aigu.

Ce bassin a, sous plusieurs rapports, tant de ressemblance avec un bassin d'homme, que d'habiles anatomistes l'ont déclaré tel, même après l'examen le plus attentif. Ils fondaient leur opinion sur la brièveté de la branche horizontale du pubis, la direction de la portion iliaque des os coxaux, du droit surtout, la petitesse des foramina thyreoïdea, l'étroitesse de l'arcade pubienne, le peu de largeur de l'excavation dont les parois convergent inférieurement, etc... enfin, sur la forme générale du bassin. Je me serais rangé à cet avis, malgré le peu de profondeur du sacrum, si je n'avais pas sous les yeux l'imposant témoignage d'*Autenrieth* sur l'origine de ce bassin, témoignage dont les anatomistes dont je viens de parler n'avaient pas connaissance lorsqu'ils ont exprimé leur opinion.

La section faite à l'aide d'une scie fine sur ce bassin, et dont parle *Autenrieth* dans le passage cité plus haut, a été dirigée de telle sorte, qu'elle s'étend, sur l'os iliaque droit, depuis l'épine antéro-supérieure jusqu'au milieu des deux épines postérieures, et sur le sacrum, jusqu'à la surface articulaire de sa base; il en résulte que cette surface articulaire est divisée en deux parties presque égales, et que les deux os le sont à peu près au milieu de la région où ils se confondent l'un avec l'autre. L'une des surfaces de cette section, qui est restée tout-à-fait nette, offre un tissu osseux parfaitement uniforme, et rien n'indique que les deux os aient été autrefois distincts. — Une vis sert à maintenir en contact avec le reste du bassin la partie que la scie en a séparée.

N° 14.

(PLANCHE II.)

Le bassin qui fait partie du musée de la maison d'accouchement de Giessen mériterait, outre les détails ordinaires, une mention spéciale. Il s'agit en effet ici d'un cas dont l'issue a été entièrement différente de celle des autres cas dont j'ai eu connaissance. L'accouchement s'est accompli par les seuls efforts de la nature, et même sans beaucoup de difficulté, bien que l'enfant fût à terme (1). La femme à laquelle ce bassin avait appartenu a plusieurs fois été soumise à l'examen d'un confrère dont le zèle à rechercher et l'exactitude à observer ce qui intéresse notre art, sont bien connus.

Examinons d'abord la pièce. Elle se compose de tous les os du bassin et des trois vertèbres lombaires ; elle est préparée avec beaucoup de soin et de netteté. L'état physique des os , à part le vice de conformation qui nous occupe, est, sous tous les rapports, celui des os sains.

C'est la symphyse sacro-iliaque gauche qui est ankylosée ; c'est la moitié gauche du sacrum qui est imparfaitement développée. Parmi les bassins obliquement rétrécis que nous avons eu occasion d'examiner nous-même, celui-ci (abstraction faite, pour le moment, de sa viciation) es tun des plus grands que nous ayons vus,

(1) Le docteur Emile *Thibaut*, le digne fils de mon honorable ami *Thibaut* , mon collègue à l'université de Heidelberg, découvrit ce bassin dans une collection qu'il visita en se rendant à Berlin. Quoique son séjour à Giessen ne fût que de courte durée, il n'en examina pas moins cette pièce avec le plus grand soin , et avec toute l'intelligence qu'on devait attendre d'un homme familier avec la matière , et lorsqu'il fut à Berlin, il m'en transmit l'exacte description le 5 février 1835. Plus tard, mon ami le professeur *Ritgen*, directeur de l'établissement, eut la bonté , non-seulement de m'envoyer ce bassin pour que je pusse l'examiner attentivement , mais encore de mettre à ma disposition les notes recueillies sur l'accouchement de la femme à laquelle il avait appartenu. Qu'il veuille bien recevoir la nouvelle expression de ma vive reconnaissance.

et sous ce rapport, il vient après celui que nous décrirons tout à l'heure sous le N° 15 ; seulement il n'est pas vicié à un aussi haut degré.

La surface qui correspond à l'ankylose de l'os iliaque gauche et du sacrum est lisse en avant, en bas et en arrière ; en haut, sur la limite du détroit supérieur, on sent une petite saillie, un léger bourrelet qui n'a rien d'inégal. Enfin les deux os semblent tout-à-fait formés d'une seule pièce, et nulle part, pas même à l'endroit où la tubérosité de l'os iliaque est en contact avec le sacrum, il n'y a d'indice qui puisse faire penser qu'il y ait eu autrefois deux os distincts.

Le *sacrum* est composé de cinq vertèbres ; sa face antérieure est médiocrement concave de haut en bas. Cette face, ainsi que la face antérieure du corps des trois vertèbres lombaires qui tiennent au bassin, sont un peu tournées à gauche. La largeur du sacrum, de la symphyse sacro-iliaque droite à l'endroit où devrait être la symphyse iliaque gauche, est de 3 pouces 6 lign. De ce dernier point au milieu du promontoire, 1 pouce 4 lign. ; Du milieu du promontoire à la symphyse sacro-iliaque, 2 pouces 4 lign. ; du promontoire au sommet, 3 pouces 7 lign. Les trous sacrés antérieurs du côté gauche sont un peu plus petits que ceux du côté droit.

Longueur du coccyx, 1 pouce 3 lign. Le corps de la dernière vertèbre lombaire est, à gauche, 1 ligne 1/2 moins élevé qu'à droite.

Sur l'*os iliaque* gauche, il y a, de l'épine iliaque antéro-supérieure à la postéro-supérieure, 5 pouces 1 ligne ; sur le droit, 5 pouces 11 lignes.

Du promontoire à l'épine iliaque antéro-supérieure gauche, 3 pouces 6 lign. 1/2 ; du même point à l'épine iliaque droite, 5 pouces 6 lign. 1/2 ; d'une épine iliaque à l'autre, 7 pouc. 11 lign.

Détroit supérieur.

Diamètre oblique gauche,	5 pouc.	2 lig.
— droit,	3	6
Distance sacro-cotyloïdienne gauche,	3 pouc.	9 ½
— — droite,	3	11
Du promontoire à la symphyse pubienne,	3	9

Une ligne tirée du milieu de la surface articulaire de la base
du sacrum directement en avant couperait le pubis gauche à
l'union du corps avec la branche horizontale

Excavation du bassin :

De l'union de la seconde avec la troisième pièce du sacrum, au milieu de la symphyse des pubis,	4 pouc.	7 lig.
Du fond d'une cavité cotyloïde à l'autre,	4	2
D'une épine sciatique à l'autre,	3	7 ½

Droit inférieur :

Du sommet du sacrum au bord inférieur de la symphyse pubienne,	4	9
D'une tubérosité sciatique à l'autre,	3	6

Ce bassin vient d'une femme de 40 ans qui, depuis sa jeunesse, s'était toujours bien portée, et qui n'avait eu que les maladies de l'enfance qu'on voit souvent succéder à la petite vérole.
Elle était brune, d'une taille moyenne ; et, autant qu'on en pouvait juger par une exploration attentive, elle était bien conformée. Elle n'était pas très robuste, mais avait eu autrefois
beaucoup de fraîcheur. Depuis l'âge de quatorze ans, elle était
régulièrement menstruée. D'après une mensuration extérieure
faite à la maison d'accouchement de Giessen, on avait trouvé
au petit diamètre de détroit supérieur une longueur normale.
Elle était déjà accouchée deux fois : la première fois à l'âge de

vingt ans, lorsqu'en 1820 (elle avait alors vingt-huit ans), elle fut reçue, vers la fin de sa grossesse, dans la maison d'accouchement de Giessen. Par la suite, elle vint encore faire quatre fois ses couches dans le même établissement. A l'exception de son avant-dernier accouchement qui, à cause de la faiblesse des douleurs, avait été terminé par le forceps, tous les autres avaient été naturels et s'étaient accomplis sans beaucoup de difficulté. Chaque fois elle était allée jusqu'à terme, et tous ses enfants étaient nés vivants et bien constitués. Son troisième enfant, né en 1820, était une fille qui pesait six livres 3 onces et demie ; le quatrième, une fille également, pesait six livres six onces ; le cinquième, un garçon, pesait sept livres quinze onces, et le dernier, également un garçon, sept livres huit onces. A son quatrième accouchement (juillet 1821), et à son dernier (avril 1831), dont la marche et l'issue m'ont paru, à en juger par les détails de la note qui a été recueillie, avoir été suivies avec un soin particulier, la tête s'engagea et traversa le bassin dans la position la plus favorable à son expulsion, eu égard à la viciation du bassin, c'est-à-dire avec l'occiput dirigé en avant et à droite.— A la suite de son dernier accouchement qui, une fois la poche des eaux rompue, se termina assez vite, la femme éprouva, au quatrième jour, un refroidissement qui fut suivi d'une inflammation du bas-ventre à laquelle elle succomba au bout de trois semaines.

N° 15.

Le bassin que je vais maintenant décrire se trouve dans le musée de l'École médicale de Park-Street à Dublin, où mon très honorable ami et collègue, le conseiller intime *Tiedemann*, le découvrit dans le voyage qu'il fit en Angleterre pendant l'automne de 1835. Son fils *Henri*, jeune médecin de beaucoup d'espérance, eut la bonté d'en prendre les mesures exactes et d'en faire pour moi une description. M. le professeur *Montgommery* de Dublin voulut bien m'envoyer un excellent plâtre fait d'après ce bassin, ainsi que le plâtre d'un bassin d'homme qui offre le même vice de conformation, et que je décrirai plus tard sous le N⁰ 36. Dans le catalogue de son musée, que cet estimable accoucheur a fait imprimer, en octobre 1834, à l'usage des élèves qui suivent ses leçons (1), ce bassin, qui porte le N⁰ 89, est désigné par les mots suivants : « *Cast of an unusual deformity of the Pelvis : the antero-posterior diameter being of the full size and the transverse much diminished. There was no sacro-iliac symphysis at the right side, and the same side of the sacrum was deficient.—D*ʳ*. Hart.* »

Ce bassin, sur lequel l'ankylose existe à la symphyse iliaque droite, est un des plus viciés que nous connaissions, et doit être, à ce titre, placé très près des bassins décrits sous les N⁰ˢ 4, 7 et 9 , et de ceux que je décrirai plus tard sous les N⁰ˢ 23 et 26.

Le *sacrum*, composé de cinq vertèbres, a sa face antérieure un peu tournée à droite ; il est peu concave tant de haut en bas que d'un côté à l'autre. Sa hauteur, du promontoire au sommet, est de 3 pouces 6 lignes. Sa largeur, de la symphyse sacro-iliaque gauche à l'endroit où devrait être la droite, est de 2 pouces 8 lignes. De ce dernier point au milieu du promontoire, 11 lignes et demie ; du milieu du promontoire à la symphyse sacro-iliaque gauche, 1 pouce 11 lignes et demie. La moitié droite du sacrum, sur laquelle les trous sacrés antérieurs sont moins grands qu'à gauche, est plus courte que l'autre moitié, et cet arrêt de développement est tel, que l'os iliaque droit se confond sans intermédiaire avec le corps de la première vertèbre du sacrum.

---

(1) Catalogue of the preparations in the museum of *W.-F Montgommery* A. M. M. D. Prof. of Midwif. to the King and Queen's college of Phys. in Ireland. Dublin 1834.

Dans l'endroit où cette fusion intime a lieu, il n'y a, ni en haut, ni en bas, ni en avant, ni en arrière, nulle part enfin, rien qui puisse donner le soupçon qu'antérieurement il a existé là une articulation.

L'*os iliaque* droit, mesuré de l'épine antéro-supérieure à la postéro-supérieure, a 5 pouces 3 lignes; le gauche 5 pouces 7 lignes.

Du milieu du promontoire à l'épine antéro-supérieure de l'os iliaque droit, 3 pouces 5 lignes; et de l'os iliaque gauche 5 pouces 7 lignes. D'une épine iliaque à l'autre, 8 pouces 2 lignes.

Détroit supérieur :

Diamètre oblique droit,	4 pouc.	8 lig.
— gauche,	3	»
Distance sacro-cotyloïdienne droite,	1	7
— gauche,	3	8
Du promontoire à la symphyse des pubis,	4	1

Une ligne tirée du milieu de la surface articulaire de la base du sacrum directement en avant, vient couper l'os coxal droit au point d'union de l'iliaque et du pubis.

Excavation :

De l'union de la seconde avec la troisième pièce du sacrum à la symphyse pubienne,	4 pouc.	7 lig.
Du fond d'une cavité cotyloïde à l'autre,	3	4 ½
D'une épine sciatique à l'autre,	2	3

Détroit inférieur :

Du sommet du sacrum à la symphyse du pubis,	4	6
D'une tubérosité sciatique à l'autre,	2	9

Du milieu du sommet du sacrum à l'épine
sciatique droite,   1 pouce 3 lig.
Du même point à l'épine sciatique gauche, 2   4

Les parois de ce bassin convergent plus de haut en bas que celles des bassins moins déformés, et ce caractère le rapproche encore de ceux qui offrent à un haut degré le genre de viciation qui fait le sujet de ce mémoire.

N° 16.

Sur ce bassin, qui fait partie du musée de la Maison d'Accouchement de Leipzig (1), se trouvent les deux dernières vertèbres lombaires et la première vertèbre coccygienne. L'os innominé du côté gauche est articulé avec le droit et avec le sacrum à l'aide de fils de laiton; pour les autres articulations, à l'exception de celle qui est ankylosée, les ligaments sont conservés. Indépendamment de sa viciation particulière, ce bassin a des dimensions au-dessous de la moyenne ordinaire. Les os qui entrent dans sa composition sont généralement épais. A voir l'arcade pubienne, ou plutôt l'angle qui en forme le sommet, à voir la disposition des os qui constituent les côtés de cette arcade, on prendrait ce bassin pour un bassin d'homme.—Sur la surface extérieure de la paroi antérieure et sur le bord du trou souspubien, on aperçoit plusieurs petites élévations ou inégalités, dont quelques-unes sont pointues, d'autres verruqueuses, et qui paraissent être le résultat d'une inflammation antérieure du périoste.

(1) Un de mes anciens élèves, jeune homme plein de talent, le docteur *L. Bresselau*, de Hambourg, découvrit ce bassin dans ce musée, et m'en communiqua une description exacte. Le docteur *Eberh. Noltenius*, de Brême, jeune médecin également estimable, et qui avait aussi été mon élève, étant allé peu de temps après à Leipzig, me fit faire un dessin de cette pièce. Plus tard enfin, le docteur *E. Joerg* Jr. eut l'obligeance de m'envoyer ce bassin, pour que je pusse l'examiner attentivement. Je le prie de recevoir de nouveau tous mes remerciements.

4

L'ankylose existe à la symphyse sacro-iliaque droite. En examinant le bassin du côté de sa région antérieure, on voit à l'endroit où devrait exister la symphyse, quelques petites inégalités à la partie supérieure, de petites lignes qui se portent d'avant en arrière, de petits filets saillants en avant qu'on peut aisément prendre pour les vestiges d'une articulation, quand on sait qu'il en existe ordinairement une en cet endroit. Il n'est pas inutile de remarquer qu'il avait été fait sur cette région de l'os, pour mieux reconnaître l'état des choses, des recherches avec un instrument pointu. En bas et en arrière, et particulièrement à l'endroit où l'épine iliaque postérieure et inférieure est unie au sacrum, il n'y a pas la plus petite inégalité, pas la moindre trace de l'existence antérieure d'une articulation.

Le *sacrum*, composé de six vertèbres, est fort concave au-devant de sa troisième et de sa quatrième pièce. Sa face antérieure et celle du corps des vertèbres lombaires sont un peu tournées à droite. La moitié droite du sacrum est plus courte que la gauche. Les trous sacrés antérieurs sont plus petits du côté droit que du côté gauche. Le premier en particulier est moitié plus petit. Du milieu du promontoire à la symphyse sacro-iliaque gauche, 2 pouces 2 lignes ; du même point à l'endroit où devrait être la symphyse sacro-iliaque droite, 1 pouce 3 lignes. Du promontoire au sommet du sacrum, 3 pouces 5 lignes. A gauche, de l'épine iliaque antéro-supérieure à la postéro-supérieure, 5 pouces 6 lignes ; à droite, 5 pouces 2 lignes. L'échancrure iskiatique du côté droit est plus étroite que celle du côté gauche.

Détroit supérieur :

Diamètre oblique droit,	4 pouc.	6 lig.
— gauche,	3	3
Distance sacro-cotyloïdienne droite,	1	6

Distance sacro-cotyloïdienne gauche,   3 pouc.   4 lig.
Du promontoire à la symphyse pubienne,   3   5 ½

Une ligne tirée du milieu de la surface articulaire de la base du sacrum, directement en avant, vient tomber sur le pubis droit à l'union du corps avec la branche horizontale.

Excavation :

De l'union de la deuxième et de la troisième
pièces du sacrum à la symphyse des pubis,   4 pouc.   5 lig.
Du fond d'une cavité cotyloïde à l'autre,   3   9 ½
D'une épine sciatique à l'autre,   3   5

Détroit inférieur :

La distance des deux tubérosités sciatiques,
mesurée après avoir écarté les deux pubis de tout
l'intervalle occupé dans l'état frais par le fibro-
cartilage, est de   3   »
Du milieu du sommet du sacrum à l'épine scia-
tique droite ,   2   8
—   gauche ,   1   8

Ayant entendu dire que ce bassin avait autrefois appartenu à mon très honorable ami le digne *Otto,* de Breslau, je m'adressai à lui pour connaître l'histoire de la femme sur le cadavre de laquelle il avait été trouvé. Malheureusement, il m'apprit qu'il y avait bien long-temps qu'il avait échangé cette pièce contre quelques philandres, dont il avait absolument besoin, qu'elle provenait d'une ancienne collection, mais qu'il ne possédait d'ailleurs aucun renseignement sur ce bassin.

Nᵒˢ 17 et 18.

M. le docteur *J.-N. Lenger,* de Warnach, dans la province de

Luxembourg, homme de talent, médecin instruit, visita, dans l'automne de 1835, notre clinique d'accouchement. Il vit ma collection de bassins, et examina avec un intérêt particulier ceux qui offrent l'espèce de viciation qui nous occupe. Au mois d'avril 1836, il eut la bonté de m'envoyer deux excellentes figures de grandeur naturelle, représentant deux bassins de femme, viciés comme ceux que nous décrivons, et qu'il avait été, m'écrivait-il, assez heureux pour trouver dans le cabinet d'anatomie de Louvain.

Sur ces deux bassins, l'ankylose existe à droite, et c'est la moitié droite du sacrum qui est imparfaitement développée. Les deux pièces ne se composent que du sacrum et de l'os iliaque avec lequel il est ankylosé. Les figures qui les représentent me rappelèrent aussitôt le bassin que *C.-G. Siebold* et *J. - P. Weidmann* avaient fait dessiner pour leur dissertation si connue : *Comparat. inter sectionem Cœsaream* etc. , bassin dont il sera question plus tard.

Celui qui porte le n° 370 est vicié à un assez haut degré; l'autre au contraire, n° 372, l'est à un degré médiocre. Sur le premier, une ligne tirée d'arrière en avant, du milieu de la surface articulaire de la base du sacrum, vient tomber sur le pubis droit, au point d'union de son corps et de sa branche horizontale. Sur le second, au contraire, c'est à l'endroit où la branche horizontale du pubis se continue avec la branche descendante, par conséquent à un pouce environ de la symphyse pubienne.

Sur le bassin n° 370, la distance du milieu du promontoire à la symphyse sacro-iliaque gauche est de 2 pouces 3 lignes, et à la symphyse ankylosée 1 pouce 3 lignes. Les trous sacrés antérieurs du côté droit sont plus petits que ceux du côté gauche; le premier en particulier est moitié moins grand.

Distance sacro-cotyloïdienne droite,   1 pouc.   8 lig.
Du promontoire à la symphyse pubienne,   3   11
Pièce n° 372 : du milieu du promontoire à la symphyse sacro-

iliaque gauche 2 pouces 2 lignes, et à l'articulation ankylosée 1 pouce 6 lignes.

Distance sacro-colytoïdienne droite,	2 pouc.	5 lig.
Du promontoire à la symphyse des pubis,	4	1

N° 19.

Le musée Dupuytren, à Paris, renferme deux bassins qui offrent l'espèce particulière de viciation que nous décrivons; l'un est un bassin de femme, l'autre un bassin d'homme. Le premier, qui porte le n° 234, ne se compose que du sacrum ankylosé avec l'os iliaque droit; il ressemble sous ce rapport aux deux pièces que nous venons de faire connaître, et aussi à d'autres cas assez communs d'ankylose de l'une des symphyses sacro-iliaques qu'on rencontre dans les musées. Cette circonstance vient de ce que ces pièces ont été trouvées dans des charniers, ce qui explique l'absence de l'os iliaque non ankylosé, ou de ce qu'on n'a pas cru, sa conformation paraissant régulière, qu'il méritât d'être examiné et conservé, ou bien enfin de ce qu'on a voulu rendre plus facile la préparation de la partie qu'on regardait comme importante.

Sur le bassin de femme, le sacrum a sa face antérieure tournée un peu à droite. Il est courbé dans le sens de sa longueur, de telle sorte, qu'une ligne qui va de la base au sommet en passant par son centre, représente une courbe dont la concavité est dirigée à droite. Sa moitié droite est atrophiée dans sa longueur. La fusion de cet os avec l'os iliaque droit est complète, et il n'y a tout autour aucune trace de l'existence antérieure d'une articulation. Sur la face antérieure de la branche descendante du pubis, il y a vers le milieu de la hauteur de la symphyse pubienne, tout près de cette symphyse, une petite excroissance osseuse longue de quatre lignes, large de deux lignes.

Distance sacro-cotyloïdienne droite,   2 pouc. 8 lig.

Du milieu du promontoire au bord supérieur de
la symphyse pubienne,   3 pouc. 10 lig.

N° 20.

La plus ancienne préparation relative à l'obstétrique qui ait jamais été examinée est un bassin oblique-ovalaire, provenant du squelette d'une momie égyptienne.

Le squelette de cette *momie égyptienne, femelle, rapportée d'Alexandrie et donnée pár le comte de Montcabrie, capitaine de vaisseau* (c'est ainsi que l'inscription le désigne) se trouve au musée d'anatomie comparée du Jardin du roi à Paris, 3ᵉ salle du rez-de-chaussée. Le bassin offre au premier coup d'œil, et d'une manière frappante pour des connaisseurs, tous les caractères essentiels du vice de conformation dont il est question dans cet ouvrage (1). Je donne ici la description de cette pièce telle qu'elle m'a été envoyée de Paris, dans deux lettres du docteur *Nebel*, l'une en date du 10 août 1836, l'autre en date du 3 octobre suivant. Tout homme, au courant de ce point de la science, reconnaîtra l'exactitude de ce jeune médecin et la précision de ses connaissances, et ne pourra s'empêcher de remarquer combien ce sujet lui est familier.

« Le squelette, au dire du conservateur, s'était trouvé dans l'état même où il est maintenant ; la momie avait été embaumée dans le natron et non avec des résines, comme le sont les autres momies. Les parties molles étaient réduites en poussière, et c'était au milieu de cette poussière que se trouvait le squelette, dans un état tel, qu'il semblait sortir des mains du préparateur.

(1) Cette intéressante addition aux faits nombreux que je possède, je la dois à l'amitié de mon ancien élève le docteur *H. Nebel* ; je la dois à l'empressement qu'il a mis à répondre au vœu que j'avais exprimé à mes élèves, toutes les fois que je parlais des vices du bassin et en particulier de celui-ci, et à la prière que je leur avais faite de rechercher, dans leurs voyages scientifiques, des pièces semblables à celle que je leur mettais sous les yeux.

Il se distingue en effet des autres squelettes de momies que j'ai eu occasion de voir, par la propreté et la blancheur des os. Il semble avoir appartenu à une femme d'une trentaine d'années. Ce squelette, à l'exception du bassin, est parfaitement bien conformé. Les os sont grêles et délicats, mais n'offrent pas la moindre trace de rachitisme. La colonne vertébrale est droite. »

« Quant au bassin, il est tout-à-fait semblable, sous le rapport du vice de conformation qu'il présente, aux bassins oblique-ovalaires que j'ai vus dans votre collection, et en particulier à celui qui existe à la Maison d'Accouchement de cette ville, dont vous possédez un plâtre, et que j'ai vu ici à plusieurs reprises.

« Le bassin de la momie diffère seulement de celui-ci, en ce que l'ankylose existe à droite au lieu d'être à gauche. D'ailleurs, la fusion des os n'est pas moins complète dans l'un que dans l'autre. Au niveau de cette ankylose, on voit en haut un petit filet légèrement saillant. Malheureusement, au point où existe l'ankylose, l'os iliaque est brisé et séparé du sacrum, résultat d'une maladresse que l'état de fragilité des os rend pourtant bien excusable. Toutefois, les surfaces de cette fracture, que j'ai examinées avec le plus grand soin, conformément au désir que vous m'avez exprimé dans votre lettre du 12 septembre, ne laissent pas le moindre doute qu'il y ait eu ankylose complète.

« Le *sacrum*, dont la face antérieure est un peu tournée à droite, offre en bas, vers ses deux dernières pièces, une courbure à gauche. Sa moitié droite est imparfaitement développée. Du milieu du promontoire à la symphyse sacro-iliaque gauche, 2 pouces 3 lignes; du même point à l'ankylose du sacrum et de l'os iliaque droit, 1 pouce 8 lignes.

« L'*os iliaque droit* est moins développé que le gauche. De l'épine iliaque antéro-supérieure à la postéro-supérieure, on trouve : à droite, 3 pouces 6 lign.; à gauche, 3 pouces 11 lign.

Du milieu de l'échancrure qui sépare les deux épines iliaques antérieures à l'épine postéro-supérieure, 3 pouces 5 lignes à droite, 3 pouces 10 lignes à gauche. De l'épine iliaque antéro-inférieure droite à la partie supérieure de l'ankylose, 3 pouces 8 lignes; de l'épine iliaque antéro-inférieure gauche à la partie supérieure de la symphyse sacro-iliaque du même côté, 4 pouc.

« Les diamètres que vous pouvez avoir le plus d'intérêt à connaître sont les suivants :

D'une épine iliaque antéro-supérieure à l'autre,   8 pouc.   2 lig.

Détroit supérieur :

Diamètre oblique droit,	5 pouc.	» lig.	
— gauche,	3	8	
Distance sacro-cotyloïdienne droite,	2	1	1/2
— gauche,	3	8	
D'une cavité cotyloïde à l'autre,	3	8	
Du promontoire à la symphyse pubienne, 4		1	

« Une ligne tirée du milieu de la surface articulaire de la base du sacrum, directement en avant, coupe la branche horizontale du pubis droit à peu près à sa partie moyenne.

« L'arcade pubienne est moins large que sur les bassins bien conformés; elle n'est pas symétrique, à cause de la direction vicieuse de sa branche droite, qui semble avoir été déformée par une pression qui aurait agi de bas en haut et de dehors en dedans, dans une direction oblique opposée à la direction du diamètre oblique droit. »

Le docteur *Nebel*, qui connaissait tout l'intérêt que je prenais à ce sujet, tenait beaucoup à ne pas laisser dans mon esprit le moindre doute sur le véritable genre de viciation de ce bassin de momie, dont tous les caractères étaient ceux des bassins obliquement rétrécis. Dans cette vue, il prit, dans toutes les directions, des mesures multipliées et de la plus grande exactitude. C'est ainsi qu'il compara très soigneusement la ligne iléo-pectinée du côté ankylosé avec celle du côté opposé, etc. Beaucoup de particularités, que je lui suis très reconnaissant de m'avoir fait connaître, ont été passées sous silence dans cette note, pour éviter à ceux qui liront cet ouvrage des répétitions fatigantes. Je ferai seulement remarquer ici que le docteur *N.* a procédé de la même manière que je l'ai fait p. 10: et cette nouvelle épreuve de ma méthode prouve combien elle est propre à donner à ceux qui n'ont point vu de bassins oblique-ovalaires une idée aussi exacte que possible des principaux caractères qui les distinguent.

N° 21.

Le docteur *Nebel* découvrit encore un autre exemple de bassin obliquement rétréci, en 1836, dans le Conservatoire de l'École de Médecine de Montpellier.

C'est à droite qu'existent l'ankylose et la conformation vicieuse du sacrum.

La distance sacro-cotyloïdienne du côté droit est manifestement plus petite que celle du côté gauche. Le diamètre oblique droit est plus grand que le gauche. La distance d'une épine sciatique à l'autre, celle des deux tubérosités sont sensiblement moindres que dans l'état ordinaire. L'arcade pubienne se rapproche de celle d'un bassin d'homme.

La colonne vertébrale, qui est conservée jusqu'à la hauteur de la deuxième vertèbre dorsale, présente à la partie supérieure une forte courbure en avant. On ne possède aucun détail sur l'histoire de la femme à laquelle ce bassin appartenait.

N° 22.

En 1834, à l'époque où mon fils, H.-Fr. *Naegelé,* se trouvait à

Paris, il apprit de l'honorable Mme *Legrand*, sage-femme en chef de l'hospice de la Maternité, qu'outre le bassin décrit sous le N⁰ 4, il y en avait encore un autre, dans l'établissement, parfaitement semblable à celui-là. Néanmoins, malgré ses instances réitérées, il ne put obtenir de le voir. On l'avait, disait-on, laissé s'altérer pendant qu'on le soumettait à la macération, etc. Plus tard, en 1836, le docteur *H. Nebel*, ayant, à ma prière, pris de nouvelles informations à ce sujet, apprit du professeur PAUL DUBOIS que ce bassin, entièrement semblable à celui qui existe encore à la Maternité, tant sous le rapport du degré de viciation que sous celui de l'ankylose complète qui existait aussi à gauche, etc., non-seulement avait été gâté par une macération mal conduite, mais encore tout-à-fait perdu par la négligence de l'interne.

D'après la lettre que l'honorable *Dubois* m'écrivit en date du 28 avril 1837, ce bassin avait été recueilli sur le cadavre d'une femme jeune, grande et forte, en apparence bien conformée, qui avait été amenée mourante à la Maternité. Après un travail infructueux de plusieurs jours de durée, la tête de l'enfant mort avait été poussée jusque dans l'excavation ; elle fut extraite à l'aide du forceps, et aussitôt après la femme cessa de vivre. A l'extérieur, on ne remarquait chez cette femme rien qui pût donner un soupçon même éloigné de l'existence d'une difformité du bassin. *Dubois* me renouvelait l'assurance donnée à *Nebel* de la ressemblance frappante de ce bassin et de celui précédemment décrit. Il faisait remarquer en outre que les os du bassin n'avaient aucun des caractères propres au rachitisme; qu'au contraire, à part la déformation dont nous parlons, leur développement, leur grandeur, leur dureté ne différaient en rien de ce qu'on observe dans les os d'individus bien portants. Rien dans la constitution des deux femmes (de celle-ci et de celle à laquelle se rapporte le bassin N⁰ 4) ne pouvait faire croire à l'existence du rachitisme. L'une et l'autre, d'après les renseignements recueillis, avaient commencé tard à marcher, avaient toujours eu la marche pénible, et cette « difficulté à marcher » s'était montrée dès l'âge où les enfants commencent à se soulever et à essayer leurs forces. Depuis leur enfance, elles n'avaient, ni l'une ni l'autre, accusé de douleurs dans les lombes ou le bassin ; elles n'avaient non plus éprouvé aucun accident, ni été soumises à aucune influence qui eût pu donner lieu à cette difficulté de marcher.

Les profondes connaissances de *Dubois*, son talent bien connu d'observation, le vif intérêt qu'il prend au sujet qui nous occupe, intérêt dont témoigne sa thèse de concours pour la chaire d'accouchement, me semblent des motifs suffisants pour donner au bassin dont nous venons de parler une place dans la série qui compose ce chapitre.

N° 23.

Mon honorable ami le docteur *Broers*, professeur d'accouchement à l'université de Leyde, ayant visité, dans l'été de 1834, ma collection de bassins obliquement rétrécis, qu'il examina avec le plus vif intérêt, me promit d'en rechercher de semblables, et peu de temps après son retour il en trouva un dans un charnier près de Leyde. C'est celui que je vais faire connaître. Cette pièce se compose de l'os innominé du côté droit soudé avec le sacrum, et appartient à la classe de ceux de nos bassins qui sont viciés à un haut degré. La largeur du sacrum à sa base est de deux pouces dix lignes ; la distance du milieu du promontoire à la partie supérieure de la cavité cotyloïde d'un pouce trois lignes. La fusion des deux os est tout-à-fait complète. Notre honorable confrère s'exprime ainsi dans sa lettre : « *Symphyseos sacro-iliacæ nullum superest vestigium, ut os innominatum cum osse sacro unum videatur os constituere.* » L'os iliaque est, sans intermédiaire, uni à la première vertèbre du sacrum et semble n'en être qu'un prolongement. D'ailleurs, les os ne présentent absolument aucun indice d'un état quelconque de maladie.

N° 24.

La pièce que je vais maintenant décrire (1), composée de l'os iliaque gauche ankylosé avec le sacrum, est de petite dimension. Les os sont petits, minces, grêles. La viciation, qui est bien celle que nous décrivons, existe à un degré modéré. Les os n'ont d'ailleurs aucune apparence de maladie, à l'exception de la cavité cotyloïde et d'une partie de la portion iliaque de l'os coxal, dont il sera question plus bas.

La face antérieure du *sacrum*, dont la concavité est normale, est un peu tournée à gauche ; du promontoire au sommet, trois pouces cinq lignes. La distance est à peu près la même entre la symphyse iliaque droite et le point où devrait être la symphyse sacro-iliaque gauche. Le promontoire est à un pouce cinq lignes et demie de ce dernier point, et à deux pouces une ligne de la symphyse sacro-iliaque droite. Les deux premiers trous sacro-antérieurs sont notablement plus petits à gauche qu'à droite. Le troisième et le quatrième manquent complétement, la moitié gauche du sacrum étant brisée à partir de sa troisième pièce, et la fracture s'étendant jusqu'au corps des trois dernières fausses vertèbres sacrées.

(1) Je dois la connaissance de ce bassin à mon honorable ami *Stoltz*, digne successeur de *Flamant* dans la chaire d'accouchement de la faculté de Strasbourg. Le professeur *Stoltz*, dont le zèle s'émeut pour tout ce qui intéresse la science et en particulier la connaissance des vices de conformation du bassin, vint ici dans l'été de 1836, et visita ma collection de bassins obliquement rétrécis, à une époque où j'en avais un nombre considérable, dont plusieurs m'avaient été envoyés de loin par d'obligeants amis, empressés de satisfaire au désir que j'avais d'en faire la comparaison. La connaissance exacte qu'il prit de ce vice de conformation le mit à même de découvrir, dans un voyage qu'il fit à Bourg, département de l'Ain, comme président des jurys médicaux, cette pièce, depuis longues années abandonnée dans une vieille armoire où elle était devenue la proie des rats.

La fusion du sacrum avec l'os des îles est complète. En avant
et en bas, la surface qui correspond à l'ankylose est aplatie. En
haut, il y a çà et là quelques inégalités et une petite fossette. Il
est difficile de dire si elles ont été produites par la dent du temps
ou par celles des rats, ou si elles dépendent de toute autre
cause.

Détroit supérieur :

Distance sacro-cotyloïdienne gauche ,   2 pouc.   4 ½
Du promontoire à la symphyse ,   3   9

Une ligne tirée du milieu de la surface articulaire de la base
du sacrum directement en avant vient tomber sur le point d'union
du corps et de la branche descendante des pubis (à 7 lignes environ de la symphyse pubienne).

Ce qu'il y a encore à remarquer dans ce cas, c'est que, outre
le vice de conformation qui fait le sujet de cet ouvrage, il existe
un état de maladie que je regarde, pour mon compte, comme
accidentel , qui s'étend du côté de l'ankylose à la cavité cotyloïde et à la plus grande partie de la portion iliaque de l'os
coxal, et qui a produit les changements suivants : la portion
iliaque paraît, surtout près du corps de l'os, épaissie et tuméfiée.
La cavité cotyloïde, non-seulement est beaucoup plus grande et
plus profonde que dans l'état sain, ce qui fait saillir son fond
en forme de ventre du côté de l'excavation, mais encore elle offre
de fortes traces d'un travail d'inflammation et de suppuration.
Son fond est beaucoup plus mince, et transparent dans une plus
grande étendue que dans l'état normal. Il y a dans la cavité cotyloïde
cinq grands et plusieurs petits trous. Des premiers, deux peuvent recevoir l'extrémité du doigt, et l'un d'eux, en particulier,
dans la partie la plus profonde de la cavité a huit lignes et demie
de largeur. Ces trous ne sont évidemment pas le résultat de
causes extérieures qui auraient agi après la mort, mais dépen-

dent bien certainement d'une destruction purulente. Toute la partie de la cavité enfoncée dans l'excavation, là où elle n'est pas perforée, n'a pas plus d'épaisseur qu'une feuille de papier, et offre la même transparence. Dans la cavité, sur sa circonférence, et tout autour, il y a des portions qui ont été détruites par la suppuration, et çà et là des productions osseuses nouvelles.

La pièce, qui est fraîchement vernie, est, suivant toutes les apparences, fort ancienne. Elle a la légèreté des os qui ont été long-temps exposés alternativement à l'humidité et à l'air libre, comme ceux des cimetières et des charniers. On y voit çà et là de ces efflorescences blanches qu'on rencontre d'ordinaire sur ces os.

Si l'on pouvait un moment penser ici à l'existence d'une ostéomalacie, je rappellerais ce que j'ai dit plus haut de la minceur, de la délicatesse, de la gracilité des os de ce bassin. D'ailleurs la branche horizontale du pubis n'est nullement enfoncée vers la cavité pelvienne, comme cela a lieu d'ordinaire dans les bassins viciés par suite de ramollissement des os. Au contraire elle est droite, et c'est le fond de la cavité cotyloïde seulement qui fait saillie du côté de l'excavation.

N° 25.

Le docteur *Nebel* a vu cette pièce au mois d'octobre de cette année, entre les mains de mon honorable ami le digne professeur *G. Salomon* de Leyde. Elle se compose du sacrum et de l'os iliaque droit. La viciation est des plus considérables. L'ankylose des deux os est si complète, qu'à la vue, pas plus qu'au toucher, on ne peut rien remarquer qui indique l'existence antérieure d'une symphyse. La moitié droite du sacrum est très imparfaitement développée dans toute sa hauteur. Du milieu du promontoire à l'extrémité externe de l'apophyse transverse gauche de la première vertèbre sacrée, au point même où cette

apophyse touche par son bord antérieur à la ligne innominée de
l'os iliaque gauche, deux pouces quatre lignes ; du promontoire
au point où l'on peut se figurer la symphyse sacro-iliaque droite,
un pouce trois lignes. Distance sacro-cotyloïdienne droite, un
pouce onze lignes. Une ligne tirée du milieu de la surface articulaire de la base du sacrum directement en avant coupe la
branche horizontale pubis à peu près à sa partie moyenne.

Nᵒˢ 26—30.

Mon honorable ami et collègue le professeur *Th. Bischoff*,
qui partage l'intérêt de son ancien maître pour le vice de conformation dont il est ici question, et qui connaît bien tout ce qui le
caractérise, a vu à Vienne, dans l'automne de 1837, trois bassins
de cette sorte dans le cabinet d'anatomie de l'université, et deux
autres dans le musée de l'Hôpital Général, indépendamment de
celui que nous avons décrit sous le N° 5. Sur ces cinq bassins,
l'ankylose existe à droite, et c'est la moitié droite du sacrum qui
est imparfaitement développée. Nous nous bornons à faire connaître, pour l'un des trois premiers, qui est vicié à un haut degré, les dimensions suivantes :

Du milieu du promontoire à la symphyse sacro-iliaque gauche ,	2 pouc.	1 lig.
Du milieu du promontoire à la symphyse an-kylosée ,	1	»
Diamètre oblique droit ,	4	7
— gauche ,	2	11
Distance sacro-cotyloïdienne droite ,	1	9 $^{5}\!/_{2}$
— gauche ,	3	8

N° 31.

Quiconque a vu des bassins difformes de l'espèce dont il est
question dans cet ouvrage reconnaîtra , au premier coup d'œil,

que la pièce dont parlent *Charles-Gaspard Siebold* et *J.-P. Weidmann* dans leur mémoire intitulé : *Comparat. inter sect. cæsar. et dissect. cartilag. et ligament. pubis.* (Wirceb. 1779), et qu'ils ont fait représenter planche II, fig. 2, est un exemple de ce vice de conformation. L'ankylose de la symphyse sacro-iliaque se trouve à gauche. De ce côté est inclinée la base du sacrum ; du côté opposé, la symphyse des pubis ; le rétrécissement existe dans la direction du diamètre oblique droit. — L'autre bassin, représenté sur la même planche, fig. 1, et qui offre une ankylose particulière de la symphyse sacro-iliaque droite, produite par une hyperostose de la partie supérieure de la symphyse, n'appartient pas à l'espèce que nous étudions (1).

N°s 32, 33 ET 34.

Le bassin sur lequel *Desgranges*, dans son Mémoire, s'exprime en ces termes : « *Je connais un bassin qui appartenait à une femme morte en travail de son second enfant, dont l'os innominé gauche est absolument soudé avec l'os sacrum, y ayant un gonflement à l'endroit de leur juste position. La macération la plus longue dans l'eau chaude m'a convaincu qu'il y a ankylose parfaite ou soudure intime des deux pièces, par l'effet de leur engorgement réciproque et l'endurcissement de la substance intermédiaire ;* » ce bassin, dis-je, appartient-il à notre espèce? C'est ce que nous n'essaierons pas de décider, bien que l'ankylose complète de la symphyse sacro-iliaque gauche et la mort de

---

(1) Desgranges, dans son excellent Traité sur la section de la symphyse des os pubis (*Journ. Gén. de méd.*, tome 68, page 86), et le savant *Murat* (*Dictionnaire des Sciences Médicales*, tome 54, page 49), de ces deux bassins n'en font qu'un, avec ankylose incomplète de la symphyse sacro-iliaque droite et complète de la symphyse sacro-iliaque gauche. *Murat* commet une erreur de plus en écrivant *Wiedmann* pour *Weidmann*.

la femme pendant le travail de l'accouchement rendent la chose fort probable.

Mais je n'ai pas, pour ma part, le moindre doute qu'à cette espèce appartiennent les trois bassins, au sujet desquels *C. v. Krapf* s'est, dans son précieux ouvrage (1), exprimé en ces termes :

« *M. Knaus*, prosecteur et professeur extraordinaire d'anatomie pour les chirurgiens dans cette haute école, possède, dans sa collection anatomique, un bassin que j'ai observé à cause de l'irrégularité singulière de sa conformation. L'os iliaque droit est soudé de la manière la plus intime avec le sacrum, quoique la femme, sur le cadavre de laquelle ce bassin a été pris, ne fût pas âgée de plus de 24 ans. Il n'y a pas plus de 2 pouces d'intervalle entre les deux tubérosités sciatiques. Je me rappelle avoir vu deux semblables bassins de femme à Trieste, en cherchant, dans une chambre remplie d'os, un bassin pour le cours d'accouchement que l'autorité supérieure m'avait chargé de faire. »

Sans doute il est bien connu que, même à la fleur de l'âge, il peut survenir, sans rétrécissement oblique, etc., une ankylose dans une symphyse sacro-iliaque, voire même dans toutes deux. Mais personne ne doutera que le bassin qui se trouvait dans la collection de *Knaus*, et ceux dont parle *v. Krapf*, ne fussent du genre de ceux qui nous occupent, si on a vu des bassins de cette espèce, et si on a eu occasion de faire quelques comparaisons. En effet, *v. Krapf* dit expressément : 1° que l'os iliaque droit était si intimement soudé avec le sacrum qu'il y avait ankylose complète ; 2° que le bassin présentait une *irrégularité singulière*,

---

(1) *Carls v. Krapf*, K. K. Hofraths und Leibartztes, etc. Anat. Versuche und Anmerk. über die eingebildete Erweiterung der Beckenhœhle in natürl. und angepriesener Durchschneidung des Schaambein-Knorpels in widernatürlichen Geburten u. s. w. II. Theil. Wien, 1781, S. 42.

expression par laquelle ce médecin expérimenté , cet habile observateur , voulait faire entendre qu'il s'agissait d'une déformation différente de celle qui est propre aux bassins viciés par suite du rachitisme ou de l'ostéomalacie des adultes ; 3° qu'à cause de cette irrégularité singulière , il a pris un dessin de cette pièce ; 4° qu'il n'y avait entre les deux tubérosités sciatiques que 2 pouces de distance. —A la lecture de ce passage , une remarque me frappa : c'est qu'il était arrivé à *Krapf* ce qui m'était arrivé à moi-même. La vue du bassin de *Knaus* lui avait rappelé deux bassins semblables qu'il avait vus autrefois à Trieste , de même qu'en 1828 la vue du bassin n° 3 me rappela , à cause de leur ressemblance frappante avec celui-ci , deux bassins (n° 1 et 2) que j'avais observés 25 ans auparavant. — Il ne faut pas oublier d'ailleurs que le bassin cité par *Krapf* se trouvait dans la collection de *Knaus* avant que le débat se fût élevé entre les accoucheurs sur la valeur de l'opération imaginée par Sigault , avant que les détracteurs de cette opération songeassent à faire valoir l'ankylose de la symphyse sacro-iliaque comme une circonstance qui la rendait impraticable , par conséquent à une époque où l'on n'attachait pas une importance particulière à cette ankylose, et où , pour cette ankylose seule , sans autre altération , on n'aurait, guère fait préparer un bassin, si on l'avait reconnue, ce qui est très peu probable, en faisant une autopsie.— Il n'est pas douteux que ce ne soit à cause de cette *déformation singulière*, lors même qu'on n'eût point eu l'occasion d'observer sa fâcheuse influence sur la terminaison de l'accouchement , il n'est pas douteux , dis-je , que ce ne soit pour cela seulement qu'on ait séparé , fait macérer et préparé ce bassin.

N° 35.

A notre sujet se rapporte encore sans contredit le bassin dont *Th.-J. van Vynpersse (De Ancylosi. Lugdun. Batav. 1785)* parle dans le chapitre où il examine les conséquences de l'ankylose en général, et en particulier les difficultés de l'accouchement qui dépendent d'une soudure des os du bassin. Immédiatement après avoir dit que les difficultés de l'enfantement sont d'autant plus grandes qu'avec l'ankylose d'une ou de plusieurs des symphyses, le bassin est en même temps rétréci (*si ancylosi accedat diametrorum pelvis à rectâ deflexio aut brevitas*), il ajoute : *Tale quid mihi imprimis liquet ex eximio mihi nuperrimè allato, ossis sacri cum primo coccygis et innominato dextro confluxu plenario : in quo notandum, os sacrum solitam habere adultorum longitudinem, et in sinistrâ parte, exceptâ cum coccyge ancylosi, satis esse naturale, in dextrâ autem quatuor quibus gaudet, foraminum superius esse perparvum, formâ ovali, reliqua magis oblonga, adeò compressa, ut nervis è medulâ spinali tendentibus, spatium relictum fuerit perexiguum, quorum foraminum tenui margine os sacrum illo in latere finitur, adeòque ibidem multò minorem, quam in opposito habuit latitudinem. Hæc forsan causa fuit, quare coxæ dextræ os atrophicum quasi sit, et dimidiam vix adulti magnitudinem æquet; dum sinistrum, quod non coaluit, magis naturale fuisse videtur. Ex hâc atrophicâ constitutione, etiam factum ut diameter conjugata (si recta fuerit, quod non videtur, ex parte superstite concludendum) tres saltem pollices non superaverit, vix credo, æquaverit, femurque pariter atrophicum fuerit.*

B.   Bassins d'hommes.

—

N° 36.

Le bassin que je vais maintenant décrire et dont j'ai déjà parlé, p. 46, se trouve dans le musée du professeur *Montgommery* de Dublin. Il est désigné dans le catalogue que j'ai déjà cité, sous le n° 94, par ces mots : *Specimen of deformed pelvis of an unusual kind and similar to n° 89, except that the sacro-iliac symphysis is deficient on the left side* , etc. J'en ai sous les yeux un plâtre, que *Montgommery* eut la bonté de donner pour moi, en 1835, à mon honorable collègue et ami le professeur *Tiedemann*, et dont celui-ci a constaté l'entière et parfaite ressemblance avec l'original.

Le bassin a de grandes dimensions, et, à part les déformations que nous allons faire connaître, il est bien conformé. Les trois dernières vertèbres lombaires y sont jointes. Le sacrum se compose de cinq pièces. Sa base est penchée à gauche, son sommet à droite. Sa face antérieure, depuis le promontoire jusqu'à l'union de la 4ᵉ et de la 5ᵉ fausses vertèbres, est presque plane de haut en bas, et moins concave d'un côté à l'autre que dans un bassin régulier ; elle est un peu tournée à gauche. La moitié gauche de cet os est, dans toute sa hauteur, imparfaitement développée.

La largeur de l'os iliaque gauche, de l'épine antéro-supérieure à la postéro-supérieure, est de 5 pouces 9 lignes ; celle du droit, de 6 pouces 3 lignes.

La largeur de la grande échancrure sciatique est beaucoup moins considérable que celle de la droite.

Détroit supérieur :

Diamètre oblique gauche ,	4 pouc,	7 lig.
— droit ,	3	7 $^1/_2$
Distance sacro-cotyloïdienne gauche ,	2	3
— droite ,	3	2

Une ligne tirée du milieu de la surface articulaire de la base du sacrum directement en avant rencontre le pubis gauche au point de réunion de son corps et de sa branche horizontale.

Excavation :

Du point d'union de la seconde et de la troisième fausses vertèbres du sacrum au milieu de la symphyse des pubis ,　　　　　3 pouc. 9 lig.

Du fond d'une cavité cotyloïde à l'autre ,　　3　　6

D'une épine iskiatique à l'autre ,　　2　　9

Détroit inférieur :

De la pointe du coccyx à la symphyse pubienne , 4　　2

D'une tubérosité sciatique à l'autre ,　　2　　5

La face antérieure du corps des trois dernières vertèbres lombaires présente, à droite, vers leurs points de contact, deux exostoses en forme de bourrelet, de la grosseur d'une amende.

N° 37.

Dans le musée Dupuytren, à Paris, on trouve, outre le bassin de femme décrit sous le n° 19, un bassin d'homme (n° 235) qui offre l'espèce de vice de conformation dont nous nous occupons. De même que le n° 19, cette pièce ne se compose que du sacrum et d'un os iliaque ; il n'y a point entre elles de différence, si ce n'est que dans celle-ci l'ankylose existe à gauche, et dans l'autre à droite. La ligne centrale du sacrum (ligne tirée de haut en bas à travers la partie moyenne du corps des vertèbres de cet os) présente une courbe légère dont la concavité est tournée à gauche ; la moitié gauche de l'os est imparfaitement développée. Les trous sacrés antérieurs de ce côté sont plus petits que ceux de l'autre côté. La face antérieure de l'os est un peu dirigée à gauche.

Distance sacro-cotyloïdienne gauche ,　　2 pouc. 6 lig.

Du promontoire à la symphyse du pubis ,　　3　　2

§ IV.

DESCRIPTION DE QUELQUES BASSINS SEMBLABLES AUX PRÉCÉDENTS.

—

Bien que nous n'osions encore décider positivement si les bassins dont nous allons parler peuvent être considérés comme formant la transition qui conduit à l'espèce particulière que nous avons fait connaître, nous avons pourtant cru devoir en donner ici une description abrégée, afin d'offrir aux médecins qui ont à leur disposition de plus grandes collections des points de comparaison, ou simplement pour appeler l'attention sur cet objet.

N° 1.

J'ai dans ma collection, depuis 1813, un bassin de femme très bien préparé, provenant évidemment d'un sujet jeune, dont j'ai déjà fait mention dans mon premier Mémoire. Ce bassin, auquel sont jointes trois vertèbres lombaires, est vicié, comme ceux que nous avons précédemment décrits, mais à un degré moindre, et qui n'eût pas pu apporter de difficultés à la terminaison de l'accouchement. Il a tous les caractères de cette viciation, si ce n'est pourtant que, *du côté où le sacrum est imparfaitement développé, il n'y a point d'ankylose de la symphyse sacro-iliaque, et que le fibro-cartilage existe comme à l'ordinaire.*

Le sacrum se compose de six fausses vertèbres; le coccyx, comme à l'ordinaire, de quatre. La face antérieure du corps des vertèbres lombaires, ainsi que celle du sacrum, est un peu tournée à droite. La moitié droite de cet os est, dans toute sa hauteur, imparfaitement développée. Du milieu du promontoire à la symphyse sacro-iliaque droite, 1 pouce 7 lignes ; et du même point à la gauche, 2 pouces 4 lignes. Les trous sacrés antérieurs du côté droit sont, à l'exception de l'avant-dernier, plus petits que ceux du côté gauche. Le premier, en particulier, est moitié plus petit que celui de l'autre côté.

A droite, de l'épine iliaque antéro-supérieure à la postéro-supérieure, 5 pouces 8 lignes ; à gauche, 5 pouces 11 lignes. L'os innominé, qui s'articule avec la moitié atrophiée du sacrum, est aussi vicié que dans les bassins que nous avons précédemment décrits. L'échancrure sciatique droite est notablement plus petite que la gauche, qui est d'une grandeur ordinaire.

Détroit supérieur :

Diamètre obiique droit,	4 pouc.	9 lig.
— gauche,	4	2
Distance sacro-cotyloïdienne droite ,	2	7
— gauche,	3	7
Du promontoire à la symphyse pubienne ,	4	2

Une ligne tirée du milieu de la surface articulaire de la base du sacrum, directement en avant, rencontre le pubis droit à 8 lignes de la partie moyenne du bord supérieur de la symphyse pubienne.

Détroit inférieur :

Du sommet du sacrum au bord inférieur de la symphyse pubienne,	4 pouc.	6 lig.
D'une tubérosité sciatique à l'autre ,		7

N° 2.

Mon ami et ancien élève l'honorable professeur *A.-A. Sebastian*, de Groningue, possède un bassin de femme entièrement semblable, sous tous les rapports essentiels, à celui que je viens de décrire. En visitant, dans l'été de 1836, ma collection de bassins obliquement rétrécis, il se rappela la ressemblance parfaite du bassin qu'il possède avec celui que nous venons de faire connaître ; et, de retour à Groningue, il eut la bonté de m'envoyer sur cette pièce la note suivante :

« La moitié droite du sacrum est imparfaitement développée dans toute sa hauteur. Les deux symphyses sacro-iliaques existent à l'état normal. Du milieu du promontoire à la symphyse sacro-iliaque droite, 1 pouce 6 lignes et demie ; du même point, à la gauche, 2 pouces 6 lignes. La face antérieure du sacrum est un peu tournée à droite. Du milieu de la face antérieure du corps de la quatrième vertèbre lombaire à la lèvre interne de la crête iliaque, du côté droit, 3 pouces 3 lignes ; du côté gauche, 4 pouces.

Détroit supérieur :

Diamètre oblique droit,	4 pouc.	6 l.$^{1}/_{2}$
— gauche,	3	10
Distance sacro-cotyloïdienne droite,	2	4
— gauche,	3	8

N° 3.

Un bassin de femme entièrement semblable aux précédents a été trouvé, par mon ami et ancien élève le docteur *Edouard Rigby* (1), dans le musée de l'hôpital Saint-Barthélemy, à Londres. *Rigby* et *H. Nebel* en firent ensemble l'examen. J'extrais de la description, que ce dernier m'envoya de Londres le 21 juin 1837, les détails les plus importants.

Les proportions de ce bassin sont un peu au-dessous de la di-

---

(1) Le docteur Édouard *Rigby*, professeur d'accouchement à l'hôpital Saint-Barthélemy, et médecin accoucheur du « General Lying-in Hôpital » etc., est le digne fils de l'auteur si estimé de l'ouvrage classique connu sous le titre suivant : *On the uterine hæmorrhage which precedes the delivery of the full grown fœtus, etc.*

mension moyenne. Le développement imparfait du sacrum existe à droite comme dans les cas précédents.

Diamètre oblique droit,	5 pouc.	11 lig.
— gauche,	5	» ¼
Distance sacro-cotyloïdienne droite,	3	»
— gauche,	3	10 ½
Du promontoire à la symphyse des pubis,	4	10 ½

Une ligne, tirée du milieu de la surface articulaire de la base du sacrum, directement en avant, tombe sur le pubis droit à un pouce de la symphyse pubienne.

Les deux dernières vertèbres lombaires font partie de la pièce. Mais on n'en peut rien conclure sur la disposition du reste de la colonne vertébrale.

N° 4.

Nous avons, dans le musée anatomique de cette ville, un pendant remarquable des trois bassins que nous venons de décrire. C'est un bassin d'homme, qui a, comme les trois premiers, tous les caractères, un seul excepté, qui appartiennent au vice de conformation que nous avons fait connaitre. Il s'en distingue seulement en ce que ce n'est point ici l'ankylose de la symphyse sacro-iliaque qui manque, mais l'atrophie de la moitié latérale du sacrum. La soudure du sacrum avec l'os iliaque (le droit), est aussi complète que dans les bassins que nous avons décrits § III.

Le rétrécissement oblique existe, quoiqu'à un moindre degré, avec tous les caractères qu'il présente dans les pièces que nous avons décrites plus haut. La face antérieure du sacrum est un peu moins tournée à droite. La distance de l'épine iliaque antéro-supérieure à la postéro-supérieure est de 4 lignes moins considérable qu'à gauche. L'os iliaque droit est plus élevé et moins déjeté en dehors que le gauche. La cavité cotyloïde droite regarde plus en dehors et moins en avant que celle de l'autre côté ; la grande échancrure sciatique est plus étroite, la tubérosité sciatique plus haute.

Le diamètre oblique droit du détroit supérieur est de neuf lignes plus court que le gauche. La distance sacro-cotyloïdienne droite est de 7 lignes plus longue que la gauche.— Une ligne, tirée du milieu de la base du sacrum, directement en avant, tombe sur le pubis droit, à 7 lignes de la symphyse pubienne.

Les os de ce bassin sont en général remarquablement matériels. Sous ce rapport, ils rappellent tout-à-fait la disposition du bassin des animaux. Quant à la couleur, à la consistance, etc., la substance osseuse ne diffère pas de ce qu'elle est dans l'état sain. De chaque côté, à l'endroit où existe ordinairement l'épine iliaque antérieure et inférieure, il y a un enfoncement qui peut recevoir l'extrémité du petit doigt, bien qu'on ne remarqne, en ce point, aucune trace de maladie ou de violence extérieure.

La conformation irrégulière des deux apophyses transverses de la dernière vertèbre lombaire, dont nous avons parlé, § III, en décrivant le bassin n° 10 (Voy. plus haut. p. 37), existe aussi sur l'apophyse transverse gauche de cette vertèbre, dans la pièce que nous examinons maintenant. Tandis que l'apophyse transverse droite est naturellement conformée, la gauche est très volumineuse, au point d'égaler presque le volume de la moitié gauche de la première vertèbre du sacrum, dont elle a aussi la forme. A la partie inférieure de ce prolongement de la dernière vertèbre lombaire, existe une surface articulaire correspondant à une surface semblable sur le côté de la première pièce du sacrum. Les deux surfaces sont unies à l'aide d'un fibro-cartilage, comme les os iliaques le sont avec le sacrum, dans un bassin bien conformé.

Les deux os iliaques offrent en outre une conformation très remarquable qui m'a engagé à faire représenter une vue latérale du bassin (**V.** planche IX), bien qu'il ne s'agisse pas d'un caractère important sous le point de vue de notre travail. Cette particularité consiste en ce que la moitié postérieure de la face externe de chaque os iliaque offre une protubérance qui la couvre presque tout entière, et lui donne un léger relief au lieu de la concavité qu'elle présente dans l'état naturel. Un peu au-dessus de la moitié de la hauteur de l'os des îles, la protubérance, dirigée en haut, s'élève plus que partout ailleurs. En s'effilant comme un étroit monticule, elle atteint en ce point une hauteur de onze lignes; sa longueur, mesurée d'avant en arrière, est de deux pouces cinq lignes. La ressemblance entre les deux protubérances droite et gauche est frappante, et ce que nous avons dit de la masse de l'une est exactement applicable à l'autre. Je ne puis mieux la comparer, pour en donner une idée, qu'à ces saillies à l'aide desquelles on représente les montagnes dans les plans en relief de la Suisse.

Ce bassin avait appartenu à un homme de 38 ans, nommé Louis Gutmann. Son père était gardeur de porcs, sa mère vivait d'aumônes. Elle le mit au monde au milieu de la neige, au village de Scheuern dans le pays de Bade. Comment et sous l'influence de quelles conditions hygiéniques Gutmann vécut-il pendant sa jeunesse? C'est ce que nous n'avons pu savoir, et nous ignorons ce qui concerne cette époque, si ce n'est qu'étant enfant il allait, de côté et d'autre, mendier avec sa mère. A l'âge de dix-huit ans, il se plaça comme garçon de ferme à Bade. Il était d'une taille moyenne et trapu; le corps habituellement penché en avant, il avait quelque chose d'étrange, de lourd, de chancelant dans la marche. Il n'avait d'ongles, de même que son père, ni aux pouces ni aux doigts indicateurs. Il avait toujours un appétit extraordinaire, et se faisait aussi remarquer par une telle propension au sommeil qu'il était toujours difficile et quelquefois impossible de l'éveiller. Cette dernière circonstance le fit renvoyer, au bout de six mois, de la ferme dans laquelle il servait. C'était d'ailleurs un homme intelligent et assez rusé. Dans les derniers temps de sa vie, il servit comme palefrenier à Mannheim; il y mourut à l'hôpital, en 1833, d'une inflammation de poitrine.

Nous croyons devoir mentionner ici en abrégé un vice de conformation originel qui mérite d'être étudié dans la recherche des causes qui peuvent donner lieu à la déformation du bassin, qui fait le sujet de cet ouvrage.

Le développement exagéré des deux apophyses transverses de la dernière vertèbre lombaire (§ III, nº 10), et en particulier de l'une d'elles seulement, peut être tel que cette apophyse représente, sous le rapport du volume et de la forme, la partie latérale de la première fausse vertèbre du sacrum (§ IV, n° 4). D'un autre côté, l'arrêt de développement de l'une des moitiés de la première vertèbre sacrée peut être portée au point, que l'autre moitié étant régulièrement conformée, la première manque complétement ou presque complétement et qu'on ne trouve à sa place rien ou presque rien autre chose que l'apophyse transverse d'une vertèbre lombaire. De ces deux conformations vicieuses, la seconde me paraît moins rare que la première, à en juger d'après les faits qui sont parvenus à ma connaissance. J'ai cité un cas de cette espèce dans mon premier Mémoire sur les Bassins oblique-ovalaires, et je me suis exprimé à ce sujet en ces termes (1) : «J'ai « sous les yeux un bassin de femme, bien conformé d'ailleurs, et « sur lequel la moitié gauche de la première vertèbre sacrée « n'existe pas, tandis que la droite est complétement développée « et convenablement conformée. Du côté où la moitié de la vertè-« bre manque , il y a une apophyse transverse qui a la forme « des apophyses transverses des dernières vertèbres lombaires.

(1) Heidelb. Klin. Annalen. 10 Bd. 3 Hft. S. 468.

« De cette apophyse transverse qui est un peu dirigée en
« haut s'élève, en avant et en arrière, une excroissance, une
« sorte de bourrelet arrondi, de la grosseur d'une fève, qui n'est
« peut-être autre chose que le point osseux destiné au dévelop-
« pement de la portion restée rudimentaire. » Depuis, j'ai rencontré deux autres bassins sur lesquels on ne voit d'un côté, à la
place de la moitié de la première pièce du sacrum, rien autre
chose qu'une apophyse transverse d'une vertèbre lombaire; l'autre
moitié de cette première pièce du sacrum est régulièrement conformée. — Le professeur *Sébastian*, de Groningue, possède une
pièce semblable, et nous avons déjà parlé (p. 37) de celle qui
se trouve dans le musée du professeur *Vrolik*, à Amsterdam. Il y
a, m'a-t-on dit, au musée d'anatomie pathologique de Paris, plusieurs préparations de cette espèce. Il en existe aussi beaucoup
d'autres dont on m'a promis une exacte description. *C.-C.
Creve* (1) remarque expressément que cet arrêt de développement de l'une des moitiés de la première fausse vertèbre du sacrum est fréquent (2).—Voyez l'intéressant mémoire de *A. Ret-*

____

(1) Vom Baue des weiblichen Beckens. Leipzig, 1794.

(2) Il est reconnu qu'il n'y a pas, dans tout le squelette, un os qui offre des viciations plus fréquentes et plus prononcées que le sacrum. Je pourrais, en me fondant
sur mes observations propres et sur celles des autres, en dire autant du bassin en général comparé au reste du squelette. Ainsi, sur cinquante bassins que j'ai eu occasion de faire recueillir sur le cadavre de femmes qui paraissaient bien conformées et
dont aucune n'avait eu d'accouchement difficile, je n'en ai pas trouvé un qui m'eût
paru propre à la description du bassin régulier. Mon très honorable ami le digne
conseiller intime de médecine *Otto*, de Breslau, m'écrivait, le 10 juin 1836, que
sur 45 bassins de femmes qu'il avait rassemblés l'hiver précédent, en faisant recueillir celui de toutes les femmes mortes dans une année, il n'en avait pas trouvé un seul
beau et régulièrement conformé; et il ajoutait que, sur ce nombre, 25 méritaient
d'être conservés au musée d'anatomie pathologique. Or, comme la forme du bassin
a la plus grande influence sur la direction et la position de la tête ou de toute autre
partie du corps au moment où elle s'engage et quand elle franchit les divers passages,
comme ces variétés de forme doivent avoir aussi beaucoup d'influence sur le mécanisme de l'accouchement, on comprend facilement combien il faut d'expérience, et
de cette expérience qui ne s'acquiert que par une observation de plusieurs années,

zius dans le compte rendu annuel des travaux de la société des médecins suédois, par A.-E. *Setterblad* (Stockholm, 1835).

§ V.

FRÉQUENCE DU RÉTRÉCISSEMENT OBLIQUE DU BASSIN.

En ce qui concerne la fréquence de ce vice de conformation , je ferai la remarque suivante : Si l'on considère que, pendant le court espace de temps qui s'est écoulé depuis le commencement de mes recherches , j'ai déjà pu recueillir un nombre relativement si considérable de faits, bien que je n'aie pas moi-même visité de grandes collections et que j'aie dû me contenter des perquisitions qui ont été si obligeamment faites pour moi à l'étranger , on se convaincra facilement que les bassins oblique-ovalaires ne sont pas très rares. Qu'on me permette d'ajouter encore quelques autres preuves à l'appui de ma proposition.

Il n'est pas douteux que ce vice de conformation peut échapper à l'observateur, et qu'il reste souvent méconnu. Chez l'homme d'abord, on n'a jamais de raison particulière d'examiner très attentivement le bassin. Il est si rare, en effet, que cette mauvaise conformation ait, chez lui, des conséquences qui ap-

le bon emploi du temps , l'application de toutes les forces d'un esprit heureusement disposé, un zèle et un courage toujours jeunes , pour pouvoir dire quelle est la conformation la plus ordinaire et qu'on peut considérer comme la règle, quelles sont les espèces, etc. Quant à ceux qui veulent absolument viser à l'originalité, qui ne parlent que de ce qui leur est propre , ou qui veulent toujours renchérir sur ceux qui ont été leurs maîtres, et qui sont loin pourtant d'avoir une expérience suffisante, les exceptions leur font perdre de vue la règle ; ils prennent des variétés pour des espèces , ils multiplient les divisions et subdivisions , etc. Ils en imposent ainsi aux personnes (le nombre en est grand) qui ne sont point en état de juger par elles-mêmes en pareille matière ; ils rendent aux commençauts l'étude de l'art difficile , jettent de la confusion dans les choses, et font si bien, qu'en face des arbres on n'a-perçoit pas la forêt.

pellent l'attention du chirurgien ou de l'anatomiste. On ne l'examine pas davantage chez la femme, si elle accouche sans difficulté. Dans le cas même où l'accouchement a été difficile, ou n'a pu être terminé que par les secours de l'art, l'état du bassin reste inconnu, si la femme a survécu. Bien plus, si elle succombe, et si les circonstances permettent de pratiquer l'autopsie, le vice de conformation peut rester ignoré. D'abord, la détermination exacte des dimensions des divers diamètres du bassin ne laisse pas de présenter des difficultés ; en outre, comme dans les traités et manuels d'accouchements, partout où il est question des rétrécissements du bassin et des indications qui en découlent, on ne mentionne presque jamais que le petit diamètre (sacro-pubien) du détroit supérieur, il arrive que, dans les autopsies, c'est sur la distance du promontoire à la symphyse des pubis qu'on fixe principalement ou exclusivement son attention. Si on ignore les caractères particuliers du bassin oblique-ovalaire, on n'aura jamais la pensée de déterminer des dimensions qui sont pourtant les seules qu'il importe de rechercher. « Pour demander quelque chose, ne faut-il pas savoir ce que l'on veut demander ? » Si l'accoucheur se contente d'estimer, comme d'ordinaire, les dimensions du bassin, il ne faut pas s'étonner de la surprise et du désappointement qu'il éprouvera à l'autopsie, en trouvant le rétrécissement du diamètre antéro-postérieur beaucoup moindre que ne l'avaient fait présumer les efforts extraordinaires qu'il a dû employer pour terminer l'accouchement avec le forceps, ou pour extraire l'enfant après la perforation du crâne. L'accoucheur qui, au moment de l'opération, n'aura trouvé que 2 pouces et demi du promontoire à la symphyse des pubis, qui, à l'autopsie, trouve ensuite 3 pouces et demi ou 4, et qui s'imaginera d'autant plus facilement s'être trompé, qu'il n'y avait aucun signe de rachitisme ou d'ostéomalacie, se persuadera difficilement que c'est ici le cas de mettre tout en œuvre, qu'il faut tromper les parents de la défunte, enlever le bassin pour le soumettre par un examen minutieux, voir même s'exposer au dangereux métier d'un « ressurrection-man » (1).

Il est évident, d'après ce qui précède, que les autopsies ordinaires ne suffisent pas pour découvrir notre espèce de bassin vicié ; qu'il faut, pour arriver à ce résultat, un examen plus minutieux et plus circonstancié, et une détermination précise des dimensions dont, jusqu'ici, on ne se mettait guère ou point du tout en peine. Peut-on donc espérer y parvenir dans la pratique particulière où tant de difficultés, tant d'obstacles s'opposent à l'exécution complète des autopsies, de celles précisément dans lesquelles il faudrait se livrer aux plus minutieuses investigations, et qu'on ne vous concède qu'à la condition de replacer tout dans le meilleur ordre possible. S'agit-il, en effet, d'enlever un bassin et de le préparer, cette longue et pénible opération ne peut évidemment s'exécuter dans le court espace de temps accordé pour l'autopsie avant la mise au cercueil.—Indépendamment de ces difficultés, il faut considérer que le rétrécissement oblique du bassin peut avoir lieu sans ankylose de l'une des symphyses sacro-iliaques, sans le développement imparfait de l'un des côtés du sacrum ; que, d'autre part, l'un des deux derniers caractères peut exister sans l'autre, et sans le rétrécissement oblique, et que c'est l'ensemble seulement des caractères que nous avons fait connaître qui constitue l'espèce particulière de bassin dont nous faisons ici l'histoire.

Il n'est pas douteux non plus qu'il ne se trouve çà et là dans les musées des bassins oblique-ovalaires dont on ignore l'existence. Mais pourquoi n'a-t-on pas eu l'idée de les faire connaître au public ? C'est ce qu'on peut deviner sans peine. Rencontre-t-on un vice de conformation qui ne se rapporte à

(1) Nom qu'on donne en Angleterre aux hommes qui font le métier de déterrer les cadavres pour les livrer à la dissection.   A. D.

aucune des espèces connues, qui a un caractère exceptionnel,
et dont on ne peut s'expliquer l'origine, il n'excite aucun intérêt, et on ne se hâte pas de le faire connaître. — Il y a peu
de temps, un de mes élèves rencontra un bassin oblique-ovalaire, et ne pouvait cacher la joie qu'il éprouvait d'avoir fait
cette découverte; il l'examinait avec la plus grande attention,
s'informait, dans le plus grand détail, de toutes les circonstances de ce fait, etc. Le conservateur du musée répétait à ce jeune
homme, d'un ton qui trahissait la surprise et même un peu de
dépit, qu'il ne voyait pas pourquoi c'était précisément ce bassin
qui attirait si fort son attention. Le rétrécissement qu'il offrait
n'était pas en effet si considérable, et quel intérêt pouvait-on
trouver d'ailleurs à un bassin qui n'appartenait ni à la classe des
bassins rachitiques ni à celle des bassins rétrécis par ostéomalacie.
— Un très estimable confrère, qui possédait un bassin obliquement rétréci depuis plusieurs années, m'avoua franchement
qu'il ne l'avait jamais examiné attentivement, et que, malgré
la pauvreté de la collection dont il pouvait disposer pour ses
leçons, il ne l'avait jamais montré à ses auditeurs, parce qu'il
ne savait à quelle classe le rapporter : en un mot, pour me
servir de son expression, cette préparation le gênait. Dans
d'autres cas, un diagnostic erroné ou tardivement rectifié
(comme cela n'arrive que trop souvent), la conduite impru-
dente de l'accoucheur, l'issue funeste de l'accouchement et
d'autres circonstances encore connues de Dieu seul, toutes
choses qu'on a eu intérêt à cacher, nous ont privés de la connaissance de bassins oblique-ovalaires. Enfin, on ne s'occupe
guère volontiers, surtout en public, de choses sur lesquelles
on n'a rien à dire de précis, et qu'on ne sait où classer. Il
est évident que les bassins dont la description se trouve au
N° 12 et au N° 24, § III, n'ont point été conservés à cause
de leur rétrécissement oblique, mais à cause des altérations

produites par la coxarthrocace. Le sort de ces préparations, la manière dont elles sont venues enrichir la collection de bassins viciés d'une nouvelle espèce que nous avons recueillie, me rappellent les *Palimpsestes*. Sans les altérations qu'ils présentaient d'ailleurs, ces deux bassins seraient restés tout aussi inconnus que le « *De Republicâ* » de Cicéron, sans les Commentaires de saint Augustin sur les Psaumes. Il est également incontestable que le bassin d'homme, que nous avons fait connaître § III N° 36, n'a été préparé qu'à cause des exostoses développées sur les vertèbres lombaires, et qu'il avait, pour le savant qui le possède, une valeur particulière, à cause de sa ressemblance avec le bassin de femme décrit N° 15, et qui se trouve pareillement dans le musée de l'honorable Montgommery. L'auteur de la thèse *Comparat. inter sectionem cæsaream*, etc., et *C. von Krapf* n'auraient point eu l'idée de mentionner les pièces dont nous avons parlé plus haut, s'ils n'avaient pas eu en vue la symphyséotomie ; et sans doute aussi, nous n'aurions pas connu le bassin qu'a décrit *Van Wynpersse*, si ce savant n'eût cru devoir en parler dans son mémoire à cause de l'ankylose qu'il offrait à l'une de ses symphyses sacro-iliaques. Il y a certainement encore, de côté et d'autre, beaucoup de bassins qui confirment tout ce que nous avons exposé ; et cela paraît d'autant plus vraisemblable que nous n'avons décrit que les cas dont nous avons une connaissance exacte, et que le temps nous a manqué jusqu'ici pour faire nous-même des recherches.

Parmi les antagonistes de l'opération de *Sigault*, ceux qui ont objecté contre la possibilité de pratiquer cette opération, l'ossification de la symphyse sacro-iliaque, n'ont cité qu'un bien petit nombre de cas de cette ankylose. Peut-on considérer cette circonstance comme une objection contre la thèse que je soutenais tout à l'heure ? Non sans doute, pour peu qu'on connaisse exactement l'histoire du débat soulevé au sujet de cette opération, et la précipitation avec laquelle la plupart des combattants s'y sont engagés.

De tout ce qui précède, on peut conclure, sans trop s'avancer, que l'espèce de bassin vicié que nous avons fait connaître a été beaucoup plus souvent qu'on ne pourrait d'abord le croire, d'après le nombre de cas que le hasard nous a fait connaître, la cause d'accouchements difficiles, et que son existence, dans l'un et l'autre sexe, abstraction faite des obstacles qu'elle apporte à l'accouchement, ne saurait être rangée parmi les cas rares.

§ IV.

ORIGINE DU RÉTRÉCISSEMENT OBLIQUE DU BASSIN.

—

Les faits qui sont parvenus à ma connaissance ne me permettent pas encore, relativement à cette origine, de me prononcer d'une manière positive pour l'une ou l'autre des différentes hypothèses que j'avais émises dans mon premier mémoire. « Cette viciation, et en particulier la soudure du sacrum avec « l'os iliaque, dépendent-elles d'un vice originel de conforma- « tion ? Les points osseux destinés au développement de la moi- « tié latérale du sacrum sont-ils restés rudimentaires d'un côté, « et la nature a-t-elle opéré par ossification l'union de la pre- « mière vertèbre sacrée avec l'os iliaque ? — Dépendent-elles au « contraire d'une inflammation survenue dans la première en- « fance, et le développement imparfait de la moitié du sacrum « est-il le résultat de l'ankylose ? — Ou bien est-ce à une cour- « bure de la colonne vertébrale qu'il faut attribuer cette con- « formation vicieuse ? »

Je conviens toujours que l'opinion qui me paraît la plus vrai- semblable, celle qui s'est la première présentée à mon esprit, celle que j'ai exposée tant dans mes leçons que dans la séance du 24 novembre 1832 (1) de notre société d'Histoire naturelle et de Médecine ; celle sur laquelle, au congrès scientifique des naturalistes et des médecins qui se tint à Stuttgard en 1834, j'ai le plus insisté dans la communication que je fis à ce sujet dans la séance du 23 septembre de la section médicale, cette opinion, dis-je, c'est que cette vicieuse conformation n'est produite ni par des violences extérieures, ni par une maladie constitutionnelle, mais qu'elle résulte d'une anomalie de développement. Cette manière de voir se fonde sur les motifs suivants, qui méritent d'être pris en considération :

1) L'intime et complète soudure du sacrum et de l'os des îles, la fusion parfaite du tissu des deux os, l'état des surfaces osseuses, tel, au niveau de la synostose, qu'à peine aperçoit-on quelque indice d'une division antérieure. Si, sur quelques pièces, on voit en avant et en haut, sur la limite du contour du détroit supérieur, une légère inégalité longitudinale ou un petit filet à peine sensible, qui ne pourrait être considéré comme le reste d'une symphyse antérieurement existante que par ceux qui savent qu'en effet il s'en trouve une en cet endroit dans l'état naturel, d'un autre côté, sur le reste de la face antérieure, en bas, en arrière, en haut, on ne voit absolument rien qui indique que les os aient été autrefois séparés ; bien plus, là où l'on peut se figurer que devrait être la symphyse, la surface des os est plate, lisse et ne diffère pas de la surface osseuse qui correspond à l'union des trois pièces dont l'os innominé se compose. Le tout est comme une seule pièce ; le sacrum et l'os innominé ne forment qu'un seul os.—Sans doute, il se forme avec le temps des réunions qui ne laissent dans la trame organique, dans le tissu des parties, aucune trace d'une division anté-

____

(1) Heidelb. Jahrb. d. Lit. 1832. Hft. 12.

rieure ; mais si la fusion du sacrum et de l'os iliaque était une synostose consécutive résultant d'une inflammation, de la pression
ou de toute autre cause, elle ne serait pas si complète, si homo-
gène que nous l'avons trouvée dans tous les bassins qui offrent la
déformation que nous avons fait connaître. A une époque moins
avancée, on pourrait toutefois observer le contraire, et trouver
(ce dont je ne doute pas du tout) des bassins sur lesquels l'ankylose, alors même qu'elle reconnaîtrait pour cause un arrêt
de développement, serait moins complète ou seulement en partie formée ; ces cas pourraient peut-être alors être considérés
comme la transition à ceux que nous avons décrits.

2). La conformation défectueuse d'une moitié du sacrum dans
toute sa longueur, la largeur moindre de l'os iliaque correspondant,
et en particulier cette circonstance que la partie de l'os qui correspond à l'ankylose ne s'étend pas autant en bas que la symphyse sacro-iliaque du côté opposé, et que cela ne s'observe
en général sur un bassin bien conformé (§ II, N° 3).

3). L'origine des synostoses et déformations qu'on observe
aussi sur les autres os, par suite de quelque anomalie ou de
quelque arrêt de développement. La synostose congénitale s'accompagne ordinairement de la déformation des os soudés,
déformation presque toujours liée à un arrêt de développement,
comme l'a remarqué avec beaucoup de raison l'honorable *Phœ-
bus*, dans un mémoire soigneusement élaboré, et plein d'ingé-
nieux aperçus sur l'*ankylose congénitale*, mémoire auquel je
renvoie pour ne pas entrer dans trop de détails. — Ce que je
viens de dire est confirmé par l'état d'un crâne difforme que
l'honorable *Tourtual* (1) a décrit de main de maître. Ce crâne,
dont tous les os de la voûte sont soudés entre eux, et ne for-

(1) Crâne difforme d'un jeune bohémien de 14 ans, avec absence de sutures et
atrophie. — In der Med. Zeitung. her. v. d. Ver. f. Heilk. in Preussen. — 5e année
(1836) p. 175.

ment qu'une seule pièce, présente une atrophie qui consiste dans l'excessive minceur des os qui sont presque partout transparents, dans l'étroitesse de l'espace destiné à contenir les hémisphères cérébraux, et le défaut de symétrie de la base.

4). La ressemblance vraiment frappante et extraordinaire de tous ces bassins entre eux, sous tous les rapports essentiels, ressemblance telle, qu'un médecin qui prenait un vif intérêt à ce sujet, et qui avait observé ici un de ces bassins, eut beaucoup de peine, à la vue d'une seconde pièce du même genre, à ne pas croire que c'était encore la première qu'il avait sous les yeux. Quiconque a eu oecasion de voir plusieurs des ces bassins peut aisément se faire une idée de l'extrême ressemblance qui existe entre eux ; quiconque en a observé une série ne peut s'empêcher de penser qu'une cause commune a déterminé toutes ces viciations.—Des effets identiques ne reconnaissent-ils pas une cause identique ? Les vices de conformation originels n'ont-ils pas plus souvent entre eux de la ressemblance que ceux qui sont accidentels et qui surviennent à une époque plus avancée ?

5 L'absence, dans tous les cas, d'états morbides ou d'influences extérieures auxquelles on puisse attribuer la difformité. Les cas sur lesquels je possède le plus de détails sont relatifs à de jeunes sujets qui avaient toujours été bien portants. Chez la femme même qui n'est morte qu'à 40 ans (§ III, N° 14), il n'y a pas de doute que la difformité n'ait existé dès le jeune âge.

Malgré toutes ces raisons, je ferai de nouveau remarquer que je ne suis point encore en mesure d'exprimer une opinion décisive sur l'origine de ce vice de conformation. Pour porter la lumière sur ce sujet, il faudrait, à mon avis, se livrer aux recherches suivantes : 1° faire une histoire complète du développement du sacrum et de l'os innominé, depuis l'origine jusqu'à l'âge adulte; 2° comparer l'ankylose de la symphyse sacro-iliaque, sans rétrécissement oblique, sur des bassins bien conformés d'ailleurs ou altérés par quelque maladie, avec l'ankylose accompagnée du vice de conformation que nous avons fait connaître ; 3⁰ examiner attentivement les différentes ankyloses dont, chez l'homme comme chez les animaux, on pourrait avec certitude attribuer l'origine à un défaut de développement. — Il est fort à désirer qu'en faisant connaître de tels faits, on recherche, autant que possible, quel a été l'état antérieur des individus, et qu'on fasse, si l'on peut, remonter ces recherches jusqu'à la première enfance. Il n'est pas moins important qu'en pratiquant l'autopsie, on fasse autant d'attention à l'état des vertèbres qu'à celui du bassin lui-même. — Dans de pareilles recherches sur le développement, il faudrait encore prendre en considération les bassins dont nous avons parlé dans l'addition au § IV, et sur lesquels il y a absence d'une moitié latérale de la première pièce du sacrum, ainsi que les bassins qui offrent une viciation non symétrique.

Quelques recherches que nous avons entreprises dans la direction que nous venons d'indiquer, n'ont point été poussées assez loin pour que nous puissions annoncer les conclusions que nous nous croyons en droit d'en tirer. Nous nous réservons de faire connaître le plus tôt possible les résultats de nos travaux ultérieurs.

§ VII.

DE L'INFLUENCE DU RÉTRÉCISSEMENT OBLIQUE DU BASSIN SUR L'ACCOUCHEMENT.

—

Si notre vice de conformation peut avoir quelque influence sur la marche de l'accouchement, lorsque d'ailleurs toutes les autres circonstances sont favorables, c'est relativement à la descente progressive de la tête et des différentes parties du fœtus, et aux autres mouvements, en particulier ceux de rotation, qu'elles exécutent dans leur passage à travers un bassin bien conformé. Il est évident que le mouvement de progression de la tête est d'autant plus difficile que le rétrécissement du bassin est plus considérable, et ce rétrécissement lui-même est d'autant plus grand que la déformation est portée à un plus haut degré. Il y a pourtant à cette règle générale des exceptions qui, sans rien diminuer de son exactitude, méritent toute l'attention de l'accoucheur dans l'examen du sujet qui nous occupe. Il s'agit en effet de savoir si la viciation existe sur un bassin naturellement grand ou sur un bassin de petite dimension. Si c'est un grand bassin qui est vicié, il peut l'être à un degré considérable, et pourtant avoir plus d'étendue qu'un petit bassin moins vicié, et permettre par conséquent plus facilement le passage de la tête du fœtus. Ces considérations sont applicables au bassin oblique-ovalaire ; son étroitesse relative ne dépend pas seulement du degré de viciation, mais encore de ses dimensions originelles.

Les cas que nous avons fait connaître ne prouvent que trop que le rétrécissement peut être assez considérable pour exiger l'opération césarienne, si d'ailleurs le fœtus est à terme et d'un développement ordinaire.

Quiconque possède la connaissance exacte du mécanisme de l'accouchement naturel, appréciera de suite l'influence qu'exerce le rétrécissement oblique du bassin sur la position de la tête au moment de l'accouchement, et sur la production des mouvements qui, dans un bassin bien conformé, s'opèrent au moment où elle s'engage et pendant qu'elle traverse les détroits. Nous nous bornerons à citer, comme exemple, les considérations suivantes. Supposons que le rétrécissement existe dans la direction du diamètre oblique gauche ; c'est alors dans la direction du diamètre oblique droit que le bassin aura le plus d'étendue ; supposons que la tête se présente dans une position telle que la fontanelle antérieure corresponde à gauche et en avant, et que le bassin n'ait que bien juste les dimensions nécessaires pour que la tête, poussée par de fortes contractions utérines, descende dans l'excavation jusqu'au détroit inférieur ; tout homme de l'art comprendra que, dans de pareilles conditions, la tête n'exécutera pas le mouvement de rotation qu'elle exécute dans un bassin bien conformé, en traversant le détroit inférieur, mouvement de rotation qui devrait amener son diamètre antéro-postérieur, d'abord dans la direction du diamètre transverse de l'excavation, et ensuite dans celle du diamètre oblique gauche.

Ceux qui savent suivant quel mécanisme la tête s'avance sous l'influence des seuls efforts de la nature, dans un bassin bien conformé, et aussi dans des bassins qui ne sont que médiocrement viciés, ceux qui connaissent à fond l'usage du forceps, comprendront de suite quelles sont les circonstances particulières dont il faudra tenir compte, toutes les fois que cet instrument devra être appliqué sur un bassin oblique-ovalaire. Il n'est pas moins évident, pour l'homme de l'art, qu'avec un pareil vice de conformation, la possibilité du passage de la tête à travers le bassin ou de l'application du forceps ne dépend pas seulement de l'état du détroit supérieur, mais encore de celui de l'excavation et du détroit inférieur. La convergence de haut en bas des parois de notre bassin doit ajouter encore aux difficultés. Enfin, qui ne voit que, si, dans un pareil bassin, l'enfant présente les pieds ou les fesses, ou si, la version opérée, l'extraction devient nécessaire, on doit s'efforcer de conduire l'opération de telle sorte, que le diamètre antéro-postérieur de la tête corresponde au diamètre oblique du bassin qui offre le plus d'étendue.

§ VIII.

DIFFICULTÉ DU DIAGNOSTIC.

—

Si le diagnostic des rétrécissements du bassin en général et la détermination précise de l'espèce et du degré de rétrécissement constituent l'une des plus grandes difficultés de l'obstétrique, c'est bien plus encore lorsqu'il s'agit de l'espèce de viciation qui fait le sujet de ce mémoire. Dans aucun des cas qui nous sont connus dans tous leurs détails, on n'a observé d'état pathologique, de phénomène, d'accident, de circonstance extérieure qui pût éveiller les soupçons. Les femmes qui ont succombé par suite des difficultés qu'avait présentées l'accouchement artificiel, ou qui sont mortes avant d'être délivrées, étaient, pour la plupart, de jeunes sujets; toutes avaient, jusqu'alors, joui d'une santé constamment bonne; toutes étaient d'ailleurs bien conformées; enfin, rien n'avait pu faire présumer, même d'une manière éloignée, la conformation vicieuse du bassin, et rien, par conséquent, n'avait mis sur la voie de recherches et d'explorations. — Ajoutez à cela que les meilleures méthodes de mensuration du bassin ne peuvent convenir au cas en question. Le procédé justement goûté de Baudelocque, qu'on a donné, il n'y a pas long-temps, comme infaillible (ce qui était bien loin de la pensée de cet accoucheur éminent et ami de la vérité), produirait ici, comme il est facile de s'en apercevoir, une grande erreur. Voyez au § III deux preuves à l'appui de cette proposition, et une autre encore dans l'observation N° 4, où nous trouvâmes, après la mort, 7 pouces 1/2 d'écartement entre les deux lentilles du compas d'épaisseur, ce qui donnait, pour le petit diamètre du détroit supérieur, 4 pouces et demi. Quant aux autres méthodes connues d'exploration extérieure, elles font, particulièrement chez les femmes grasses et dont le ventre est gros, très facilement méconnaître les vices de conformation, surtout quand il s'agit d'une déformation particulière dont on ignore l'existence. C'est ce dont j'ai eu, comme beaucoup d'autres, l'occasion de me convaincre.— L'illustre auteur de la *Pratique des accouchements* s'exprime ainsi, dans son 11ᵉ mémoire, sur la préférence à accorder au doigt dans la détermination de la longueur du diamètre sacro-pubien :

« Le doigt ne peut pas, je l'avoue, arriver toujours jusqu'à la base du sacrum; mais quel besoin avez-vous alors de mesurer le détroit? J'ai toujours donné comme marque d'une bonne conformation l'impossibilité de sentir la première vertèbre du sacrum. » Qu'en conclure ? c'est qu'en présence de notre vice de conformation, l'habileté et la vaste expérience de Mᵐᵉ Lachapelle se seraient trouvées en défaut. Il peut se faire que l'opération césarienne soit nécessaire, et que pourtant l'angle sacro-vertébral ne puisse être atteint avec le doigt. Il y a plus : ici l'impossibilité d'atteindre l'angle sacro-vertébral est une présomption de rétrécissement.

D'après tout ce que je viens de dire, il est facile de comprendre comment, dans aucun des cas qui sont venus avec détails à notre connaissance, le rétrécissement du bassin n'a été reconnu avant l'accouchement. Ce qui a conduit, mais, hélas ! trop tard, à cette connaissance, c'est la difficulté du travail, c'est l'application infructueuse des ressources de l'art. Un accoucheur, étonné de l'inutilité des tentatives qu'il fait pour entraîner la tête avec le forceps, instruit d'ailleurs des difficultés extrêmes qu'on aura éprouvées à un précédent accouchement pour délivrer la femme avec cet instrument, ou de la nécessité dans laquelle on aura été de pratiquer la perforation du crâne, soupçonnera sans doute un rétrécissement du bassin. Mais l'absence, dans le cas de bassin oblique-ovalaire, des signes qui annoncent l'existence antérieure du rachitisme ou de l'ostéo-

malacie, le résultat fourni par l'application du compas d'é-
paisseur de Baudelocque et l'exploration si vantée à l'aide du
doigt seul, lui feront certainement croire à un rétrécissement
moins considérable que celui qui existe réellement, et, le cas
méconnu, l'indication sera mal remplie.

§ IX.

IMPORTANCE SOUS LE RAPPORT PRATIQUE.

—

A peine est-il nécessaire de faire mention de l'importance
que mérite le bassin oblique-ovalaire sous le rapport pratique.
Quiconque a lu avec quelque attention ce qui précède, quiconque a surtout observé avec soin les figures qui se rapportent
aux cas que nous avons décrits avec le plus de détails, sera
certainement frappé de tout l'intérêt que doit offrir à l'accoucheur ce nouveau vice de conformation. Qu'on considère en effet:

1) Ce qui a été dit, § V, relativement à sa fréquence ; qu'on
réfléchisse :

2) Qu'aucun phénomène, aucun accident, aucune circonstance ne peut d'avance le faire soupçonner ;

3) Que tous les cas de dystocie par cette cause ont été observés
sur des femmes jeunes, d'une santé florissante et d'ailleurs bien
conformées ;

4) Que le diagnostic est plus difficile que dans les autres cas
de rétrécissement du bassin; que l'exploration interne ordinaire,
à l'aide d'un ou de deux doigts, et la mensuration avec le compas d'épaisseur de Baudelocque induisent très facilement en
erreur ; qu'avec les autres modes d'exploration extérieure,
surtout chez les femmes dont le ventre est chargé d'embonpoint,
on méconnaît facilement les vices de conformation du bassin ;
qu'enfin, en raison de cette difficulté du diagnostic, l'art in-

tervient trop tard ou applique mal ses ressources, ce qui, dans la pratique de l'obstétrique, a les conséquences les plus graves et les plus désastreuses ;

5) Que cette espèce de vice de conformation n'a jamais encore été reconnue sur la femme vivante ;

6° Qu'enfin, dans tous les cas de dystocie de cette espèce dont nous avons eu connaissance complète, la mère et l'enfant ont perdu la vie, entre les mains même des plus prudents et des plus habiles accoucheurs ;

Et si on pèse toutes ces considérations, on ne pourra nier que *ce sujet ne soit, pour la pratique, d'une haute importance ; que le rétrécissement oblique du bassin ne mérite, de la part des hommes de l'art, autant d'attention que les autres vices de conformation du bassin ; qu'il a autant de droits que ceux qui dépendent du rachitisme ou de l'ostéomalacie à figurer dans le chapitre que leur consacrent les auteurs de nos manuels et traités élémentaires.*

Il est évident, et nous en avons déjà fait la remarque dans notre premier Mémoire (1834), que ce vice de conformation est important à considérer sous le rapport de la symphyséotomie en général, et qu'il appelle particulièrement l'attention de ceux qui considèrent le rétrécissement du bassin dans la direction de l'un de ses diamètres obliques comme l'indication la plus positive de cette opération. C'est sous ce rapport, comme nous l'avons déjà remarqué, que ce vice de conformation avait fixé l'attention du très honorable *Roux* lorsqu'il visita la riche collection de bassins viciés qui se trouve à Milan, et qu'il examina les pièces décrites § III, sous les N°s 8 et 9. Aussi, dans son compte-rendu communiqué à l'Académie de Médecine, séance du 7 décembre 1834, fit-il ressortir l'importance de cette singulière viciation du bassin sous le rapport pratique, c'est-à-dire relativement à la symphyséotomie.

§ X.

RECHERCHES ET ESSAIS POUR ARRIVER AU DIAGNOSTIC DU RÉTRÉCISSEMENT OBLIQUE DU BASSIN SUR LE VIVANT.

Pour arriver à reconnaître sur le vivant notre vice de conformation, nous avons entrepris diverses recherches de mensuration. Nous avons cru pouvoir surtout atteindre ce but : 1) en prenant des distances sur des points facilement accessibles et qui pouvaient être aisément reconnus ; 2) en rejetant les procédés mécaniques compliqués, ainsi que les mensurations manuelles difficiles, qui ne donnent que des résultats inexacts ou même tout-à-fait inapplicables ; 3) en nous attachant à des dimensions qui, sur des bassins bien conformés et parfaitement symétriques, sont égales ou fort peu différentes, tandis que, sur notre bassin vicié et non symétrique, elles sont loin d'être semblables et offrent entre elles une différence assez grande pour qu'on en puisse tirer d'utiles lumières relativement au diagnostic. Telles sont les dimensions suivantes, qu'on peut aisément mesurer avec le compas d'épaisseur de Baudelocque :

1) De la tubérosité sciatique d'un côté à l'épine iliaque postérieure et supérieure du côté opposé ;

2) De l'épine iliaque antéro-supérieure d'un côté à l'épine iliaque postéro-supérieure de l'autre côté ;

3) De l'apophyse épineuse de la dernière vertèbre lombaire à l'épine iliaque antéro-supérieure de l'un et de l'autre côté ;

4) Du grand trochanter d'un côté à l'épine iliaque postéro-supérieure du côté opposé ;

5) Du milieu du bord inférieur de la symphyse du pubis à l'épine iliaque postéro-supérieure de l'un et de l'autre côté (1).

---

(1) Dans les mensurations que nous avons faites, mon ami et ancien élève, le doc-

Les tableaux suivants montrent quelles différences nous avons trouvées entre ces distances dans les mensurations faites sur huit des bassins viciés que nous avons décrits § III. Pour la commodité du lecteur , et afin de lui éviter la peine de recourir à la description que nous avons donnée § III pour chaque bassin

teur *Aug. Chavannes*, de Lausanne , et moi , sur 42 bassins de femme des mieux conformés que nous avons pu nous procurer, nous n'avons trouvé, dans la très grande majorité des cas , pour les distances ci-dessus mentionnées , aucune ou presque aucune différence entre les deux côtés d'un même bassin C'est ainsi que la différence entre les distances N° 5 n'a jamais été de plus de 2 lignes; pour les distances N°⁵ 1 et 2 , elles ne se sont trouvées qu'une seule fois de 3 lignes; et pour la distance N° 3, dans un cas elle était de 4 lignes et dans un autre de 5 lignes.—Nous avons trouvé, dans ces mensurations, l'étendue moyenne de la première distance de 6 pouces 6 lignes , sur un bassin de moyenne grandeur; de 7 pouces 2 à 3 lignes, sur un bassin de grande dimension; de 5 pouces 5 lignes sur un bassin petit. La moyenne de la seconde distance était : sur un bassin ordinaire , de 7 pouces 10 lignes; sur un grand bassin , de 8 pouces 3 lignes , et sur un petit, de 7 pouces 5 lignes; la moyenne de la troisième distance est sur un bassin ordinaire, de 6 pouces 7 à 8 lignes; sur un grand bassin, de 7 pouces à 7 pouces 2 lignes; sur un petit, de 5 pouces 9 lignes à 6 pouces; enfin , celle de la cinquième distance est : sur un bassin ordinaire, de 6 pouces 3 à 4 lignes; sur un grand , de 7 pouces 1 à 2 lignes , et sur un petit, de 5 pouces 9 lignes.—Nous n'avons donné avec détail les résultats de ces mensurations que pour appeler l'attention sur ce sujet. Poussées plus loin et faites sur un plus grand nombre de bassins bien conformés , ces recherches, si on y joint la comparaison des dimensions obtenues sur le vivant (dont nous nous sommes déjà occupés sur un grand nombre de sujets), pourront conduire à des résultats d'une plus grande valeur. Leur utilité ne saurait être méconnue pour le diagnostic du rétrécissement uniforme du bassin , et elle n'est pas moins incontestable dans le cas qui nous occupe. En effet, il ne s'agit pas seulement ici de reconnaître le rétrécissement oblique du bassin et le degré de cette viciation, mais encore de distinguer si le bassin est de moyenne, de petite ou de grande dimension. Les mensurations que nous venons d'indiquer ne sont point difficiles. Elles sont utiles à la science et propres à former l'expérience de celui qui s'y livre. Ce serait donc là une occupation très convenable pour de jeunes confrères auxquels le temps et l'occasion ne manquent pas, et que leur goût ou la nécessité entraîne à écrire, ou pour des candidats au doctorat embarrassés de trouver un sujet de thèse. Un pareil travail ne vaudrait-il pas mieux qu'une compilation dans les livres élémentaires, ou que la rédaction d'un mémoire sur un sujet déjà connu ou bien inutile et sans portée. En agissant ainsi, on ne prodiguerait pas son temps et ses forces en pure perte, et une institution ancienne, respectable et avantageuse , ne se trouverait pas transformée en une vaine et ridicule formalité (1).

(1) Voyez à la fin du volume les notes ajoutées par le traducteur, note 1.

en particulier, nous avons ajouté, dans la première colonne de nos tableaux, au-dessous du N° de renvoi, ces mots : *Ankylosé à droite* ou *ankylosé à gauche*, pour indiquer le côté du bassin sur lequel se trouvent la soudure de l'os des îles et du sacrum, et le développement imparfait de ce dernier os.

NUMÉROS des BASSINS.	PREMIER TABLEAU.	Dimensions particulières pour chaque côté.		Différences entre chaque côté.	
		pouc.	lignes.	pouc.	lignes.
3. (Ankyl. à gauche.)	De la tub. sciat. dr. à l'épine il. post.-sup. gauche.	6	11	1	3
	— gauche — droite.	5	8		
4. (Ankyl. à gauche.)	— droite — gauche.	6	10	1	11
	— gauche — droite.	4	11		
6. (Ankyl. à gauche.)	— droite — gauche.	5	9	1	1
	— gauche — droite.	4	8		
7. (Ankyl. à droite.)	— droite — gauche.	6	10	1	6
	— gauche — droite.	5	4		
10. (Ankyl. à gauche.)	— droite — gauche.	6	4	1	5
	— gauche — droite.	4	11		
14. (Ankyl. à gauche.)	— droite — gauche.	7	7	2	»
	— gauche — droite.	5	7		
15. (Ankyl. à droite.)	— droite — gauche.	7	1	1	11
	— gauche — droite.	5	2		
16. (Ankyl. à droite.)	— droite — gauche.	6	10	1	»
	— gauche — droite.	5	10		

NUMÉROS des BASSINS.	DEUXIÈME TABLEAU.	Dimensions particulières pour chaque côté.		Différences entre chaque côté.	
		pouc.	lignes.	pouc.	lignes.
3. (Ankyl. à gauche.)	De l'ép. il. ant.-sup. droite à l'ép. il. post.-s. gauc.	7	9	1	11
	— gauche — droite.	6	10		
4. (Ankyl. à gauche.)	— droite — gauche.	6	7	»	10
	— gauche — droite.	5	9		
6. (Ankyl. à gauche.)	— droite — gauche.	7	3	1	»
	— gauche — droite.	6	3		
7. (Ankyl. à droite.)	— droite — gauche.	7	3	1	6
	— gauche — droite.	5	9		
10. (Ankyl. à gauche.)	— droite — gauche.	7	2	1	2
	— gauche — droite.	6	»		
14. (Ankyl. à gauche.)	— droite — gauche.	8	4	1	11
	— gauche — droite.	6	5		
15. (Ankyl. à droite.)	— droite — gauche.	7	5	1	3
	— gauche — droite.	6	2		
16. (Ankyl. à droite.)	— droite — - gauche.	7	3	1	»
	— gauche — droite.	6	3		

NUMÉROS des BASSINS.	TROISIÈME TABLEAU.	Dimensions particulières pour chaque côté.		Différences entre chaque côté.	
		pouc.	lignes.	pouc.	lignes.
3. (Ankyl. à gauche.)	De l'ap. ép. de la dern. vert. lomb. à l'ép. il. ant.-sup. droite.	6	6	1	3
	— — gauche	5	3		
4. (Ankyl. à gauche.)	— — droite.	6	4	1	2
	— — gauche.	5	2		
6. (Ankyl. à gauche.)	— — droite.	6	3	»	11
	— — gauche.	5	4		
7. (Ankyl. à droite.)	— — droite.	6	1	1	1
	— — gauche.	5	»		
10. (Ankyl. à gauche.)	— — droite.	6	5	1	1
	— — gauche.	5	4		
14. (Ankyl. à gauche.)	— — droite.	6	8	1	2
	— — gauche.	5	6		
15. (Ankyl. à droite.)	— — droite.	6	1	1	4
	— — gauche.	4	9		
16. (Ankyl. à droite.)	— — droite.	6	3	»	8
	— — gauche.	5	7		

QUATRIÈME TABLEAU.

NUMÉROS des BASSINS.		Dimensions particulières pour chaque côtés.		Différence entre chaque côté.	
		pouc.	lignes.	pouc.	lignes.
3. (Ankyl. à gauche.)	Du grand trochant. droit à l'ép.il.post.-sup.gauc.	9	»	1	»
	— gauche — droite.	8	»		
4. (Ankyl. à ganche.)	— droit — gauche.	8	6	1	6
	— gauche — droite.	7	»		
6. (Ankyl. à gauche.)	— droit — gauche.	9	10	1	1 ½
	— gauche — droite.	8	9 ½		
7. (Ankyl. à droite.)	— droit — gauche.	7	6	1	4
	— gauche — droite.	6	2		
10. (Ankyl. à gauche.)	— droit — gauche.	8	3	1	6
	— gauche — droite.	6	9		
14. (Ankyl. à gauche.)	— droit — gauche.	9	5	1	7
	— gauche — droite.	7	10		
15. (Ankyl. à droite.)	— droit — gauche.	8	11	1	1
	— gauche — droite.	7	10		
16. (Ankyl. à droite)	— droit — gauche.	8	7	1	5
	— gauche — droite.	7	2		

CINQUIÈME TABLEAU.

NUMÉROS des BASSINS.		Dimensions particulières pour chaque côté.		Différences entre chaque côté.	
		pouc.	lignes.	pouc.	lignes.
3. (Ankyl. à gauche.)	Du bord inf. de la symph. pub. à l'ép. iliaque post.-sup. gauche.	6	11	»	10
	— — droite.	6	1		
4. (Ankyl. à gauche.)	— — gauche.	6	10	»	7
	— — droite.	6	3		
6. (Ankyl. à gauche.)	— — gauche.	5	11	»	7
	— — droite.	5	3		
(Ankyl. à droite.)	— — gauche.	6	6	»	10
	— — droite.	5	8		
10. (Ankyl. à gauche.)	— — gauche.	6	9	»	9
	— — droite.	6	»		
14. (Ankyl. à gauche.)	— — gauche.	6	7	»	10
	— — droite.	5	9		
15. (Ankyl. à droite.)	— — gauche.	7	»	1	»
	— — droite.	6	»		
16. (Ankyl. à droite.)	— — gauche.	6	5	»	8
	— — droite.	5	9		

Les mensurations dont il vient d'être question n'ont été , ni par moi ni par d'autres (au moins à ma connaissance), entreprises sur le vivant dans un cas de bassin oblique-ovalaire. Je ferai seulement observer que d'autres ont, comme moi, souvent mesuré sur le vivant les distances que nous venons d'indiquer, et qu'il n'y a à cela aucune difficulté. Qu'on me permette d'ajouter encore quelques remarques à ce sujet.

a) En ce qui concerne les distances désignées sous le N° 1, que, par abréviation, on pourrait appeler distances tubéroso-spinales-postérieures droite et gauche, on voit que la différence qui existe entre elles est, comme le prouve le premier tableau , très considérable , et d'autant plus que le rétrécissement est plus grand. Cette différence tient à une double cause ; elle dépend : 1) de ce que la tubérosité sciatique du côté ankylosé est portée plus en arrière que celle de l'autre côté ; 2) de ce que l'épine iliaque postérieure et supérieure du côté non ankylosé est plus basse que celle du côté opposé, ce qui doit, par conséquent, diminuer notablement l'intervalle qui sépare ces deux points. Si la plus grande distance existe entre l'épine iliaque postéro-supérieure gauche et la tubérosité sciatique droite, c'est à gauche qu'existe l'ankylose, et réciproquement. Cette mensuration très facile fait non-seulement reconnaître le rétrécissement oblique du bassin , mais encore le côté où existe l'ankylose, par conséquent aussi la direction suivant laquelle le bassin est rétréci. Cette connaissance est d'une haute importance pour diriger convenablement les ressources de l'art quand leur application devient indispensable.

Il n'est pas difficile de trouver sur le vivant l'épine iliaque postérieure et supérieure. Cela est plus facile qu'on ne pourrait le croire quand on n'a jamais eu l'occasion de s'occuper de ce sujet. Si la femme est maigre, on reconnaît facilement près du sacrum une saillie à partir de laquelle on peut suivre la crête iliaque. Chez les femmes grasses, il y a, au point correspondant à l'épine, un enfoncement déterminé par l'adhérence intime de la peau à l'os. C'est une sorte de fossette plane, dont le fond est dur et qu'il est très facile de reconnaître. Il est inutile de dire combien il est facile, même chez les personnes grasses, de sentir la tubérosité sciatique. Je ne nie pas sans doute qu'on ne peut pas toujours savoir, en faisant ces mensurations avec le compas d'épaisseur, si on a placé la lentille exactement sur le même point de la tubérosité sciatique des deux côtés. En tous cas, l'erreur qui en pourrait résulter est trop faible pour diminuer la valeur de la différence considérable que nous avons trouvée, sur nos bassins, entre les deux distances.

b) Il serait superflu d'insister davantage sur l'origine des différences trouvées entre les autres distances sus-indiquées. La cause en est parfaitement évidente après ce qui a été dit, § II, des caractères particuliers du bassin oblique-ovalaire. Nous nous bornerons donc à remarquer, relativement à la mensuration de la distance n° 3, qu'il n'est pas d'une bien haute importance que le point sur lequel on placera en arrière la lentille du compas d'épaisseur, soit un peu plus haut ou un peu plus bas, c'est-à-dire que la lentille soit exactement en contact avec l'apophyse épineuse de la dernière vertèbre des lombaires ; il suffira qu'en mesurant les deux distances, on procède d'un point qui occupe en général la partie moyenne de la région lombaire. J'ai montré ailleurs qu'il en est tout autrement lorsqu'on veut, à l'aide d'un compas d'épaisseur muni d'un arc de cercle gradué, déterminer l'inclinaison du détroit supérieur. Je renvoie, pour éviter des longueurs, au § **XXX**, lettre **D**, de mon mémoire : *Sur le bassin de la femme considéré sous le rapport de son inclinaison et de la courbure de sa cavité. Carlsruhe*, 1825 (1).

____

(1) Voyez, à la fin du volume, les notes ajoutées par le traducteur. Note II.

c) **Nous** faisons expressément remarquer qu'il ne faut pas perdre de vue, dans toutes ces recherches comme dans celles dont nous allons encore parler, et dans toutes celles qui ont pour but le diagnostic du rétrécissement oblique du bassin, qu'indépendamment de la déformation spéciale, l'étroitesse du canal dépend encore de ses dimensions originelles. C'est d'ailleurs une remarque que nous avons déjà faite.

Il est encore utile de faire connaître un autre moyen propre à conduire au diagnostic du rétrécissement oblique du bassin. C'est un moyen auquel tout homme de l'art aura déjà pu penser, et qui rappelle celui dont Rœderer s'est servi pour déterminer l'inclinaison du détroit inférieur. Si on place une femme dont le bassin est bien conformé, le dos appuyé contre un plan vertical, un mur par exemple, de sorte que les épaules et la partie supérieure des fesses soient en contact avec ce plan, et qu'on laisse tomber deux fils à plomb, l'un du point qui correspond à l'apophyse épineuse de la première vertèbre sacrée ou de la dernière lombaire, l'autre du bord inférieur de la symphyse des pubis, le second couvrira plus ou moins le premier, c'est-à-dire qu'une ligne perpendiculaire au mur rencontra les deux fils à plomb ; car, dans un bassin bien conformé, la symphyse du pubis, le milieu de la face antérieure du sacrum et de l'apophyse épineuse sont naturellement compris dans le même plan que la ligne médiane du corps. Il n'en est pas ainsi dans le bassin oblique-ovalaire. C'est en effet un de ses caractères essentiels que la symphyse du pubis soit dirigé d'un côté et le sacrum de l'autre, de sorte que le milieu de la symphyse pubienne corresponde aux trous sacrés antérieurs ou même à la symphyse sacro-iliaque du côté non ankylosé. Si on donne à une femme dont le bassin offre cette conformation vicieuse, la position que nous venons d'indiquer, si on laisse tomber les fils à plomb des points désignés, si on regarde ensuite, perpendiculairement au mur, le fil placé en avant, on verra qu'il ne couvre point celui qui est en arrière. Le fil postérieur ne sera pas compris dans le plan qu'on peut imaginer entre l'œil et le fil antérieur ; il se déviera à droite ou à gauche, suivant le côté où se trouvera l'ankylose, et cette déviation sera d'autant plus grande que le vice de conformation sera plus considérable. Veut-on une explication peut-être plus claire encore? Dans le cas de bassin oblique-ovalaire, pour que les deux fils soient compris dans le même rayon visuel, il faut se placer de telle sorte que l'axe de l'œil fasse un angle avec le plan perpendiculaire au mur qui passe par l'un des fils. Si cet angle existe sur le côté gauche de la femme soumise à la mensuration, l'ankylose est à droite, et réciproquement. La grandeur de l'angle est proportionnelle à l'étendue de la déformation.

Si on laissait tomber le fil à plomb postérieur non du point que nous avons indiqué, mais du sommet du coccyx, on n'obtiendrait pas de résultats précis relativement au degré de déviation de la base du sacrum par rapport à la symphyse du pubis, parce que sur quelques-uns de nos bassins, le sacrum a une position oblique, ou se trouve courbé de côté dans le sens de sa longueur.

On ne devrait certes pas non plus négliger d'autres caractères propres à assurer le diagnostic ; on tiendra compte, par exemple, de l'étroitesse de l'arcade pubienne, quoiqu'elle n'appartienne pas exclusivement au vice de conformation dont nous nous occupons ici ; on constatera la distance d'une épine iliaque antéro-supérieure à l'autre et celle d'une crête iliaque à la crête iliaque opposée, distances si faciles à mesurer avec le compas d'épaisseur.

Cet ouvrage n'étant pas spécialement destiné aux commençants, je me contenterai, en ce qui concerne la différence qui existe entre notre bassin vicié et ceux qui sont déformés par le rachitisme et l'ostéomalacie des adultes, de faire observer que les signes anamnestiques , les conséquences visibles de ces deux maladies, le toucher, l'application du compas d'épaisseur de Baudelocque suffisent en général pour faire reconnaître les viciations du bassin qui en dépendent. S'ils étaient assez peu viciés pour que les moyens de diagnostic que nous venons d'indiquer fussent insuffisants ; si, en même temps, on observait quelque différence dans telle ou telle des distances que nous avons indiquées, cette différence ne serait jamais aussi marquée que dans un bassin oblique-ovalaire, et l'erreur serait d'autant moins à craindre qu'il est tout-à-fait impossible de reconnaître, par l'indication d'une seule distance, l'espèce de viciation du bassin à laquelle on a affaire. Ce n'est qu'après avoir réuni tous les modes d'exploration, ce n'est que lorsque tous les résultats réunis sont conformes aux dispositions que nous avons fait connaître, qu'on peut dire en toute assurance : «Voici un bassin oblique-ovalaire ; « la soudure du sacrum avec l'un des os iliaques existe de tel ou « tel côté, et le rétrécissement a lieu dans telle ou telle direction.»

Il reste encore à rechercher quelle serait la disposition des parties, si dans un bassin oblique-ovalaire, il y avait complication de rachitisme et d'ostéomalacie. Nous nous contentons de mentionner la possibilité d'une pareille complication, sans nous engager dans aucune recherche. On ne connaît point d'observation de cette espèce. Pourquoi donc chercherions-nous à devancer la nature? pourquoi voudrions-nous deviner ce qu'elle n'a pas produit? Bornons-nous à l'observation fidèle de ses œuvres.

Il ne faut pas donner aux différents procédés qui viennent d'être exposés plus d'importance que l'auteur lui - même ne leur en a donné dans le titre de ce paragraphe. Il renonce à cet égard à toute prétention. Il désire seulement que leur valeur soit confirmée par des observations nouvelles, ou qu'on leur en substitue de meilleurs, et que, dans le cas où on leur reconnaîtrait quelque utilité, d'habiles accoucheurs veuillent bien leur donner quelque extension et les faire servir aux progrès du diagnostic.

DES AUTRES PRINCIPAUX VICES DE CONFORMATION
DU BASSIN DE LA FEMME.

A.

DESCRIPTION DU BASSIN RACHITIQUE LE PLUS RÉTRÉCI PARMI TOUS CEUX DU MÊME GENRE QU'ON A FAIT CONNAITRE A CAUSE DES OBSTACLES QU'ILS AVAIENT OPPOSÉS A LA TERMINAISON DE L'ACCOUCHEMENT.

Ce qui m'engage à profiter de la publication de mon Mémoire pour donner plus de publicité (1) au bassin dont il va être question, ce n'est pas seulement parce que c'est le bassin rachitique le plus étroit dont on ait, à ma connaissance, donné la description, mais encore parce que, sous le rapport de sa forme, il s'éloigne des caractères assignés aux bassins déformés par le rachitisme, de ces caractères qu'on a crus assez constants pour différencier ces bassins de ceux qui sont déformés par suite du ramollissement des os qu'on observe dans l'âge adulte. Le lecteur instruit comprendra facilement, par la suite, pourquoi j'ai fait précéder de cette description les remarques que je vais

(1) J'ai en effet déjà décrit ce bassin dans un mémoire académique, qu'un de mes élèves, aussi distingué par son aptitude et son zèle que par ses connaissances, l'honorable *Clausius*, actuellement médecin à Francfort, a rédigé d'après mes notes et sous ma direction, et publié sous le titre suivant : *Franc.-Caroli Nægele, respond. G.-G. Clausio, Diss. inaug. sist. casum rarissim. mognostociæ pelvinæ additis observat. de discrim. inter pelvim e rachitide et pelvim ex osteomal. adultor. deformem, etc.* Heidelb. MDCCCXXXIV. 4.

exposer sur les vices de conformation du bassin de la femme en général.

a. *Observation* (1).

La personne à qui avait appartenu le bassin que nous allons décrire, était la femme de Jean Schw-r, bourgeois et maître tailleur à Mannheim. Son père, qui avait aussi été tailleur, était maigre et cachectique; il était mort phthisique à l'âge de quarante ans. Sa mère était âgée de soixante-onze ans et bien portante. Une de ses sœurs était morte très jeune; l'autre, scrofuleuse au plus haut degré, avait été affectée d'une carie de l'humérus, par suite de laquelle plusieurs portions d'os s'étaient détachées spontanément; elle avait guéri avec un raccourcissement du membre. Son frère, qui avait été apprenti tailleur, était petit; ses jambes étaient contrefaites. Il était mort de phthisie, jeune encore. Le sujet de cette observation était une femme de trente ans, de très petite stature (elle n'avait que 4 pieds 3 pouces), à face pâle et terreuse. Elle avait la tête grosse, le front proéminent, la mâchoire inférieure saillante au-devant de la supérieure, le nez gros et large, les traits du visage d'une grande laideur; elle marchait lourdement, et balançait, en marchant, son corps de manière à décrire des arcs de cercle étendus d'un côté à l'autre. Sa marche, qui était peu assurée, avait encore un autre caractère particulier, c'est qu'elle s'exécutait le haut du corps porté en arrière et le ventre en

---

(1) Je me suis servi, sauf quelques coupures, dans le récit de ce fait, des paroles mêmes du rapport officiel que les deux accoucheurs, hommes habiles et expérimentés, le docteur *Jos.-Ant. Beyerle* (élève de Stein l'aîné) et le professeur *Et. von Fischer*, de Mannheim, m'ont adressé comme président du comité d'accouchement, et qu'ils avaient mis, avant de me l'envoyer, sous les yeux des membres de la commission médicale à qui le cas avait été déféré et qui avaient été présents à l'accouchement. J'ai obtenu, sur les lieux mêmes, par communications verbales, les renseignements les plus positifs nécessaires pour compléter cette observation.

avant. Les fesses étaient très proéminentes et mal conformées. Tout cela formait un ensemble frappant pour tout le monde. Les membres supérieurs et inférieurs n'offraient point de courbures. Il n'y avait pas non plus de scoliose. Les vertèbres lombaires étaient fortement inclinées en avant, tandis que le sacrum était au contraire, dans sa totalité, porté en arrière de manière à former une saillie remarquable. Il résultait de cette disposition que, pendant la station, le plan du détroit supérieur était presque vertical. La petitesse de la taille dépendait seulement de la brièveté de la moitié inférieure du corps, savoir : de la courbure de la colonne lombaire, de la petitesse et de la disposition ramassée du bassin, mais surtout du peu de longueur des membres inférieurs. Aussi, quand elle était assise, l'aurait-on crue d'une taille ordinaire. Cette mauvaise conformation datait de la plus tendre jeunesse. Quant à son origine et aux causes qui l'avaient produite, les habitudes de cette femme fournissaient les explications les plus précises et les plus concluantes. A cet égard, c'est sur les lieux mêmes que les renseignements ont été, de la manière la plus exacte et la plus minutieuse, recueillis de la bouche même de son mari, de ses nombreux parents et de plusieurs autres personnes qui l'avaient connue depuis sa naissance, qui n'avaient cessé d'avoir avec elle d'intimes rapports, et qui toutes fournirent des détails de la plus exacte conformité. Elle avait même attiré, à cause de la singularité de sa taille, l'attention de quelques personnes de l'art qui avaient souvent eu occasion de la voir depuis sa jeunesse, et auxquelles je dois la communication de quelques remarques.

Dès les premières années de sa vie, la femme Schw. avait offert, d'une manière frappante, les caractères les plus tranchés, les moins équivoques du rachitisme : aspect chétif, peau blafarde, chairs molles, tête grosse, front saillant, air vieillot, ventre gros et dur, articulations volumineuses, grand appétit, mau-

vaises digestions , impossibilité de marcher, etc. Jusqu'à l'âge
de 4 à 5 ans, époque à laquelle elle était déjà rabougrie, elle
ne put que se traîner à terre, et ce ne fut qu'à 7 ans qu'elle
commença à se tenir debout et à marcher. Son développement
et sa croissance furent toujours enrayés. Elle devint pubère entre
14 et 15 ans. Cette transition se fit sans aucun dérangement de
la santé, mais aussi sans influence favorable sur la conformation
vicieuse du sujet, et, à 15 ans, la taille de la femme Schw.
était telle que nous l'avons décrite plus haut; depuis lors, en effet,
elle n'est devenue ni plus grande ni plus forte. — Elle avait
appris l'état de tailleur, et était parvenue, dans cette profession, à
un haut degré d'habileté. Elle travaillait beaucoup, et même outre
mesure, ne se rebutant jamais, pleine d'ardeur et l'esprit toujours content. Ses facultés intellectuelles étaient très développées ;
elle avait la conception facile, l'esprit orné de beaucoup de
connaissances ; elle était fine et rusée. Depuis l'âge de 7 ans,
elle avait toujours joui, sans interruption, d'une très bonne
santé. Jusqu'à l'âge de 30 ans, elle n'avait jamais été une seule
fois malade ; pas une seule fois elle n'avait été obligée de s'aliter;
elle n'avait pas même, au dire unanime de tous ses parents,
éprouvé le moindre malaise. Une propension très marquée aux
plaisirs de l'amour l'avait poussée au mariage, malgré les conseils
contraires qui lui étaient donnés de tous côtés, et quoiqu'elle
entrevit bien et qu'elle fût même convaincue qu'elle ne pourrait
accoucher sans courir de grands dangers , ou même sans s'exposer à la mort. — Elle devint enceinte très peu de temps après
son mariage. Sa grossesse suivit un cours régulier jusqu'à la fin
du huitième mois, époque à laquelle le travail de l'accouchement
se déclara. Pendant toute sa grossesse, elle fut très bien portante, continua de travailler comme auparavant, et ne cessa de
s'occuper de ses affaires.

Le 30 décembre 1816, au matin, elle ressentit de légères

douleurs dans le ventre , et pendant qu'elle faisait une course dans la ville, elle perdit, vers 10 heures, une notable quantité d'eaux transparentes qui s'écoulèrent des parties génitales. Le soir, vers six heures, elle perdit un peu de sang, et toute la nuit, il s'écoula de l'eau colorée en rouge. Le jour suivant et la nuit, il y eut des douleurs périodiques et de temps en temps écoulement d'un liquide teint de sang. Le 1er janvier, à dix heures du matin, comme elle était sur la garde-robe, elle éprouva une sensation qui lui fit croire que quelque chose sortait des parties génitales. La sage-femme fut appelée et trouva un prolapsus du cordon ombilical ; elle crut sentir la tête engagée profondément dans l'excavation ; n'ayant pu réduire le cordon, elle réclama l'assistance d'un accoucheur. Le docteur *Jos.-Antoine Beyerle* , chirurgien de la ville et accoucheur, qui fut appelé, constata l'état suivant : le ventre était volumineux et arrondi ; il lui parut même un peu pendant ; il n'était pas très tendu dans l'intervalle des douleurs ; les muscles abdominaux étaient très minces ; la matrice très resserrée sur l'enfant pouvait être facilement portée à droite ou à gauche ; les intestins étaient distendus par des gaz. La femme n'avait point cessé de sentir les mouvements de son enfant, mais on ne pouvait pas les reconnaître par l'exploration abdominale. Le cordon, privé de pulsation, dépassait les grandes lèvres ; la sage-femme l'avait enveloppé dans une compresse trempée dans de l'eau tiède. Le docteur *B.* voulut pratiquer, suivant sa coutume, le toucher à l'aide de deux doigts ; mais il ne put y parvenir à cause de l'étroitesse de l'arcade pubienne. Forcé alors de se servir d'un seul doigt, il trouva tous les diamètres du bassin rétrécis à un haut degré. La cavité pelvienne était occupée par un corps rond, globuleux, ferme, immobile, qui , parcouru circulairement en avant , ressemblait tout-à-fait à la tête descendue et enclavée dans l'excavation , et, en effet, ce fut ce qu'il en pensa . Le docteur *B* fit appeler en consultation le docteur *Et. von Fischer*, accoucheur d'une grande expérience, autrefois professeur d'accouchement pour les élèves sages-femmes. Il trouva exactement ce que le docteur *B* avait constaté. Ils procédèrent alors l'un et l'autre avec beaucoup de soin à une exploration intérieure et extérieure plus détaillée, en faisant placer la femme alternativement sur le dos et sur les genoux et les coudes. Voici quel fut le résultat de cette exploration :

1) Le ventre fut trouvé dans l'état indiqué plus haut.

2) Dans la région lombaire, enfoncement et courbure notable.

3) Le sacrum porté outre mesure en arrière, comprimé de haut en bas, présentait une saillie informe très considérable. La partie inférieure du sacrum et le coccyx étaient fortement courbés en avant, et même tout-à-fait recourbés.

4) Le corps immobile dans l'excavation, et semblable à la tête d'un enfant, n'était autre chose que la moitié supérieure du sacrum avec la dernière vertèbre lombaire. On avait pris l'articulation de ces deux os pour des sutures.

5) Tous les diamètres du bassin sont tellement rétrécis qu'on ne peut sentir le col de la matrice ni aucune partie de l'enfant ; le petit diamètre du détroit supérieur en particulier n'a pas un pouce et demi.

6) La branche horizontale des deux pubis est tellement déprimée en dedans, qu'il n'y a pas possibilité de passer le doigt ni du côté droit, ni du côté gauche où a glissé le cordon quoique de ce côté le rétrécissement soit plus considérable encore.

Après cette exploration, les deux médecins furent d'accord sur la nécessité absolue de pratiquer l'opération césarienne. A cause de l'importance de ce cas remarquable, on fit appeler encore le médecin de la ville et le médecin du canton ; lorsqu'ils eurent constaté l'état des choses et qu'on eut obtenu le consentement de la femme, le docteur *B*. procéda à l'opération vers 9 heures du soir, en présence des hommes de l'art dont nous venons de parler et de deux chirurgiens. Il pratiqua d'abord le cathétérisme qui ne donna pas issue à une goutte d'urine ; puis il fit l'incision sur la ligne blanche, et exécuta toute l'opération avec beaucoup de soin et d'habileté. Il ne se présenta pendant l'opération rien de remarquable, si ce n'est que l'épiploon, le cœcum et la vessie sortirent par la plaie et occasionnèrent ainsi beaucoup d'embarras et quelque retard, et que de l'urine, se trouvant contre toute attente amassée dans la vessie, il fallut l'évacuer avant de procéder à l'incision de l'utérus. L'enfant et le placenta qu'on trouva détaché furent facilement extraits par la plaie, et bientôt après l'utérus revint sur lui-même. Il ne s'écoula pas pendant l'incision plus de cinq à six onces de sang. La distension des intestins par des gaz rendit fort difficile la réunion de la plaie. On fit trois points de suture. Dans les intervalles de ces points de suture on plaça des bandelettes agglutinatives, et le tout fut maintenu par un bandage à plusieurs chefs. L'enfant, du sexe féminin, avait 12 pouces de long ; son poids réuni à celui du placenta était de cinq livres. Il y avait sur son corps et sur le placenta des indices évidents qu'il avait cessé de vivre depuis long-temps.

A peine l'accouchée fut-elle, après l'opération, transportée dans son lit, qu'elle éprouva des nausées, des rapports, des efforts de vomissement. On ordonna une émulsion huileuse avec du suc de pavot, un lavement toutes les trois heures et des boissons mucilagineuses tièdes. Vers minuit, elle eut, à deux reprises, un vomissement de matières muqueuses jaunâtres, après quoi elle dormit pendant trois heures. Le lendemain matin, à 9 heures, elle était dans l'état suivant : pouls à peu près à 110, soif vive, bas ventre très sensible à la pression ; la malade se plaignait d'éprouver souvent dans l'abdomen des élancements passagers et des douleurs qu'elle attribuait à la constriction trop forte du bandage, qui fut diminuée suivant son désir. Des gaz s'échappaient par l'anus, mais il n'y avait point d'évacuations alvines. A midi la respiration était plus précipitée, la soif plus ardente, le pouls petit, tremblant, entre 130 et 140 ; les rapports plus fréquents, les traits remarquablement altérés et affaissés, le ventre plus sensible encore à la pression. Les moyens précédemment employés furent continués, et on prescrivit en outre du calomel uni à l'opium. Vers le soir, il y eut encore augmentation de la soif et des douleurs de bas-ventre ; les rapports continuaient, le pouls était petit, excessivement fréquent, tremblant, et les angoisses de la malade étaient telles, qu'elle ne pouvait plus rester dans son lit. Bientôt, toute connaissance s'évanouit, et la mort arriva à 11 heures du soir, 26 heures après l'opération.

L'autopsie fut faite le 3 janvier en présence des personnes de l'art qui avaient assisté à l'opération. Le bandage ayant été enlevé pour y procéder, on trouva entre le premier et le second point de suture une anse d'intestin recouverte d'une fausse membrane. Les deux points de suture inférieurs ayant été coupés, il s'écoula environ une chopine et demie d'un liquide séreux, rougeâtre, d'une extrême fétidité. Les intestins, dans le voisinage de l'anse qui s'était échappée, offraient des traces d'inflammation. Le reste de la masse intestinale et les autres viscères de l'abdomen ne présentaient aucune trace d'altération morbide. La matrice était oblique à droite ; la vessie était vide, appuyée sur les pubis. L'utérus était rosé ; il avait 7 pouces de long sur 4 1/2 de large. L'incision faite à la matrice était oblique de haut en bas et de droite à gauche ; elle avait 2 pouces 9 lignes d'étendue ; ses bords étaient, au milieu, écartés d'un pouce 3 lign. Les parois de l'utérus avaient au corps 1 pouce 3 lignes, et au col 8 lignes d'épaisseur.

b. *Description du bassin.*

(Voyez PLANCHES X , XI et XII.)

Vu par sa partie supérieure (*Voyez* pl. X. — A est la surface articulaire supérieure du corps de la troisième vertèbre lombaire), le bassin présente, au détroit supérieur, la forme d'un cœur de cartes à jouer dont le sommet est émoussé et la partie supérieure, ou la base, fortement déprimée en dedans.

Les os innominés sont remarquablement petits et grêles. Il y a eu dans ces os, de même que dans ceux des membres inférieurs, arrêt de développement. Les os des hanches semblent avoir été déprimés d arrière en avant. Les fosses iliaques internes offrent une sorte de gouttière ou de sillon dirigé de haut en bas et de dehors en dedans, semblable à celui qu'on produirait sur un morceau de carton qu'on courberait, ou mieux, qu'on plierait en deux. De même que sur un bassin rachitique, les os des hanches sont plus transparents et transparents dans une plus grande étendue que cela n'a lieu dans les os d'une structure et d'une conformation régulières. En général, les os de ce bassin sont, ainsi que les trois vertèbres lombaires qui y sont attachées, de cette structure mince, grêle, délicate, qui est propre aux os des sujets rachitiques.

De l'épine iliaque antérieure et inférieure à la partie postérieure de la ligne innominée des deux côtés ; 2 pouces ; de la tubérosité sciatique à la partie la plus élevée de la crête iliaque, à droite 6 pouces, à gauche 5 pouces 7 lignes (la dimension normale est de 7 pouces 5 lignes). De la tubérosité sciatique au point de la ligne iléo-pectinée qui correspond à l'union du corps avec l'os des îles, à droite 3 pouces, à gauche 2 pouces 11 lign. (la dimension normale est de 3 pouces 6 lignes). La tubérosité sciatique gauche est plus élevée que la droite. A gauche, la branche ascendante de l'iskion est plus recourbée qu'à droite. La hauteur de la symphyse du pubis est de 18 lignes.

Le sacrum et les vertèbres lombaires sont si déprimés, que le bord supérieur de la symphyse pubienne correspond à la partie moyenne du corps de la quatrième vertèbre lombaire. Une ligne tirée en dedans du milieu du promontoire au point d'union de la seconde avec la troisième vertèbre sacrée peut être considérée comme une ligne droite. La courbure du sacrum commence à sa troisième pièce, et elle est si considérable, que la distance entre le sommet de cet os et le point d'union de la première et de la seconde vertèbre lombaire est de 15 lignes seulement, et que, du même point au promontoire, il n'y a que 1 pouce 9 lign. $\frac{1}{2}$. Dans sa moitié supérieure, la face antérieure du sacrum est, à son milieu, concave transversalement.

D'une épine iliaque antéro-supérieure à l'autre, 8 pouc. 7 lign.

Une ligne droite tirée entre ces deux points coupe le corps de l'avant-dernière vertèbre lombaire 3 lignes au-dessous de sa surface articulaire supérieure.

Détroit supérieur :

Du corps du pubis droit au bord antérieur de la surface articulaire inférieure de la quatrième vertèbre lombaire (deux points qui se trouvent sur une même ligne horizontale),   » pouc.   5 lig.

Même distance de l'autre côté,   »   6 $\frac{1}{2}$

Du bord supérieur de la symphyse du pubis au corps de l'avant-dernière vertèbre lombaire (ces deux points se trouvent sur le même niveau),   1   1

Distance des branches horizontales des deux pubis, prise à peu près au niveau du point d'union avec le corps,   1   7

8

Détroit inférieur :

D'une tubérosité sciatique à l'autre, 1 pouc. 5 lig.¹/₂

Écartement le plus considérable des branches ascendantes des deux iskions, pris du
point où elles se recourbent un peu en
dehors,   1   1

        (V. pl. XI.)

REMARQUES PRÉLIMINAIRES SUR LES CONSIDÉRATIONS QUI VONT SUIVRE.

—

Il n'y a pas d'accoucheur expérimenté qui puisse douter que
la connaissance des rétrécissements du bassin, de leurs degrés, de
leurs espèces, ne soit aussi difficile qu'importante sous le rapport pratique. Il ne serait pas moins utile pour l'accoucheur de
pouvoir suivre pas à pas la marche et les progrès de ces déformations, si intéressantes déjà pour le pathologiste, d'en observer tous les développements depuis l'origine jusqu'à leur plus
haut période. Mais on ne peut guère compter avec quelque
certitude qu'une maladie identique laissera toujours les mêmes
traces, qu'elle imprimera toujours sur le bassin les mêmes caractères, et qu'elle n'osera pas s'éloigner de l'ornière dans laquelle on voudrait la renfermer comme dans une voie immuable.
Malheureusement, il n'en est pas ainsi ; la nature se trouve trop
à l'étroit dans les bornes qu'on voudrait imposer à sa fécondité et
à sa variété infinies. Aussi, les franchit-elle, loin de se plier à
à nos classifications de bassins viciés. Ce peu de condescendance
de la nature exposerait, on le comprend sans peine, à des erreurs
et à de fausses conclusions, si on avait assez de présomption, ou
assez de respect pour les anciennes doctrines, pour vouloir d'a-

gents inconnus conclure à un produit connu. C'est pourtant ce que l'on ose faire, lorsqu'on prend pour articles d'Évangile l'exposition faite dans un si grand nombre de traités élémentaires relativement aux changements que le rachitisme produit dans le bassin. C'est ainsi qu'on procède à l'aventure dans ses recherches, et que, à l'exemple des auteurs que nous venons de citer, on met l'imagination à la place des explorations impossibles ou qui présentent de trop grandes difficultés.

A combien de conséquences fâcheuses n'ont pas conduit des remarques du genre de celle-ci faite par *Levret*, puis répétée par *Stein* l'aîné et par beaucoup d'autres : *Plus le détroit supérieur du bassin est étroit, plus le détroit inférieur est large ?* N'en est-il pas de même de cette observation (qu'on trouve dans le traité le plus récent d'accouchement publié en Allemagne, et dont l'auteur est un praticien avancé en âge et un célèbre professeur) : *La plus grande certitude qu'on puisse avoir de la bonne conformation du bassin, c'est que la femme ait déjà mis au monde un enfant à terme ?* N'en peut-on pas dire autant de celui-ci : *Les dimensions du bassin peuvent être diminuées dans tous les sens, mais pas au point d'apporter un obstacle notable à l'accouchement et de nécessiter l'emploi des instruments ?*— Est-il en obstétrique d'erreur qui se paye plus cher que celles qui sont relatives aux vices du bassin ? — Ces considérations si importantes sous le rapport pratique me font un devoir d'ajouter encore quelques remarques sur les vices de conformation du bassin, d'autant plus que ce sujet a depuis long-temps attiré spécialement mon attention. En effet, dans les premières années de ma pratique (1805), je fus chargé, comme expert, de l'examen d'un cas dans lequel un accoucheur était publiquement accusé d'avoir pratiqué sans nécessité une opération césarienne dont l'issue avait été fatale. Beaucoup de circonstances, parmi lesquelles on citait surtout la suivante, savoir que la femme était

précédemment accouchée sans peine de cinq enfants forts, semblaient contredire hautement l'existence d'un rétrécissement
assez considérable pour avoir nécessité l'opération césarienne.
Je fus donc obligé de faire exhumer le cadavre de cette femme,
trois mois après sa mort. Ce cas très remarquable, dont j'ai donné
la description, avec une figure représentant ce bassin rétréci au
plus haut degré, dans mes *Erfahr. u. Abhandl. u. s. w.* pu-
bliées en 1811, fit sur moi une impression très profonde et
m'inspira , pour tout ce qui est relatif aux vices de conformation du bassin, un intérêt beaucoup plus vif que celui qui aurait
pu naître de la lecture des livres ou des exposés didactiques.
Cet intérêt fut entretenu , et par la suite s'accrut encore à la faveur de circonstances particulières qui me fournirent l'occasion
d'observer moi-même, et de faire connaître les bassins rétrécis
de chaque espèce les plus viciés qui aient jamais apporté obstacle à la terminaison de l'accouchement. En effet, si le cas que
je viens de rappeler m'a offert le bassin le plus rétréci par l'ostéomalacie qui ait jamais attiré l'attention des accoucheurs, celui
dont j'ai tout à l'heure donné la description est le plus vicié par
rachitisme qui ait été observé. D'un autre côté, j'ai fait connaître,
dans une dissertation inaugurale (1) qui a servi d'introduction
dans le monde savant à l'un de mes plus zélés et de mes plus
dignes disciples , le plus grand rétrécissement connu de l'excavation pelvienne par développement d'une exostose, enfin le cas le

---

(1) *Fr.-Carl. Naegelé*, Resp. *El. de Haber*, Dissert. inaug. exhib. casum rarissim. partus qui, propter exostosin in pelvi, absolvi non potuit, præmiss. nonnullis de
partu difficili ob malam pelvis formam in universum et sigillatim ob exostosin.
Heidelb., MDCCCXXX. in-4º, avec trois planches lithographiées, dessinées par Roux.
Un extrait de ce mémoire , avec copies réduites des planches, se trouve dans le
tome VI, 3ᵉ cahier des *Annal. clin. de Heidelb.*, et a été traduit dans le 40ᵉ vol. du
Journ. complém. des sciences méd. A la page 245 de cette traduction, d'ailleurs assez exacte, je suis fort étonné de voir, soit faute d'impression, soit faute du traducteur, précisément le contraire de ce qui, relativement à la fréquence de la mogostocie
par exostose, se trouve très clairement exprimé dans l'original, § 17.

plus prononcé d'étroitesse absolue, régulière, générale du bassin.

Cette réunion rare et vraiment heureuse de circonstances m'a conduit, depuis que j'ai particulièrement fixé mon attention sur les vices de conformation du bassin, à faire des recherches et des observations, à rassembler des matériaux. Et maintenant se trouve conduit à maturité le projet que j'avais formé de préparer la publication, sur cette matière, d'un ouvrage dans lequel je voulais assigner aux bassins oblique-ovalaires, qui font le principal objet de mon mémoire, la véritable place qui leur convient. Je ne l'ai point exécuté pourtant, et j'en ai dit les raisons dans ma préface. Toutefois, ces recherches m'ayant convaincu que le terrain que nous avons ici sous les yeux est encore susceptible de quelque amélioration de culture, que çà et là quelque défrichement reste encore à faire ; comme d'une autre part, le lecteur qui jugera cet ouvrage digne de son attention ne peut manquer de s'intéresser aux autres vices de conformation du bassin, je regarde comme un devoir, loin de chercher à m'en excuser, de communiquer les résultats de mon expérience et de présenter quelques remarques sur les points qui m'ont paru demander de ma part quelques rectifications ou qui me semblent en appeler encore.

B.

DES CARACTÈRES DIFFÉRENTIELS DES BASSINS RACHITIQUES ET DE CEUX QUI SONT RÉTRÉCIS PAR SUITE D'OSTÉOMALACIE

—

On sait que *Stein* neveu, a, depuis long-temps et presque dès le début de sa carrière d'écrivain, montré une grande prédilection et un zèle particulier pour les progrès des connaissances relatives aux vices de conformation du bassin ; on sait

qu'il s'est particulièrement efforcé de faire connaître les caractères propres des bassins viciés par le rachitisme et des bassins
déformés par l'ostéomalacie, et d'indiquer les différences qui
distinguent les uns des autres. L'autorité que les travaux de
Stein sur cette matière lui ont acquise a donné lieu à la reproduction de ses vues et de ses observations dans la plupart des
ouvrages allemands qui traitent de ce sujet. C'est ainsi qu'on
signale comme propres aux bassins rachitiques les altérations suivantes : fosses iliaques internes plus planes, écartement plus
considérable des os iliaques, et en particulier distance entre les
deux épines iliaques plus grande que dans un bassin bien conformé ; concavité moindre du sacrum, tant dans le sens de la
longueur que dans celui de la largeur ; diminution du petit diamètre du détroit supérieur, sans changement ou avec allongement du diamètre transverse ; écartement plus considérable des
deux épines sciatiques ; divergence plus grande des deux côtés de
l'arcade pubienne, et par conséquent élargissement de cette
arcade; si on joint à ces derniers caractères la direction en arrière
du sommet du sacrum, on voit que le détroit inférieur est plus
large que dans l'état normal. En somme, le bassin rachitique
se distingue par le rétrécissement, particulièrement d'avant en
arrière, du détroit supérieur, et l'élargissement du détroit inférieur. Voici maintenant les changements dans la forme qui
sont le résultat de l'ostéomalacie : les deux épines iliaques antéro-supérieures sont plus rapprochées l'une de l'autre ; le
prolongement, en forme d'aileron, des os des îles est rétréci
d'arrière en avant, à tel point que la fosse iliaque interne ne
présente plus qu'une gouttière dirigée de haut en bas et de
dehors en dedans, comme serait celle qu'on ferait avec un
morceau de carton plié ; le sacrum offre une très forte courbure, ses extrémités supérieure et inférieure sont rapprochées
l'une de l'autre ; le bassin est resserré des deux côtés dans

la direction des diamètres obliques, par suite de l'enfoncement des branches horizontales des pubis ; ajoutez à cela le rapprochement des tubérosités sciatiques , le rétrécissement et, dans quelques cas, même l'effacement complet de l'arcade des pubis, la forme triangulaire, ou de cœur de cartes à jouer, du détroit supérieur, le prolongement rostriforme de la symphyse pubienne, l'étroitesse, plus considérable même que dans le bassin rachitique, du détroit supérieur, joint au rétrécissement concomitant du détroit inférieur, etc.

Que l'on compare maintenant ces caractères, sur lesquels on prétend fonder un diagnostic, avec ceux que présente le bassin que nous avons décrit p. 112, et l'on comprendra facilement comment il est arrivé que des hommes de l'art, et même des professeurs, au premier coup d'œil, et d'autres personnes, après une observation plus longue et plus minutieuse, aient pensé que la viciation de ce bassin était le résultat de l'ostéomalacie. La déformation des os iliaques, la forte compression que présente le sacrum de haut en bas, l'enfoncement de la branche horizontale des pubis, le rapprochement des deux tubérosités sciatiques, la forme de cœur de cartes à jouer du détroit supérieur, l'étroitesse portée jusqu'à l'effacement complet de l'arcade pubienne, le rétrécissement du détroit supérieur plus considérable encore que dans un bassin rachitique et co-existant avec un rétrécissement du détroit inférieur, ne sont-ce pas là les traits *particuliers*, *positifs*, *essentiels*, *caractéristiques* du bassin déformé par ostéomalacie? Et, pourtant, c'est sur un bassin vicié par le rachitisme que nous les rencontrons. On se demandera peut-être si la viciation du bassin ne serait pas ici le résultat composé du rachitisme, qui aurait agi dans les premières années, et de l'ostéomalacie, dont l'influence se serait fait sentir plus tard. Mais c'est là une question qui ne pourrait être faite que par ceux qui n'auraient pas lu les détails que nous avons donnés sur les antécédents de la femme, et ce que nous avons dit de l'état des os, à part leurs courbures et leurs déformations. Il suffira à un homme de l'art expérimenté de jeter un coup d'œil sur la pièce, pour reconnaître, aussi fortement exprimés que possible, tous les caractères des os rachitiques. Ces caractères ne pourraient paraître moins frappants sur la planche qu'autant que l'examen en serait fait par un œil peu exercé, qui chercherait en vain, ce qu'évidemment il n'était pas possible de rendre, savoir : la couleur particulière des os, leur peu d'épaisseur, l'extrême transparence des os iliaques, etc. La petitesse du corps des vertèbres, leur convexité, très forte dans le sens transversal, qui sont des caractères propres aux sujets rachitiques, ne sont pas non plus aussi marqués sur la planche que sur la pièce, où ils sont tellement prononcés que l'homme de l'art instruit en est frappé à l'instant même, et ne peut plus conserver aucun doute sur la véritable nature de l'altération des os. Cette pièce, d'ailleurs, n'est pas la seule de son espèce qui, sous le rapport de la forme, ne s'accommode pas au cadre dans lequel les auteurs veulent renfermer les caractères du bassin rachitique. J'en ai encore eu moi-même deux semblables sous les yeux, et je possède sur quelques autres des détails qui m'ont été communiqués par des personnes fort au courant de la matière. C'est ainsi que, d'après une note de mon ami le professeur *Stoltz*, il existe, dans le musée d'anatomie pathologique de Strasbourg, deux squelettes rachitiques, l'un d'un enfant d'un an, l'autre d'un enfant de huit ans, sur lesquels les os du bassin présentent, relativement à leur déformation, les caractères qu'on attribue aux bassins viciés par ostéomalacie, et précisément ceux qui servent à les différencier des bassins viciés par le rachitisme : détroit supérieur de forme triangulaire, semblable à un chapeau à trois cornes, enfoncement de la branche horizontale des pubis, rappro-

chement considérable des deux tubérosités sciatiques, effacement presque complet de l'espace qu'on désigne, dans un
bassin bien conformé, sous le nom d'arcade pubienne, courbure considérable du sacrum, etc., etc. *J. Burns*, accoucheur d'une vaste expérience, dit, en parlant du rétrécissement et du genre de déformation du bassin rachitique : *In
some instances, the shape of the brim is like an œquilateral
triangle ; and although the diameter from the pubis to the
sacrum be not diminished, yet the acetabula being nearer the
sacrum, the passage of the head is obstructed* (1). L'hono·
rable professeur *Betschler* parle, dans un écrit de circonstance (2) qu'il vient de m'envoyer, de deux bassins rachitiques
qui se trouvent dans le musée anatomique de Breslau, dont
l'un était celui d'une jeune fille de dix ans : tous deux, suivant la remarque expresse de *Betschler*, avaient, sous le rapport de la déformation des os, une ressemblance parfaite avec
celui que j'ai décrit, c'est-à-dire tous les caractères des bassins
viciés par ostéomalacie ; et je vois avec plaisir, dans une note
ajoutée par *Betschler*, que le digne *Otto* a donné une figure
exacte et une description abrégée de ces deux bassins et de
quelques autres du même espèce. — *Jos. Wallach* fait mention
de quelques bassins du même genre dans l'écrit consciencieux
qu'il a publié sous le titre de : *Questiones de osteomalaciâ*
(*Casselis*, 1836). En outre, au moment où j'écris ce passage,
mon honorable et savant collègue, le professeur *Théod. Bischoff*,
m'apprend qu'au congrès scientifique de Prague, en 1837,
Otto, dans la séance du 20 septembre, de la section d'anatomie
et de physiologie, a entretenu la section du sujet qui m'occupe,
et qu'à cette occasion, le professeur *G.-V. de Krumbholz* a
montré un squelette rachitique de sa collection , dont le bassin

(1) Principles of midwifery. Chap. VI, Sect. I. Deformity from Rickets.
(2) Comment. sist. Dystociæ decursum in pelvi rachitica. Vratislaviæ, 1837.

est exactement vicié comme le sont constamment ceux qui ont été déformés par l'ostéomalacie des adultes. (*Voyez* les Commentaires de *Van Swieten*, sur le 1316e aphorisme de *Boerhaave*.)

Que conclure donc de cette proposition de *Stein* neveu, répétée ensuite par tant d'autres : *Si la largeur exagérée de l'arcade pubienne est un caractère constant du bassin rachitique, l'acuité de l'angle que forme cette arcade, et son effacement presque complet sont ceux du bassin qui s'est déformé dans l'âge adulte, par suite du ramollissement des os ?* Les faits que nous avons rapportés ne donnent-ils pas à cette proposition le plus éclatant démenti ? Il en est de même de cette autre proposition que l'auteur du traité le plus moderne avance d'après *Stein* en se servant de ses propres paroles : *Le bassin rachitique, quelque bornée que soit la viciation, a toujours une forme qui lui est propre et des caractères qu'il faut absolument connaître exactement, parce que cette connaissance est le moyen qui conduit au résultat qu'on peut attendre d'une exploration obstétricale complète.* Cette proposition est erronée, et conduirait à des fautes en pratique.

Le bassin rétréci par suite d'ostéomalacie des adultes, dont il a été question page 116, est d'autant plus intéressant pour l'accoucheur, que c'est, à ma connaissance, parmi tous les bassins de cette espèce, le plus rétréci qui ait jamais été cause de dystocie. La femme à laquelle il avait appartenu avait mis facilement au monde cinq enfants forts et bien portants ; son sixième était venu mort , et elle n'avait pu donner le jour au septième qu'après avoir subi l'opération césarienne, dont les suites avaient été mortelles pour elle. L'excessive déformation des os s'était produite dans un très court espace de temps, et leur tissu avait repris la consistance ordinaire à l'époque de l'accouchement. Tous ces motifs m'ont fait penser qu'une planche représentant ce bassin serait bien accueillie des lecteurs qui ne possèdent pas le livre qui en renferme déjà la figure et la description (1). Comme j'ai déjà donné de ce bassin deux figures de grandeur naturelle, comme je ne veux pas trop multiplier, pour des motifs qu'on comprendra sans peine, le nombre des planches, comme enfin une troisième figure représentant une vue de profil aurait l'avantage de faciliter et de rendre plus complète la comparaison de ce bassin avec le bassin rachitique décrit p. 112 et mettrait en évidence la ressemblance frappante qui existe entre eux sous le rapport de la viciation, j'ai donné sur la planche XIII trois figures au trait réduites de moitié. La fig. 1 représente le bassin vu par sa partie supérieure ; la fig. 2 est une vue de la partie antérieure ; la fig. 3 est une vue du côté gauche. C'est la surface articulaire de la troisième vertèbre lombaire qu'on aperçoit dans la fig. 1.

Afin de donner de la déformation des os de ce bassin une idée aussi complète que possible, il suffira de faire connaître les dimensions suivantes : la distance qui s'étend de la branche horizontale du pubis gauche enfoncée vers l'excavation, au corps de la quatrième vertèbre lombaire qui se trouve en face et sur le même niveau, est de 2 lignes et demie ; la même distance du côté opposé est de 6 lignes et demie. Le sacrum est si recourbé sur lui-même que sa hauteur n'est que de 16 lignes. De son sommet au point d'union de la première et de la seconde vertèbre sacrées, il y a 10 lignes et demie ; la paroi antérieure du bassin est dans son ensemble portée en haut, la postérieure en bas. C'est ce qui fait que le bord supérieur de la symphyse pubienne est au niveau du bord antérieur de la surface supérieure du corps de la quatrième vertèbre lombaire. Les côtés de

(1) *Fr.-C. Naegele*, Erfahrungen und Abhandl. aus dem Gebiete der Krankh. der weibl. Geschlechtes, nebst Grundzügen einer Methodenlehre der Geburtshülfe. Mit 4 Kupfertafeln. Mannheim 1812.—La troisième planche donne la figure de ce bassin de grandeur naturelle, vu par la partie antérieure, et la quatrième, une vue de ce même bassin par sa partie supérieure.

l'arcade pubienne convergent en bas (*Voy.* fig. 3), au point qu'ils ne sont plus séparés en cet endroit que par un intervalle de trois lignes. Les os iliaques semblent avoir été comprimés d'avant en arrière, et présentent une gouttière dirigée de dehors en dedans et se terminant en bas par une pointe ou sommet aigu, semblable à un morceau de carton plié. Il en résulte que la distance de l'épine iliaque antérieure et inférieure au point de la crête iliaque diamétralement opposé en arrière, est à gauche de 2 pouces 4 lignes, et à droite de 2 pouces 6 lignes, et qu'une ligne tirée d'une épine iliaque antérieure à l'autre traverse la surface supérieure du corps de la troisième vertèbre lombaire dans sa moitié postérieure.

C.

DU BASSIN SIMPLEMENT ÉTROIT, SANS COURBURE NI DÉFORMATION DES OS.

—

I.

Le bassin simplement et régulièrement étroit (*pelvis simpliciter seu œquabiliter justo minor*) n'a pas été assez étudié relativement à son importance en obstétrique, c'est-à-dire sous le rapport de son influence sur l'accouchement. Dans plusieurs des traités allemands ou étrangers les plus étendus, il n'en est pas fait mention du tout, ou on en parle comme d'une chose de peu d'importance, et en quelques mots seulement. On dit à la vérité, dans quelques autres, que la simple étroitesse du bassin peut rendre plus difficile la terminaison de l'accouchement; mais on nie que cette étroitesse puisse être assez considérable pour nécessiter l'intervention de l'art. Si l'on veut se convaincre de l'exactitude de ce que j'avance, il suffit de jeter un coup d'œil sur les livres, particulièrement sur ceux qui ont paru antérieurement à la publication de mon mémoire déjà cité : *Diss. exh. casum rariss. partûs, qui prop. exostosin in pelvi absolvi non potuit* (1830). L'illustre *Baudelocque* expédie tout ce qui est relatif à ce sujet en quelques mots : *L'étroitesse se rencontre rarement dans toutes les parties du bassin en même temps.* J'ai sous les yeux une douzaine de traités d'accouchement anglais ou français, dans lesquels il n'en est pas fait la moindre mention. *Velpeau* lui-même, si remarquable par la quantité de matériaux qu'il exploite, signale seulement la possibilité du *rétrécissement général et régulier*, mais remarque qu'il ne peut pas être porté au point qu'il en puisse résulter quelque danger réel relativement à l'accouchement; il n'a jamais entendu dire que ce rétrécissement ait exigé une opération grave. (Voy. *Traité de l'art des accouchements, ou Principes de Tocologie*, etc. Paris 1829, t. I, p. 32.)

II.

On ne peut refuser à *Stein* neveu le grand mérite de s'être efforcé d'appeler l'attention sur le rétrécissement général du bassin et d'avoir, dans son traité d'accouchement (1), consacré un chapitre spécial à ce sujet. Mais entraîné par les observations qui se sont offertes à lui, et par une trop grande préoccupation pour ses propres idées, préoccupation d'ailleurs d'autant plus excusable qu'aucune objection fondée n'avait été faite, il a eu le tort de trop généraliser (2). C'est ainsi que ce respectable

(1) *G.-W. Stein.* Lehre der Gebursthülfe, als Gruudlage des Faches, etc. Elberfeld, 1825.

(2) Il n'y a rien de plus dangereux dans une science expérimentale que les propositions trop générales ou trop exclusives, que les conséquences tirées des observations faites, comme dit *Bacon, in minoribus mundis*, et desquelles on veut conclure au *mundus major sive communis*. Loin de moi pourtant l'idée de vouloir affaiblir le mérite de *Stein* par ce qui, dans cet ouvrage, se trouve en opposition avec ses idées.

auteur avance que le bassin simplement trop étroit descend moins au-dessous des proportions normales, que le bassin trop ample ne s'élève au-dessus de ces mêmes proportions (excès d'amplitude qu'il fixe d'ailleurs à un pouce entier) ; c'est ainsi qu'il dit expressément que *la limite extrême de l'étroitesse*

Je reconnais au contraire avec plaisir que ce qu'il a enseigné sur les vices de conformation du bassin est important et mérite la reconnaissance des hommes de l'art, et je suis convaincu qu'il n'y a que l'ignorance, ou, si l'on veut une expression moins forte, l'injustice qui puisse mettre en doute ou nier le mérite de ses observations. Il est seulement surprenant que les idées de *Stein* soient restées presque inconnues à l'étranger et qu'elles n'aient pas reçu, dans son pays même, l'accueil prompt et empressé qu'elles méritent. Je crois qu'il ne faut attribuer ce résultat ni à l'œuvre même de *Stein*, ni à l'indifférence des savants étrangers, qui ne peuvent refuser leur approbation à ce qui est bien, quelle qu'en soit l'origine. La faute en est seulement à la forme choisie par cet honorable écrivain pour communiquer ses vues. C'est un auteur partout difficile à comprendre, même pour les lecteurs allemands déjà instruits ; il semble même qu'il se soit quelquefois efforcé de rendre d'une manière peu intelligible ce qui est généralement clair pour tout le monde (chose étonnante, car ses leçons orales étaient renommées pour leur clarté!). L'intelligence de ses œuvres ne devait-elle pas être incomparablement plus difficile encore pour des lecteurs dont la langue allemande n'est pas la langue maternelle. Si par exemple cette opinion de notre compatriote, à savoir que le rétrécissement du bassin rachitique ne dépend pas seulement de la déformation des os, mais encore d'un arrêt de développement des os iliaques, eût été plus généralement répandue, *Alexander Shaw* n'eût pas omis de citer *Stein* dans son intéressant mémoire : *Of a Peculiarity in the conformation of the skeleton in rickets* (Med. chir. Transact., vol. XVII). Dans le chapitre où il traite *of the influence possessed by rickets, in arresting the growth of the plevis* , il ne se fût certainement pas exprimé ainsi : *The questions which we have been engaged in considering, have led us to observe a remarkable character in the pelvis when deformed by rickets, which has not been noticed by writers upon midwifery, but which appears, nevertheless, essential for comprehending the true condition of this circle of bones in such cases. It will be found that these authors while treating of the effects of this disease upon the pelvis confine their observations to the deformity of the bones, and to the encroachement produced upon the cavities by that cause; and that they attribute all the dangers met with in parturition to the irregularities only of the form of the canal. But after contemplating the imperfect course of development in the body when affected by this disease*, etc. ; il n'aurait pas non plus été considéré par ses compatriotes comme le premier qui ait émis cette proposition. — *Velpeau* lui-même, si empressé de recueillir partout, de faire son profit des choses même les moins importantes, *Velpeau* qui ne dédaigne pas de citer les essais les plus médiocres des élèves, ne dit pas un mot, dans le chapitre consacré aux vices de conformation du bassin, des travaux de *Stein*.

simple ne dépasse pas un demi-pouce. **Plus** loin, il ajoute : *On pourrait croire que le rétrécissement des bassins simplement trop étroits peut être plus considérable ; mais si on avait l'occasion d'examiner attentivement des bassins qui pourraient faire naître cette idée (des pièces sèches permettent seules un examen complet), on trouverait bientôt que ces bassins ne sont autre chose, sous tous les rapports, que des bassins qui commencent à se déformer, en un mot des bassins rachitiques,* etc. Mais tout ce qui précède et tout ce qu'avance encore *Stein* à ce sujet, dans cet endroit de son livre, se trouve contredit par les deux bassins que nous avons déjà fait connaître dans notre mémoire déjà cité (1830), et par deux autres qui sont en ma possession. Ces quatre pièces qui sont des exemples de bassins simplement trop étroits, ont toutes des dimensions inférieures d'un pouce aux dimensions normales. Je vais en donner une description abrégée.

1.

Le premier bassin provient d'une jeune personne de 23 ans, fraîche et d'ailleurs bien conformée, d'une taille élancée, au-dessus de la moyenne, qui avait toujours joui d'une très bonne santé, et qui succomba peu de temps après un accouchement dont la terminaison par le forceps présenta des difficultés excessives.

2.

Le second appartenait à une femme de 28 ans, d'ailleurs remarquablement bien conformée, d'une taille moyenne, d'une belle carnation, dont la santé avait toujours été bonne, dont la beauté était remarquable, et qui excellait dans la danse. Après quatre jours de travail, elle accoucha pour la première fois d'un enfant non tout-à-fait à terme, et putréfié. Lors de son second accouchement, elle mourut, avant d'avoir été délivrée, d'une rupture de l'utérus et du vagin. En comparant la tête de l'enfant avec le bassin de la mère, il fut évident qu'il n'était pas possible d'avoir l'enfant vivant, autrement que par l'opération césarienne.

3.

Le troisième bassin provient d'une personne de 32 ans, d'une taille au-dessous de la moyenne, forte et en apparence bien conformée, toujours bien portante depuis sa jeunesse, enceinte pour la première fois. Ce cas est particulièrement remarquable, que dis-je? unique de son espèce, en ce que presque toutes les circonstances qui pouvaient apporter quelque obstacle à l'accouchement se trouvaient réunies. En effet, avec l'étroitesse générale du bassin coïncidait un volume excessif de l'enfant, qui se présentait par l'épaule. Les eaux s'étaient écoulées long-temps avant l'arrivée de l'accoucheur, et la matrice était fortement contractée sur le fœtus. Après une version extrêmement laborieuse, on tenta, mais en vain, l'application du forceps. Il fallut avoir recours à la perforation du crâne. Encore l'extraction de la tête présenta-t-elle les plus grandes difficultés (1). La femme succomba 24 heures après.

Ces trois bassins, sous le rapport des dimensions respectives de leurs différents diamètres et de la forme de l'arcade pubienne

---

(1) Mon ami et ancien disciple le docteur *Charles Reuter* de Eltville, médecin des eaux de Schlangenbad, praticien habile et expérimenté, auteur d'un mémoire couronné par la Faculté de médecine de Heidelberg (*De partûs causis*, Heidelb. 1837), et de plusieurs autres écrits intéressants sur l'obstétrique, a donné des soins à la femme conjointement avec le digne docteur *Louis-Chr. Heidenreich* (maintenant médecin assistant de Hadamar). Il a eu la bonté de me communiquer l'observation et de m'envoyer le bassin. Je ferai connaître ailleurs ce cas, en même temps que je donnerai la description détaillée de la pièce.

présentent les caractères d'un bassin de femme régulièrement conformé, mais dont toutes les proportions auraient été réduites. Quant à l'état même des os, c'est-à-dire à leur couleur, leur force, leur texture, etc., il n'y a, sous ces divers rapports, aucune différence avec l'état sain; sur l'une de ces pièces, il y a même tendance à une compacité plus grande. Indépendamment des trois cas que je viens de faire connaître, j'ai encore eu occasion d'en observer un autre presque en tout semblable aux premiers sous tous les rapports que nous avons signalés. Il provenait pareillement d'une femme d'ailleurs bien conformée, d'une taille au-dessus de la moyenne. Elle avait aussi succombé aux suites d'un accouchement artificiel dont la terminaison avait présenté des difficultés très grandes, auxquelles on était bien loin de s'attendre.

4.

Le quatrième des bassins de ma collection, qui offre une étroitesse générale et absolue, appartient au squelette d'une naine de 31 ans, haute de 3 pieds 6 pouces, mais d'ailleurs bien conformée. Son père était un homme fort, d'une taille au-dessus de la moyenne. Sa mère, morte depuis 25 ans, était d'une petite stature; son frère, âgé de 29 ans, était d'une taille moyenne, de bonne mine et de bonne santé. Sa tête et ses membres étaient en proportion avec sa taille, et, n'eussent été les traits de son visage, elle ressemblait tout à-fait à un enfant de sept ans. Les articulations des membres supérieurs et inférieurs ne présentaient aucune trace de gonflement. Les mamelles avaient un développement proportionné à celui de tout l'individu. La région pubienne n'était couverte que d'une petite quantité de poils. Sous le rapport des penchants et du développement de l'intelligence, elle ressemblait, comme pour le développement physique, à un enfant. Elle avait un aimable caractère; aussi était-elle

chérie de son père. Elle ne manquait pas d'application et s'ac-
quittait bien des fonctions du ménage ainsi que de quelques
autres occupations en rapport avec ses forces. La menstruation
s'était établie sans accident à 18 ans. Les règles revenaient toutes
les quatre ou six semaines , et chaque fois l'écoulement, peu
abondant, durait de 6 à 8 jours. Elle cohabita pour la première
fois avec un homme vigoureux. Ce premier rapprochement
fut très douloureux, et donna lieu à un écoulement considérable de sang. Elle souffrit moins dans les suivants. Ces rapports
eurent lieu en tout dix fois. Elle fut bien portante pendant
toute sa grossesse. Elle comprenait bien la position dans laquelle
elle se trouvait, elle y pensait beaucoup , et s'en entretenait avec
d'autres. Elle s'était, à plusieurs reprises, très positivement exprimée contre l'opération césarienne sur laquelle elle s'était
fait donner des explications. D'un autre côté, son père l'avait
confiée à nos soins, lorsqu'elle eut atteint le sixième mois de sa
grossesse, mais sous la condition expresse qu'on ne lui pratique-
rait pas cette opération. Afin donc de rendre la délivrance naturelle ou artificielle de cette femme plus facile, je déterminai, dans
la trente-cinquième semaine de sa grossesse , l'accouchement
prématuré auquel elle avait été d'ailleurs préparée par des bains
chauds, des frictions , etc. L'orifice étant complétement dilaté et
les eaux écoulées depuis 16 heures , l'accouchement fut terminé
avec le forceps, mais non sans des efforts considérables. Pour
plus de commodité, une personne placée en travers sur un lit,
moitié assise, moitié couchée, plaça la petite femme sur ses genoux et lui maintint les jambes. L'enfant, du sexe masculin,
était mort ; il pesait cinq livres six onces. Tout alla bien pendant
les premiers jours ; le dixième , la femme mourut d'une indi-
gestion déterminée par des friandises qu'elle aimait beaucoup.

Ce bassin, non-seulement sous le rapport de la capacité, mais
encore relativement au volume et à la force des os qui le com-

posent, ressemble à un bassin de femme bien conformé, dont toutes les proportions auraient été réduites. Du promontoire à la pointe du coccyx, 3 pouces 3 lignes; de la tubérosité sciatique à la crête iliaque, 5 pouces 5 lignes, et à la ligne innominée de l'os iliaque, 2 pouces 7 lignes ; la hauteur de la symphyse pubienne est de 11 lignes; le petit diamètre du détroit supérieur a 3 pouces ; le transverse, 3 pouces 7 lignes; le diamètre antéro-postérieur de l'excavation a 3 pouces 3 lignes et demie ; la transverse 3 pouces; diamètre transverse du détroit inférieur 3 pouces. L'arcade des pubis, la courbure du sacrum, la direction de la branche ascendante de l'iskion ; la courbure de la ligne iléo-pectinée, etc., ont tous les caractères qui appartiennent au bassin de la femme. Les vertèbres sacrées, ainsi que le corps des os iliaques, pubis et iskions, ne sont pas soudés, mais réunis par des cartilages. La branche descendante du pubis est bien soudée avec la branche ascendante de l'iskion, mais cette soudure est encore très visible. Le sternum est composé de 4 pièces.

Ni les vertèbres, ni les os du bassin, ni aucune partie du squelette ne présentent cette structure délicate, cette faible épaisseur, en un mot, cette gracilité qui appartiennent aux rachitiques. Les os iliaques particulièrement n'offrent pas dans leurs ailerons, soit à la circonférence, soit sur les différents points, cette transparence qui caractérise le rachitisme. En un mot, les os, pas plus d'ailleurs que les autres parties, ne trahissent l'existence antérieure d'une disposition rachitique. Au contraire, il y a un rapport parfait entre leurs dimensions et la taille de l'individu.

Il n'est guère possible de trouver un squelette mieux proportionné que celui de cette femme.

Ce bassin se distingue encore des précédents parce qu'il semble avoir subi, de même que le reste du corps, un arrêt de développement. C'est ce que démontrent la force, l'épaisseur, le volume, la structure et en particulier le mode d'articulation de quelques os qui présentent les caractères de l'enfance; tandis que le rapport qui existe entre les différents diamètres, la disposition de l'arcade pubienne, etc., tout, en un mot, caractérise un bassin de femme dans l'âge adulte. Nous avons encore eu connaissance de bassins de femmes de petite taille, entièrement semblables à celui que nous venons de faire connaître. Mais la description de ces bassins nous entraînerait beaucoup trop loin.

III.

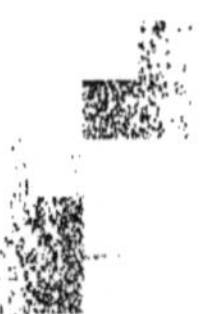

Personne ne niera sans doute que le diagnostic du bassin uniformément rétréci ne présente beaucoup plus de difficultés que celui du bassin dont la capacité est diminuée soit par courbure et déformation des os, soit par développement d'exostoses. On le reconnaîtra sans peine, au contraire, si on est au courant des moyens qu'on peut employer pour constater les vices de conformation du bassin, et de l'état de nos connaissances sur le bassin généralement rétréci. Il serait certainement superflu de rappeler, par exemple, que, dans ces cas, rien ne peut absolument faire soupçonner d'avance que le bassin n'a pas ses dimensions normales. C'est, sinon toujours, au moins dans la très grande majorité des cas, au moment de l'accouchement et à cause de la difficulté qu'il opposait à sa terminaison, qu'on a reconnu le bassin simplement rétréci, l'expulsion du fœtus ne pouvant avoir lieu par les seuls efforts de la nature, quelque vigoureuses que fussent les contractions de la matrice. Combien n'est-il pas arrivé déjà de cas de cette espèce, qui n'ont pas été portés à la connaissance du public, parce que leur issue a été trop malheureuse, parce que le rétrécissement du bassin ou le degré de ce rétrécissement a été reconnu trop tard, qu'en conséquence de cette erreur de diagnostic, on n'a pas pratiqué l'opération qui était indiquée, et qu'on s'est, à la fin, tiré d'affaire le mieux qu'on a pu. En général, on ne se hâte pas de faire connaître de pareils cas autant que ceux dans lesquels le diagnostic ayant été exact, les ressources de l'art ont été convenablement appliquées, et dans lesquels l'accoucheur s'est retiré du champ de bataille avec tous les honneurs de la guerre. Ce qui précède démontre que toutes les circonstances, tous les signes qui peuvent faire soupçonner ce vice du bassin, ou contribuer à éclairer un diagnostic si difficile sont d'une grande importance sous le rapport pratique. C'est donc pour nous un devoir d'examiner attentivement et de peser consciencieusement ce qu'un homme aussi méritant et qui s'est occupé de ce sujet avec autant de zèle que *Stein*, neveu, a établi relativement au diagnostic de ce vice du bassin.

Les signes du rétrécissement simple du bassin, dit Stein, *à part ceux que peut fournir l'observation très attentive d'accouchements antérieurs, se tirent seulement de l'état extérieur de la femme, particulièrement de sa petite stature, surtout lorsque les membres ne sont pas d'un développement en rapport avec cette petite taille, d'où résultent un défaut de proportion dans l'ensemble et une démarche pesante.* On voit au reste quelle importance il attachait, sous le rapport séméiotique, à la petitesse de la taille et au défaut de proportion entre les différentes parties du corps; on le voit, dis-je, par la note qu'il ajoute à la proposition précédente, et dont les termes sont d'ailleurs loin d'être très clairs. *La stature ni trop élevée ni trop grêle, mais bien proportionnée, qu'on observe plus que toute autre dans le cas de bassin de dimensions trop considérables, se retrouve aussi d'une manière frappante chez les individus qui ont le bassin trop petit, mais d'ailleurs non déformé !*

Ces remarques ne sont nullement corroborées par les faits que nous avons décrits, ni par beaucoup d'autres cas d'étroitesse générale moins considérable, dans les cas où les diamètres du bassin ont 9, 7 ou 5 lignes de moins que dans l'état naturel.

Sous quelques rapports, ils conduiraient même à des conclusions entièrement opposées. C'est ainsi que, chez aucune des femmes qui avaient le bassin trop petit, et cela à un degré que *Stein* n'admet pas comme possible, non plus que chez celles où l'étroitesse était moins considérable, nous n'avons observé quelque chose de mal proportionné dans la taille ; dans aucun cas nous n'avons remarqué que la démarche fût pesante. Une de nos femmes se faisait même remarquer, comme nous l'avons dit, par sa danse légère et gracieuse. Le squelette décrit sous le n° 4 était, il est vrai, petit, mais les membres, loin d'offrir des proportions qui ne fussent pas en rapport avec le reste, étaient d'une structure légère et délicate comme les autres parties du squelette. Sur cinq femmes, deux étaient de petite stature, la troisième avait une taille ordinaire, la taille des deux autres était au-dessus de la moyenne. *Luchini*, homme d'une grande expérience, avait déjà fait la remarque suivante : *Pravæ isti pelvis conformationi, scilicet illi, quæ in eo consistit, ut pelvis cavitas in omni dimensione considerata, habito respectu ad reliquum corpus, justo minor sit, obnoxiæ sunt fæminæ non solum parvæ, sed et proceræ staturæ* (1).

Stein dit plus loin, et en cela il me paraît n'être pas d'accord avec les lois qu'il a établies lui-même, que *les individus dont le bassin est simplement trop étroit touchent de près à la constitution rachitique.* Les faits que nous avons observés démontrent précisément le contraire.

IV.

S'il était vrai, comme beaucoup d'auteurs, *J. Burns*, *Velpeau*

____

(1) *C.-E. Luchini a Spiessenhoff*, respond. *J.-A. Clossmann*, dissert. de partu præternaturali ex disproportione inter caput fœtûs et pelvim orto. Heidelb. MDCCXLII, § 34.

et d'autres l'ont prétendu, que l'étroitesse absolue du bassin résulte d'un arrêt de développement, c'est-à-dire qu'en pareil cas le bassin a conservé les caractères d'une des périodes de son développement (1), il faudrait, si l'on veut s'en tenir à la rigoureuse acception du mot, que le rapport des diamètres entre eux et la disposition de l'arcade pubienne fussent tels qu'on l'observe dans l'enfant ou chez l'homme. C'est au reste ce que *Velpeau* soutient expressément (2). Mais c'est précisément le

(1) The pelvis, dit Burns, may be altogether upon a small scale, owing to the expansion stopping prematurely, etc. (*Princip. of midwifery*, Book I, ch. VI, sect. I.)

(2) « On a soutenu à tort, dit Velpeau, que la cavité pelvienne ne pouvait pas se rétrécir dans un sens à moins de s'élargir d'autant dans un autre, et que, par conséquent, la circonférence de ses détroits ne variait jamais. L'observation a surabondamment démontré que, chez un assez grand nombre de femmes, le bassin conserve, après la puberté, la plupart des caractères qu'*il avait dans l'enfance, qu'il se rapproche plus ou moins de celui de l'homme*; partant, que sa capacité absolue reste au-dessous de ce qu'elle doit être dans l'état normal. D'ailleurs, puisqu'on admet bien un excès d'amplitude, je ne vois pas pourquoi on répugnerait à dire qu'il peut être trop petit dans toutes ses dimensions simultanément; toutefois, ce rétrécissement général et régulier est assez *rare, et je n'ai point appris qu'il ait jamais été porté au point de nécessiter une opération grave.* » (*Voy.* Traité élém. de l'art des accouch., § 83.) Ce dernier passage a disparu dans la nouvelle édition de 1835, et à sa place on lit : « M. Naegelé, qui conserve deux bassins dont toutes les dimensions perdent un pouce, dit, *comme je l'ai observé moi-même,* que l'étroitesse absolue est plus commune qu'on ne pense, etc. » On doit assurément s'étonner qu'un aussi riche champ d'observations se soit offert à M. Velpeau dans les trois années qui se sont écoulées depuis l'apparition du cahier du Journal complémentaire dans lequel il a lu la traduction de mon mémoire, cité p. 116, jusqu'à la publication de la seconde édition de sa Tocologie, et qu'il ait pu soutenir, d'après sa propre expérience, le contraire de ce qu'il avait avancé peu de temps auparavant. Dans cette seconde édition, l'auteur, si merveilleusement empressé de tout recueillir, s'est vu obligé de consacrer un chapitre particulier au rétrécissement simple du bassin, sous le titre d'*Étroitesse absolue.* Il ne fait pas mention, dans cet article, d'un cas dans lequel la femme succomba avant d'être délivrée, et d'une autre qui réclama l'opération césarienne. M. Velpeau cite aussi *Luchini a Spiessenhoff,* dont il ignorait sans doute le nom avant la publication de mon mémoire. Il a voulu faire preuve ici d'érudition, comme tant d'autres qui ne tiennent pas compte de cet adage : *Non venit ex horto flosculus ille tuo.* Prendre une fleur dans le jardin d'un autre, et la présenter comme le produit du sien, c'est une action qui ressemble autant à un larcin qu'une grive ressemble à une autre grive ; seulement la première ressemblance

contraire que démontrent hautement tous les exemples de bassins qui sont, à un haut ou à un médiocre degré, simplement
rétrécis et qui ont été attentivement examinés par nous et par
d'autres après nous.

Les bassins de cette espèce qui nous sont connus n'ont rien de
commun non plus avec le bassin rachitique. Nos propres observations ne confirment pas davantage ce que l'estimable auteur
d'un des traités les plus récents publié en Allemagne sur l'art
des accouchements, qui a d'ailleurs reproduit presque mot pour
mot les paroles mêmes de *Stein* sur les déformations du bassin,
avance relativement à la forme et à l'origine du bassin simplement
rétréci. Elles sont absolument contraires à ces propositions p. 5:
*La gracilité de tous les os du bassin, la petitesse des os ilia-
ques, la trop faible courbure du sacrum lui donnent l'aspect
d'un bassin rachitique. La forme généralement anguleuse aiguë
de l'arcade des pubis rappelle le bassin de l'enfant et les caractères propres à une époque antérieure de développement.* »

Nous croyons devoir, à cette occasion, donner encore la description d'un bassin de notre collection, d'autant plus qu'il peut
servir de pendant à celui que nous avons précédemment décrit
sous le n° 4. Il provient d'une jeune fille de 21 ans qui n'avait
pas quatre pieds de haut, mais dont le corps était d'ailleurs
tout-à-fait bien proportionné. Ce bassin offre relativement aux

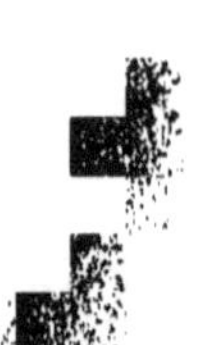

n'est pas aussi innocente que la seconde. — Mais comment comprendre le sens de ce
qu'on lit immédiatement après l'article dont il vient d'être question, et cela sur la
même page? On trouve en effet, dans l'article consacré à l'*Étroitesse relative*, ces
mots : *Malgré ce qui précède, l'étroitesse relative ou partielle du bassin n'en est pas
moins, pour ainsi dire, la seule qui entraîne de véritables dangers.* M. *Velpeau*
aurait dû nous apprendre ce qu'il entend par *véritables dangers*; si les circonstances qui peuvent produire la mort avant la délivrance, nécessiter l'opération césarienne, etc., ne sont pas de ce nombre. — Du reste, il est évident, d'après ce qui
précède et d'après les cas que l'estimable auteur de la Tocologie cite dans son article
Étroitesse absolue, que le sujet du rétrécissement général du bassin est pour lui
terra planè incognita.

dimensions de ses différents diamètres, à leur rapport entre eux,
à la disposition de l'arcade des pubis, tous les caractères du
bassin de l'enfant. Ainsi le diamètre antéro-supérieur du détroit supérieur est, comme on l'observe dans l'enfance, plus
étendu que le diamètre transverse. La ligne iléo-pectinée n'a
qu'une très faible courbure. Les parois du bassin convergent
en forme d'entonnoir de haut en bas. Il n'y a pas d'arcade pubienne proprement dite; l'angle pubien est de 30 degrés et
demi, etc. Les corps des os iliaques, iskion et pubis ne sont pas
soudés. L'os coxal est donc composé de trois parties réunies par
des cartilages; mais les branches descendantes du pubis sont soudées avec les branches ascendantes des iskions. Les différentes
pièces du sacrum, au contraire, ne le sont pas entre elles. Les
deux crêtes iliaques, qui étaient encore cartilagineuses, ont été
séparées par la macération et perdues. Tout homme de l'art
instruit prendrait ce bassin, auquel sont restées fixées les trois
dernières vertèbres lombaires et la moitié des deux fémurs,
pour celui d'un enfant de 6 à 7 ans. Ce sont même volume et
même forme. Les os n'ont d'ailleurs aucuns des caractères propres aux os rachitiques.—La fille à qui avait appartenu ce bassin
était née d'honnêtes parents, jouissant d'une bonne santé. Son
intelligence ne s'était nullement développée. Elle n'avait de
l'espèce humaine, que la forme. Elle n'avait jamais su marcher.
Elle restait presque toujours à genoux à la place où on la mettait, et la partie supérieure de son corps se mouvait seule en
avant ou en arrière, et par secousses. Elle ne parlait pas, et ne faisait entendre que quelques sons inarticulés. Son attention ne se
fixait sur rien. Quelquefois elle manifestait sans raison de la
colère; alors elle était agitée et s'égratignait le visage. Elle prenait elle-même ses aliments. L'appétit était bon, et les autres
fonctions, particulièrement l'ouïe et la vue étaient intactes.
Ayant été mordue par une de ses compagnes de lit, elle tomba

malade et mourut bientôt après. — Cette fille avait le teint pâle et bouffi ; ses seins étaient gros, mais elle n'avait pas de poils au pubis et n'avait jamais été menstruée. — A l'autopsie, on trouva le corps surchargé d'une grande quantité de graisse et très peu de tissu musculaire ; mais dans les cavités splanchniques, tout était à l'état normal. Les commissures cérébrales étaient très fortes ; le cervelet n'était pas plus petit que de coutume ; les organes génitaux internes étaient dans l'état où on les trouve avant la nubilité.

Le bassin que nous venons de décrire est un exemple de bassin arrêté dans son développement, provenant d'un sujet qui, sous d'autres rapports, savoir, sous ceux de l'appareil osseux, de l'appareil musculaire et de l'appareil génital, n'avait pas acquis son développement complet. Il diffère de celui décrit sous le n₀ 4, en ce que celui-ci, à part sa petitesse, présentait tous les caractères du bassin d'une femme adulte. Cette différence tient à ce que dans le sujet auquel se rapporte ce dernier bassin, l'appareil reproducteur était développé, et qu'il ne l'était pas au contraire dans le cas que nous venons de faire connaître.

S'il nous était permis de conclure d'après nos propres observations, nous pourrions avancer que les bassins *qui ont éprouvé un arrêt de développement*, sur lesquels le rapport des diamètres entre eux est tel qu'on l'observe *chez l'enfant ou chez l'homme, dont l'arcade pubienne offre généralement un angle aigu*, ne sont presque d'aucun intérêt pour l'accoucheur, parce que les femmes auxquelles ils appartiennent ne sont guère dans le cas de réclamer ses secours. Quoique nous ne puissions pas absolument nier que les bassins généralement rétrécis, avec arcade pubienne à angle aigu, etc., ne puissent exister avec un parfait développement de l'appareil génital, pourtant nous nous croyons autorisé par notre expérience à soutenir que ces caractères ne leur sont pas propres, bien loin que leur existence puisse être considérée comme la règle.

En ce qui concerne les causes qui donnent lieu à l'étroitesse
générale et régulière du bassin, je crois que nous sommes encore loin de posséder des notions aussi claires que le préten-
dent ceux qui prononcent sur ce sujet cavalièrement, sans
autre raison que celle de leur bon plaisir, et qui, sans se donner
la peine d'observer, croient que les choses ne peuvent pas être
autrement, parce que c'est ainsi qu'ils les voient. — Mais ce
qui est le plus vraisemblable n'est pas toujours vrai, et le vrai
toujours n'est pas vraisemblable. Sur le terrain où nous nous
trouvons, il n'est pas possible de procéder d'un pas sûr, si on
ne prend pas pour guide l'expérience : *Opinionum commenta delet
dies, naturæ judicia confirmat.* Voilà un adage qui sera éternelle-
ment vrai, et dont chaque jour confirme la justesse. Une des
plus grandes, sinon la plus grande vertu dont puissent briller
la vie et les actes d'un observateur de la nature, c'est l'humilité,
à côté de laquelle il faut placer sa plus belle sœur, la modestie.
Quel savant honnête ne sera pas de l'avis de *Lichtenberg* : « Ce
qu'on ne sait pas et qu'on croit savoir, on ne l'apprend jamais ;
mais il n'en est pas de même de ce qu'on s'avoue à soi-même
ne pas savoir. » C'est surtout dans les ouvrages qui sont destinés
à l'instruction des commençants qu'on doit éviter les assertions
sans fondement ou qui ne sont pas suffisamment fondées, ou
celles qu'on n'a fait que répéter, en les paraphrasant, d'après
d'autres qu'on n'a pas comprises. Il ne faudrait jamais vouloir
apprendre aux autres ce qu'on ne sait pas. Il n'y a qu'un
fripon qui donne plus qu'il n'a.

Les bassins généralement rétrécis qu'on observe chez des
personnes de toute taille, et dont les os offrent les caractères
que nous avons précédemment indiqués N°ˢ 1-3, me semblent
devoir être considérés comme un jeu de la nature, tout aussi
bien que les bassins trop grands, et de même que le défaut de
proportion de la tête, qu'il n'est pas rare de voir trop grande
ou trop petite, relativement au reste du corps, etc.

Qu'il me soit permis d'ajouter encore une remarque. On sait qu'il y a des individus des deux sexes, d'ailleurs bien conformés, d'une taille remarquablement petite, si petite même qu'on les range au nombre des nains, et dont les os sont aussi épais, aussi forts que ceux d'individus d'une taille moyenne : ces sujets petits (dont le bassin a pourtant des dimensions régulières), ont, pour la plupart, si j'en juge d'après le petit nombre d'observations qui me sont propres, quelque partie mal proportionnée, par exemple, une grosse tête, de larges épaules ou quelque chose de semblable. Ce n'est pas là ce qu'on observe chez les nains dont les os sont délicats et conservent les caractères de l'enfance. Chez eux, on voit qu'après la puberté, et quelquefois même dans un âge avancé, les trois pièces de l'os innominé et les vertèbres sacrées ne sont point soudées, qu'elles sont encore réunies par des cartilages, ou du moins que leur soudure est incomplète (1). Le bassin, de même que les autres parties, est d'un volume proportionné avec le reste du corps ; et, chez les individus du sexe féminin, il a, après le

(1) Voyez la description du bassin N° 4. — Le professeur *A. Sebastian*, de Groningue, parle d'un squelette qui se trouve au musée anatomique de cette ville : c'est celui d'un nain de 17 ans sur lequel les trois os dont la réunion forme l'os innominé, l'iliaque, l'iskion et le pubis, ne sont pas soudés entre eux. (Physiol. génér., Groningue, 1835, p. 61.) On voit aussi, au collége des Chirurgiens, à Édimbourg, le squelette d'un nain. La notice qui accompagne la pièce marquée N° 1, mentionne, entre autres choses, les particularités suivantes : *He died upwards of fifty. — The skeleton is remarquable as presenting no particular deformity but rather an arrestment in the growth and development. The bones of the innominata remain disunited as do the epiphyses Several of the second set of teeth have never protruded in both jaws for want of room : these might have subsequently cut the gum on the loss of others. — M. Naymith prepared the jaws, — and observes that the lower one in its depth and angle retains the character of the child* ». — Je dois ces renseignements à l'estimable prosecteur de notre université, le docteur *Kobelt*, mon ancien élève, qui a examiné cette préparation l'hiver dernier, et qui, relativement au sacrum, ajoute à la notice fournie par l'étiquette, que la première vertèbre sacrée n'est point soudée à la seconde, qu'il en est probablement de même des autres, mais que le mauvais état de la préparation ne permet pas de le reconnaître.

développement de l'appareil sexuel, tous les caractères du bassin de la femme. — D'après ce qui précède, ne pourrait-on pas se demander s'il n'y a pas deux espèces de nains ?

V.

Mes recherches sur le bassin simplement et régulièrement rétréci me conduisent aux conclusions suivantes :

1. Le bassin peut, dans l'âge adulte, sans maladie antérieure, offrir, dans tous ses diamètres, un pouce et plus au-dessous de ses dimensions normales.

2. Qu'on le considère relativement au rapport de ses diamètres entre eux ou à la conformation de l'arcade pubienne, un bassin de femme trop petit n'a jamais, après la puberté, la forme du bassin de l'enfant, ni les caractères du bassin de l'homme.

3. Il y a deux espèces de bassins trop petits :

A) Dans l'une, qui est la plus commune, le bassin, sous le rapport de l'épaisseur, de la force, de la texture, enfin de tous les caractères physiques des os, le volume excepté, ne diffère point du bassin normal. On l'observe chez des personnes de petite, de moyenne et de grande taille, d'ailleurs bien conformées et grêles. L'habitude extérieure ne laisse pas même soupçonner une semblable disposition du bassin, et ce n'est que par une exploration locale que l'homme de l'art peut la reconnaître.

B) Le bassin de la seconde espèce est tout différent ; sous le rapport du volume, de l'épaisseur, de la force, les os ont les caractères de l'enfance, et ces mêmes caractères se retrouvent presque aussi dans le mode d'union des différentes pièces osseuses entre elles. On n'observe cette espèce que chez les individus très petits, chez les nains. Le rapport des diamètres entre eux, la forme de l'arcade pubienne, etc., sont, comme nous l'avons dit, tels qu'on l'observe chez la femme, quand le système sexuel a reçu tout son développement.

4. Le bassin trop petit peut avoir d'assez petites dimensions pour apporter de grands obstacles à la terminaison de l'accouchement ; que dis-je ? pour le rendre tout-à-fait impossible et nécessiter l'opération césarienne.

5. Si j'en juge d'après les cas qui se sont présentés à mon observation, le bassin régulièrement rétréci peut être par lui-même (c'est-à-dire sans qu'il y ait coïncidence d'un volume excessif du fœtus) une cause de dystocie beaucoup plus fréquente qu'on ne le pense généralement, même parmi les hommes les plus expérimentés.

6. Ce vice du bassin mérite, autant que les autres espèces, l'attention de l'accoucheur, d'autant plus que rien ne peut le faire soupçonner d'avance, que rien n'indique la nécessité d'une exploration particulière, que le diagnostic en est plus difficile que celui des bassins rétrécis par le rachitisme, l'ostéomalacie et le développement d'une exostose.

D.

DU BASSIN RÉTRÉCI PAR LE DÉVELOPPEMENT D'UNE EXOSTOSE.

———

Je devrais, d'après le titre de cette seconde partie, parler encore de ce vice de conformation du bassin. Mais sa rareté fait que son importance, sous le rapport pratique, est beaucoup moindre que celle des vices dont nous avons déjà parlé. Comme j'en ai déjà traité longuement dans un écrit académique cité p. 116 (1), je me contenterai de répéter ici la remarque que j'ai déjà faite, mais dont on n'a pas pourtant générale

(1) Voyez, à la fin du volume, les notes ajoutées par le traducteur. Note III.

ment tenu compte. Les cas dans lesquels une véritable exostose (*exostosis vera*, *seu propriè sic dicta*) a incontestablement apporté obstacle à la terminaison de l'accouchement sont beaucoup plus rares que ne croient beaucoup de personnes, et que ne le donneraient à penser beaucoup d'auteurs de traités et de manuels qui les citent; il serait bien à désirer que les cas qu'on cite d'après d'autres ne fussent pas ainsi sans cesse transportés d'un livre dans un autre, de confiance et sans vérification préalable. Ne conviendrait-il pas de revoir soi-même les descriptions, de les examiner attentivement? On arriverait alors à n'estimer que ce qu'ils valent les cas qui ne sont rapportés qu'en passant dans les ouvrages d'après lesquels on les cite, et les cas douteux; on rejetterait les faits non authentiques, et les marchandises falsifiées ne seraient plus mises en vente. On se débarrasserait ainsi du charlatanisme et de l'abus qu'on voit régner dans beaucoup d'ouvrages, où sont accumulées des citations de faits, de livres, de mémoires, de dissertations, sans pitié pour les commençants qui veulent s'initier à la connaissance de la littérature médicale (1).

(1) Qu'on veuille bien excuser la remarque d'un professeur et le désir qu'il exprime qu'on se conforme, pour les citations, dans les ouvrages destinés aux élèves, au précepte de Pline : *Non multa, sed multum* ; qu'en particulier on renonce à citer des dissertations sans valeur, des essais manqués d'écoliers; qu'on évite aux gens la peine et les frais qu'on leur coûte, et qui n'aboutissent qu'au désappointement d'une espérance trompée. Certes, on doit se croire autorisé à attendre quelque chose d'un ouvrage qu'on trouve cité dans le manuel ou le traité d'un auteur en renom ! — Un mot, en particulier, sur la citation des thèses qui paraissent dans notre pays, et dont le titre porte le nom d'un président. Citer est le moins qu'on puisse faire, car l'étude de la littérature et son histoire sont à cette condition; mais citer sous le nom du candidat, sans nommer le président, n'est-ce pas être injuste envers un maître qui a notoirement composé lui-même toute la dissertation, ou qui y a pris part au moins comme *suasor et moderator*, et répond, par conséquent, de tout ce qu'elle contient. C'est pourtant ce qui arrive souvent, et nous pourrions citer bon nombre d'exemples des méprises, des erreurs qui en sont résultées. Je comprends qu'on y tienne moins quand le président est encore vivant. Si on ne peut se dispenser

Parmi les faits de dystocie résultant du développement d'exostoses, il y en a beaucoup qui, dans les ouvrages où ils sont consignés, ne sont rapportés qu'en passant, si brièvement et d'une manière si incomplète, que les auteurs semblent ne les rapporter que par ouï-dire : dans d'autres cas, on a évidemment pris pour une exostose une saillie démesurée de l'articulation sacro-vertébrale, ou, du moins, il y a des raisons de croire que cette méprise a eu lieu. Il y a un cas qui présente tant d'invraisemblances, et les remarques qui l'accompagnent laissent si bien percer les efforts de l'auteur pour raconter du merveilleux, que cette observation ne mérite pas la moindre confiance ; ici, on ne sait pas si la femme dont on examine le bassin s'est jamais trouvée dans le cas d'accoucher ; là, s'il s'agit d'un bassin d'homme ou d'un bassin de femme, etc.

A l'appui de ce que je viens de dire, qu'on jette un coup d'œil sur quelques-uns des cas le plus fréquemment cités, et en particulier de ceux que l'honorable *Velpeau* rapporte en si grand nombre dans sa *Tocologie*. — Voyons le cas toujours en premier lieu cité de *Ruleau*. Tout accoucheur expérimenté qui en lira lui-même la description, partagera certainement l'opinion émise à ce sujet, il y a trente ans, par un de nos compatriotes qui s'est fait un nom dans la recherche des vices de conformation du bassin, et, cent ans auparavant, par l'illustre *de La Motte*, qui sont d'avis, l'un et l'autre, qu'il y a ici erreur dans l'appréciation

de citer une dissertation, il peut arriver que, par ignorance ou par négligence, on passe sous silence le nom du président; mais ce silence, on le conçoit sans peine, peut avoir aussi un autre motif. — Nous ne voulons pas nier les avantags d'une disposition qui oblige tous les candidats au doctorat, sans distinction, à faire imprimer, sinon à composer eux-mêmes, une dissertation; à plus forte raison, ne voulons-nous pas davantage mettre en doute le droit qu'un maître s'arroge quelquefois d'introduire dignement dans le monde savant, sous la protection d'un travail qui lui est propre, un jeune homme d'avenir qu'il peut avouer pour son élève. Il n'y a pas de professeur qui ne reconnaisse les avantages qui en sont résultés pour la science.

des causes qui ont mis obstacle à la terminaison de l'accouche-ment.— *In pelvis cujusdam obliquæ corpore ossis iskii sinistri osseum tuberculum, magnitudine nucis avellanæ in pelvis cavitatem prominens erat, quod,* etc. C'est ainsi, et sans plus de détails, que ce fait d'*Autenrieth* est occasionnellement rapporté dans sa *Diss. de vir. nat. med. in situs fet. iniq. (resp. C. F. Silber) Tub.* 1799.—N'est-ce pas un fait de bien peu de valeur que celui de Barbaut cité dans la *Tocologie*, et dont voici le récit d'après l'original même : « *Un de mes confrères ayant été appelé pour une femme en travail depuis près de 48 heures, on lui dit qu'elle était accouchée naturellement la première fois après un travail très long, qu'on avait retourné l'enfant au second accouchement, et qu'à celui-ci cette femme était moribonde ; il reconnut à la partie interne du pubis droit une exostose de la grosseur d'un œuf de poule un peu aplati.* » Passons au cas de *G. van Doeveren,* qu'on trouve cité partout où il est question de dystocie produite par une exostose. Il n'est pas, j'en suis persuadé, d'accoucheur expérimenté qui, en prenant connaissance du fait, ne soit porté à attribuer la difficulté qu'offrit l'extraction de la tête après la version à une saillie considérable du promontoire plutôt qu'à une exostose de la forme et de la grosseur d'un œuf de poule naissant de la partie supérieure du sacrum, comme le fait *van Doeveren.* Dans le cas également si souvent rapporté d'après *J.-F. Henckel's, 3. Sammlung, med. chir. Bemerkungen,* p. 33, et dont *van Doeveren* fait mention à la fin de son travail, l'accouchement, comme le dit expressément *Henckel,* fut rendu difficile par une saillie considérable de la dernière vertèbre lombaire et de la première sacrée, et il n'y est pas question d'exostose.— Voyez aussi le cas d'*Herbiniaux* qui concernait une femme contrefaite par suite de rachitisme ; tout homme de l'art n'y verra certainement qu'une saillie considérable du promontoire et de la partie supérieure du sacrum. — Dans le cas de *Dav nyau* (Thèse n° 191, Paris 1816) (1), on conclut à l'existence d'une exostose au sacrum d'après la dépression du pariétal que l'enfant présentait en venant au monde après un travail très difficile. Une semblable conclusion serait excusable de la part d'un homme peu initié aux mystères d'Εἰλείθυια μογοστοκος, mais elle doit étonner de la part de l'auteur d'un livre d'accouchement, qui, dans un autre endroit de son ouvrage (*Suites des couches, art. I. Enfoncement des os*), restant d'accord avec les expériences générales connues, dit expressément : « *On doit redouter l'enfoncement du pariétal ou du frontal, quand la tête appuyée contre l'angle sacrovertébral, reste long-temps soumise à de violents efforts, quand le détroit est réniforme, et quand une tête un peu volumineuse est forcée de se mouler comme dans une filière à travers le bassin qu'elle parcourt.*—Voici maintenant un cas rapporté dans la *Gazette de Francfort* (avril 1778) dans lequel le chirurgien de la Cour, *Fr.-J. Nagel* (l'auteur de la Tocologie écrit *Naegele*), pratiqua la symphyséotomie à cause d'un rétrécissement du bassin produit par une exostose de la surface antérieure du sacrum, opération suivie de succès pour la mère et pour l'enfant. De tout cela, qu'y a-t-il de vrai ? rien, si ce n'est que l'opération a été faite. Il n'y avait pas de trace de l'exostose dont la présence avait paru évidente à *Nagel* et aux deux médecins qui l'assistaient, qu'ils prétendaient avoir clairement sentie, et qu'ils disaient faire une saillie longitudinale de deux pouces dans la cavité pelvienne. La femme, loin de guérir,

---

(1) Cette thèse est de M. le docteur *Marchand*, médecin fort distingué de Nantes. Il s'est trompé en rapportant à une exostose la dépression (il y avait plus, c'était une fracture avec enfoncement) qu'on reconnut après la naissance de l'enfant. Mon père, qui, dans une pratique étendue de près de quarante ans, n'a jamais observé de cas d'exostose qui ait apporté obstacle à la terminaison de l'accouchement, a long-temps eu en sa possession cette tête de fœtus. Il la montrait à ses cours ; mais il n'a jamais proposé la fracture dont le pariétal était le siége que comme un exemple des effets que peut produire la saillie trop considérable de l'angle sacro-vertébral.

A. D.

succomba le huitième jour, et l'autopsie fit voir que le rétrécissement était dû à une forte saillie du promontoire ; quant aux
signes de vie qu'on avait remarqués chez l'enfant, au bout d'un
quart d'heure ils avaient disparu. Le docteur *F. Spitzbarth*
de Schewlm lui-même (1), qui a pratiqué l'opération césarienne
pour un rétrécissement considérable du bassin produit par le
rachitisme et qui a décrit ce cas dans le *Journal de Siebold*
(t. III, p. 80), n'a pu, malgré son habileté reconnue, échapper à
la même méprise qui fut constatée plus tard : il avait pris pour une
exostose une forte saillie de la partie supérieure du sacrum. L'expérience de l'éminent *W.-J. Schmitt* est entièrement d'accord
avec la mienne. Il dit n'avoir jamais été appelé en consultation
pour des cas de dystocie résultant de l'étroitesse du bassin , sans
que l'accoucheur qui le faisait appeler ne soupçonnât l'existence
d'une exostose, quand il n'assurait pas positivement l'avoir reconnue. Mais quel est l'accoucheur expérimenté qui ne sache
tout cela suffisamment ? — Que penser du cas *du professeur de
belles-lettres en la ci-devant Université de Paris* , le docteur
Plessmann de Berlin ? Une exostose s'élevant de la partie
moyenne de la concavité du sacrum rendait vaines les contractions de la matrice. A défaut de gouge, de rugine , etc., il a recours à la « matière ignée, » et armé de la tige d'une pelle
rougie au feu, qu'il porte sur l'exostose à travers le manche
creux détaché d'une poêle de terre, il la détruit avec la rapidité
de l'éclair ; aussitôt, la tête s'engage et l'opération est cou-
ronnée du plus heureux succès, pour la mère et l'enfant. Le
héros de ce récit ne peut s'empêcher, en faisant ce tableau, de
se rendre la justice qu'il mérite, et de se donner des éloges
dignes de son génie inventif; il pousse même la modestie jusqu'à
se donner le nom d'Alexandre tranchant le nœud gordien: Ce

_____

(1) *J. P. Frank*, Kleine Schriften praktischen Inhaltes. Wien .1797, S 60.

cas, que les accoucheurs anglais, français et allemands citent tous, qu'est-ce autre chose qu'une gasconnade ? On n'aurait jamais pris sur soi de citer sérieusement un pareil fait, si on s'était donné la peine de le lire, ainsi que la description d'autres tours de force et de cures merveilleuses, dans le livre même, où tout est calculé pour l'effet (1). Quiconque voudra lire de ses propres yeux le cas de tumeur rétrécissant le bassin que *Ramsbotham* rapporte dans sa **LX**ᵉ observation (2), sera convaincu qu'il ne s'agissait pas d'une exostose. *Éd. Sandifort* a été mal cité, et il y a erreur dans la citation du titre de l'ouvrage et de la page, et on ne conçoit pas, en tous cas, qu'il soit fait mention dans un « traité de l'art des accouchements » d'un bassin d'homme avec quelques excroissances osseuses que cet auteur a décrit dans ses *Observations* (lib. II, p. 118). — Dans un autre cas, consigné dans la thèse n° 93, Paris 1822, sur la taille sus-pubienne, par *Damourette* « qui indique, pour me servir des expressions de *Velpeau*, une exostose qui remplissait tout le bassin, » la tumeur était composée d'une masse de petits grains de sable. Il s'agissait d'un bassin d'homme de 60 ans, et ce cas n'avait rien de commun avec une exostose. — Il n'est pas davantage fait mention d'excroissance osseuse, dans le cas cité par l'auteur de la *Tocologie*, t. II, p. 186, d'après le *Journ. univ.*, dont la première mention se trouve dans *Lond. Med. Reposit.* May 1817, et qui concerne une femme antérieurement bien portante, et qui mourut subitement d'une rupture de l'utérus dans le 6ᵉ mois de sa grossesse. — Mais ce qui démon-tre plus que tout le reste l'empressement de l'estimable auteur

(1) La *Médecine puerpérale*, ou des accidents de la maternité, par *Frédéric Plessmann*, docteur en médecine, accoucheur de l'Hôtel-Dieu sous Desault, et pro-fesseur en la ci-devant Université de Paris. A Paris, chez l'auteur. 1797. « Exostose dans le vagin guérie par le feu pendant le travail. »

(2) Pract. observat. in midwif. P. I. London 1832, p. 337.

de la *Tocologie* à rassembler un grand nombre de faits, c'est qu'il cite deux fois, et comme deux faits différents, le cas que j'ai décrit dans la dissertation inaugurale sus-mentionnée : une première fois, comme appartenant à *Leydig,* d'après l'insertion qui en fut faite dans le *Journal d'Edimbourg,* et une seconde fois, sous mon nom, d'après la dissertation dans laquelle il a été publié. Il y a d'ailleurs beaucoup d'autres doubles emplois semblables dans d'autres ouvrages modernes. Peut-il en être autrement, avec cet amas de citations faites à la hâte et sans vérification préalable ? — Passons sous silence d'autres cas plus ou moins évidemment cités à tort comme exemples d'exostoses, tels que celui de *Fr.-Benj. Osiander* (1), et celui pour lequel *J.-Chr. Starke* (2) pratiqua l'opération césarienne.

Pour montrer que des exostoses peuvent réellement se développer dans le bassin, l'auteur d'une monographie sur ce sujet (3) se sert très sérieusement de quelques preuves qui sont tout-à-fait singulières. *Cum exostoses quæcumque* (lisez *quâcumque*) *corporis humani sceleti parte inveniantur, facile intellectu est, et in pelvi reperiri, quarum exempla extant, e. g. in bovis pelve exostosin invenierunt* (lisez *invenerunt*) *trium librarum ponderis* (4). — Ce qui donne plus que tout ce que nous venons de dire du poids à nos assertions, c'est que

(1) Neue Denkwurdigkeiten. Bd. II. Bogenz 2. Gottingen 1799, S. 125.

(2) Zweite tabellar. Uebersicht des klin. Institutes zu Jena. Jena 1784.

(3) J. Chr. van Persyn, D. De exostosium atque osteosteatomatum pelvis muliebris influxu in partum. Berolini 1821.

(4) Le passage suivant est une nouvelle preuve de la logique tout-à-fait particulière qui distingue cette dissertation : *Tales tumores permagnum in fœtûs efformationem influxum habere, jàm eo apparebit, fruges, campana vitrea superimpositas* (lisez : *superimposita*) *non formam pulchram et naturalem accipere quàm quæ crescunt cælo aperto* , etc. Et cette dissertation, qui ne contient rien de ce que son titre annonce, se trouve citée dans les nouveaux traités destinés à l'instruction des commençants !

les coryphées de la science, les hommes qui ont exploité le plus vaste champ d'observations , et qui nous ont laissé les plus riches trésors, résultats de leur expérience, tels que *Paré, Guillemeau , Mauriceau , P. Portal , H. Deventer, Puzos, De La Motte , P. Amand , Denys , Levret , Smellie, Deleurye , Baudelocque , Boer* et d'autres, n'ont, à notre connaissance au moins, rapporté aucun cas d'exostose dans le bassin.

Mais, plus sont rares les cas dans lesquels une véritable exostose a rendu la terminaison de l'accouchement difficile, impossible même, plus ceux qui ont en effet offert ces difficultés ou cette impossibilité méritent d'être séparés des autres, plus leur histoire doit être répandue. C'est ce qui m'engagerait à joindre au présent appendice les figures qui accompagnent la dissertation déjà citée (*Voy.* la note de la page 116), et qui représentent la plus volumineuse exostose qui ait jamais apporté obstacle à la terminaison de l'accouchement, si d'autres n'en avaient pas déjà publié un grand nombre de copies , indépendamment des copies réduites qui se trouvent dans le cahier des *Annales cliniques* de Heidelberg, où a été publié un extrait de la dissertation en question. Cependant, à cause de la rareté du fait, et parce que le très estimable auteur d'un traité d'accouchement a cru, pour donner un exemple de cette espèce de rétrécissement du bassin , pouvoir s'en rapporter à son imagination, et a fait représenter un bassin avec une exostose imaginaire (la planche VIII du *Mémorial de l'art des accouchements* me paraît être l'origine de cette monstruosité), il m'a paru convenable de donner pl. XIV, la figure , qui n'a encore été publiée nulle part, que je sache, d'un bassin rétréci par une exostose, qui a nécessité l'opération césarienne , et qui ressemble sous beaucoup de rapports à celui que j'ai fait connaître. Le cas se trouve décrit dans le 35ᵉ volume , année 1831, de l'*Edinburgh med.*

and surgical journal, p. 351, sous le titre suivant : *Case of Cæsarean operation, by D*[r] *M*[c] *Kibbin, surgeon to the Belfast Lying-in Hospital. Redacted by John Wales Esq. Surgeon, Belfast, and communicated by William Campbell, M. D. lecturer on Midwifery.* etc.— Pour abréger, je renverrai le lecteur à ce journal, ou au 2[e] cahier du VIII[e] volume des *Annales cliniques* de Heidelberg, où j'ai fait imprimer une traduction de cette observation pour servir de pendant à la mienne (1) avec les remarques qui découlent de l'une et de l'autre. Ce qui m'y avait principalement engagé, c'était la grande ressemblance qu'il y avait sous beaucoup de rapports, et particulièrement sous le rapport de la cause de l'exostose, entre ce fait et celui que j'ai fait connaître dans ma dissertation : *Sist. cas. rariss. partûs, qui propt. exost. in pelvi absolvi non pot.*, etc., 1830, et dans le 3e cahier du tome VI des *Annales*, p. 321.

Quant aux autres espèces de rétrécissement du bassin, nommées par *P. Dubois* et par d'autres *rétrécissement par obstruction (tumores in pelvi, partûs impedimentum)*, et dans lesquelles l'obstacle à la terminaison de l'accouchement ne dépend pas d'une tumeur osseuse, mais de tumeurs de toute autre nature développées dans le bassin, elles sont incomparablement plus importantes sous le rapport pratique. Cette importance ne dépend pas seulement de ce que ces tumeurs sont beaucoup moins rares que les véritables exostoses, mais encore de ce qu'elles sont fort différentes les unes des autres sous le rapport de leur nature, de leur disposition, de leur origine, de la manière dont elles se comportent, de leur influence sur la terminaison de l'accouchement, etc. — Tantôt ces tumeurs sont formées de masses plus ou moins solides, tantôt elles contiennent un liquide ; elles sont tantôt plus, tantôt moins résis-

____

(1) Voyez, à la fin du volume, les notes ajoutées par le traducteur. Note III.

tantes; quelquefois ce sont des organes indurés, d'autres fois des productions nouvelles ; tantôt elles tiennent aux parties voisines d'une manière lâche , tantôt elles y sont intimement adhérentes; ce qui fait que , dans quelques cas , on les déplace facilement , et que, d'autres fois, elles sont immobiles ; enfin, elles adhèrent ici par une base large , là par un pédicule , tantôt dans un point, tantôt dans un autre , etc. Il en résulte que le diagnostic de ces tumeurs , leur supputation et l'estimation de leur influence probable sur la terminaison de l'accouchement , sont fort difficiles; qu'on ne peut ici fixer de règles aussi précises et aussi généralement applicables pour le traitement que dans le cas de vices du bassin produits par le développement d'exostoses , qui ont , sur la terminaison de l'accouchement , une influence très directe , qui réclament toujours , ou presque toujours , les mêmes procédés de l'art. On ne peut espérer ici de recherches efficaces, de diagnostic exact , de traitement approprié , que de la part des hommes qui , outre la connaissance des cas nombreux déjà publiés, mais épars, et qui diffèrent beaucoup les uns des autres sous le rapport de leur nature et des moyens qui ont été mis en usage, possèdent encore une riche expérience , une grande habitude et un talent éminent. Ce sont des cas qui mettent encore à une plus rude épreuve la conscience de l'accoucheur que les vices du bassin , que ceux-ci dépendent d'une conformation primitivement mauvaise, de courbure des os ou d'exostoses. — Ces tumeurs n'appartiennent vraiment pas aux vices de conformation du bassin , et, par conséquent, il n'en doit pas être question ici. Ce sujet, qui n'a pour ainsi dire pas, ou du moins qui n'a été qu'à peine élaboré méthodiquement et scientifiquement, que les traités ou les manuels ont examiné tout-à-fait mesquinement ou entièrement passé sous silence, a , depuis long-temps , fixé bien vivement mon attention, et je n'aurais pas pu m'empêcher de donner ici en abrégé le résultat des re-

cherches que j'ai faites sur ce point, si un de mes plus stu-
dieux disciples, jeune homme capable, n'eût entrepris un
travail sur cette matière. J'ai tout lieu d'espérer de son zèle,
de ses louables efforts et du grand intérêt qu'il prend à ce
sujet, qu'il saura fertiliser ce champ encore non défriché de la
science (1).

Encore moins devons-nous comprendre dans ce travail d'autres difformités qui sont quelquefois cause de dystocie, comme
on en voit çà et là des exemples, telles que la luxation de la
cuisse (2), l'enfoncement du fond de la cavité cotyloïde du côté
du bassin, les fractures mal consolidées, les vices d'inclinaison
du bassin (3), l'ankylose du coccyx et des autres os du
bassin, etc.; sous le rapport de la mogostocie, il faut ranger
ces difformités dans les cas rares, dans le champ des simples
probabilités ou de l'imagination, ou bien enfin il faut les
comprendre dans les cas dont l'influence n'a point été appréciée,
et qui, par suite d'une opinion préconçue ou par d'autres motifs, ont été mal interprétés.

(1) Voyez, à la fin du volume, les notes ajoutées par le traducteur. Note IV.
(2) Peut-être les savants qui recherchent les cas rares apprendront-ils avec plaisir
qu'il y a un fait de cette espèce dans les Commentaires de van Swieten sur le 1316e
aphorisme de Boerhaave.
(3) Voyez note V.

NOTES

DU TRADUCTEUR.

NOTES DU TRADUCTEUR.

NOTE I.

J'ai essayé de répondre à l'invitation de l'illustre professeur de Heidelberg. Au moment où je m'occupais de la traduction de son intéressant mémoire, j'étais chargé de l'un des services chirurgicaux de l'hôpital de Lourcine, et l'occasion était trop favorable pour n'en pas profiter. J'eusse été coupable d'une grande négligence, si, libre d'explorer à mon aise des femmes que je soumettais journellement à l'application du spéculum, qui souffraient sans répugnance, souvent même réclamaient cette application, et qui étaient disposées à se prêter à mes recherches, je ne m'étais pas empressé d'apporter ma petite part des matériaux que l'auteur lui-même réclame pour fixer définitivement la valeur des moyens de diagnostic qu'il propose.

Le calme et la tranquillité nécessaires à de pareilles explorations, la possibilité de placer les femmes dans une position commode à la fois pour elles et pour moi, et la plus convenable d'ailleurs au but que je me proposais, l'assistance d'un aide instruit, tout m'a également favorisé, dans un hôpital qui n'est point ouvert au public, où le silence le plus absolu est de rigueur dans les salles pendant les visites, où existe en permanence une table artistement disposée pour l'application du spéculum, dans un service enfin où j'étais secondé par un interne, M. Gontier, dont la bonne volonté ne m'a jamais fait défaut, et dont je me plais à reconnaître le zèle et l'intelligence.

La table sur laquelle les femmes étaient placées est rembourrée d'une couche peu épaisse de crin, recouverte de cuir verni, et forme un plan horizontal inflexible.

L'instrument dont nous nous sommes servis pour nos mensurations est un compas d'épaisseur un peu plus compliqué, lorsque les diverses pièces qui le composent sont réunies, que celui de Baudelocque, mais qu'il est possible pourtant de réduire au même degré de simplicité. C'est dans ce dernier état que nous l'avons employé.

Pour déterminer les distances indiquées aux 1re, 2e, 4e et 5e tableaux, les femmes ont été couchées d'abord sur le côté gauche, puis sur le côté droit, les cuisses fléchies sur l'abdomen, les jambes dans la demi-flexion sur les cuisses, le siége saillant un peu au-delà du bord de la table, le tronc d'ailleurs le plus horizontal possible.

Dans la détermination des 2e et 5e distances, nous avons procédé sans autre précaution que celle de nous assurer, avec le plus de soin qu'il nous a été possible, des points sur lesquels les deux lentilles du compas d'épaisseur devaient être appliquées. Pour fixer les distances 1re et 4e, nous avons dû prendre quelques précautions de plus pour rendre les conditions autant que possible pareilles des deux côtés, et obtenir des résultats plus comparables. Ainsi, pour la première, nous avons toujours cherché à placer la lentille sur la partie la plus postérieure de la tubérosité sciatique, et pour la 4e, nous avons toujours fléchi la cuisse de telle sorte qu'elle fît un angle droit avec l'axe du tronc; pour l'un et l'autre enfin nous nous sommes appliqués à déprimer également les parties molles pour arriver aux saillies osseuses, et je dois dire qu'on ne tarde pas à acquérir sous ce rapport l'habitude nécessaire.

Quant à la troisième distance, par cela même qu'il est en effet possible que dans certains cas, rares pourtant, on ait de la peine à reconnaître l'apophyse épineuse de la cinquième vertèbre lombaire, et que la lentille soit appliquée sur une autre apophyse ; comme, d'autre part, les inclinaisons du tronc peuvent ici faire varier les rapports, il nous a paru nécessaire que la position de la femme fût telle que les parties fussent bien en vue, et que les inflexions latérales de la colonne vertébrale, très peu étendues, il est vrai, dans cette région, n'apportassent pas des différences là où il n'en existait réellement pas. En conséquence, les femmes étaient d'abord placées dans une position verticale, les deux pieds, les deux genoux appliqués exactement l'un contre l'autre, les jarrets bien tendus, puis le haut du corps était fléchi directement en avant, de telle sorte que le tronc fît avec les membres inférieurs un angle à peu près droit. Dans cette position, la troisième distance était facile à constater de manière à éviter toute erreur ; les apophyses épineuses lombaires faisaient autant de saillie que possible, et il est très rare que nous ne soyons pas parvenus à reconnaître la cinquième.

Nous avons toujours procédé à ces diverses mensurations avec lenteur, et de ces huit cents mesures constatées sur quatre-vingts femmes, un grand nombre a été pris deux et même trois fois. C'est ce que nous n'avons jamais manqué de faire dans tous les cas où nous trouvions, entre les distances de l'un et l'autre côté, une différence de plus de trois lignes. Il nous est arrivé de réparer ainsi des erreurs, mais plus souvent encore de constater des différences réelles, quelquefois assez considérables, comme on pourra s'en convaincre en parcourant nos tableaux. On accordera sans doute que, dans de pareilles mensurations sur le vivant, des différences fort légères, d'une, de deux ou de trois lignes, ne prouvent rien contre la régularité du bassin osseux, ou du moins qu'elles pourraient aussi bien être attribuées à la dépressibilité différente des parties molles, ou aux variations dans le placement des lentilles de l'instrument, qui ne saurait être mathématiquement exact. Quant aux différences plus considérables que nous avons quelquefois trouvées, le soin que nous avons pris de les constater à plusieurs reprises ne peut nous laisser de doute sur leur existence, et elles ajoutent une nouvelle preuve à l'appui de l'opinion motivée de *Naegelé* d'une part, et d'*Oto*, de Breslau de l'autre (V. p. 77), qui ont démontré la rareté extrême des bassins parfaitement réguliers.

Nos tableaux sont si conformes à ceux de l'auteur, qu'il n'est pas besoin que je les fasse précéder d'aucune explication. Mais quelques détails viendront à la suite pour les compléter, ainsi que l'exposition des remarques auxquelles ils peuvent donner lieu.

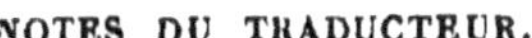

Nᵒˢ D'ORDRE. Age.—Taille.	PREMIER TABLEAU.		Dimensions particulières pour chaque côté.		Différences entre chaque côté.	
			pouc.	lignes.	pouc.	lignes.
I. (28=4'9"6‴.)	De la tubérosité sciat. dr. à l'ép. il. post.-sup. gauc.		7	2	»	4
	— gauche	— droite.	7	3		
II. (20=4'7"6‴.)	— droite	— gauche.	6	5	»	2
	— gauche	— droite.	6	3		
III. (30=4'8".)	— droite	— gauche.	6	8	»	2
	— gauche	— droite.	6	6		
IV. (19=4'6"6‴.)	— droite	— gauche.	6	6	»	3
	— gauche	— droite.	6	3		
V. (18=4'5"6‴.)	— droite	— gauche.	6	3	»	2
	— gauche	— droite.	6	5		
VI. (23=4'6".)	— droite	— gauche.	6	6	»	2
	— gauche	— droite.	6	8		
VII. (20=4'8".)	— droite	— gauche.	6	6	»	1
	— gauche	— droite.	6	5		
VIII. (20=4'5".)	— droite	— gauche.	5	11	»	2
	— gauche	— droite.	5	9		
IX. (37=4'4".)	— droite	— gauche.	6	»	»	3
	— gauche	— droite.	5	9		
X. (22=4'8"6‴.)	— droite	— gauche.	6	6	»	»
	— gauche	— droite.	6	6		
XI. (31=4'4"9‴.)	— droite	— gauche.	5	9	»	3
	— gauche	— droite.	5	6		
XII. (24=4'11".)	— droite	— gauche.	6	6	»	»
	— gauche	— droite.	6	6		
XIII. (18=4'8".)	— droite	— gauche.	6	6	»	2
	— gauche	— droite.	6	4		
XIV. (30=4'5"6‴.)	— droite	— gauche.	6	9	»	»
	— gauche	— droite.	6	9		
XV. (21=4'6"6‴.)	— droite	— gauche	6	11	»	»
	— gauche	— droite.	6	11		
XVI. (22=4'7"6‴.)	— droite	— gauche.	6	8	»	»
	— gauche	— droite.	6	8		
XVII. (52=4'6"9‴.)	— droite	— gauche.	6	9	»	1
	— gauche	— droite.	6	8		

Nᵒˢ D'ORDRE. Age. — Taille.	SUITE DU PREMIER TABLEAU.		Dimensions particulières pour chaque côté.		Différences entre chaque côté.	
			pouc.	lignes.	pouc.	lignes.
XVIII. (29=4'6"6'".)	De la tubérosité sciat. dr. à l'ép.il. post.-sup. gauc.		6	»	»	3
	— gauche — droite.		6	3		
XIX. (26=4'8".)	— droite — gauche.		7	2	»	»
	— gauche — droite.		7	2		
XX. (17=4'6".)	— droite — gauche.		6	9	»	3
	— gauche — droite.		6	6		
XXI. (23=4'7"6'".)	— droite — gauche.		6	9	»	6
	— gauche — droite.		6	3		
XXII. (33=4'10"3'".)	— droite — gauche.		7	6	»	6
	— gauche — droite.		7	»		
XXIII. (27=4'10".)	— droite — gauche.		6	11	»	2
	— gauche — droite.		6	9		
XXIV. (19=4'6"6'".)	— droite — gauche.		6	5	»	3
	— gauche — droite.		6	2		
XXV. (24=4'5".)	— droite — gauche.		7	»	»	3
	— gauche — droite.		7	3		
XXVI. (18=4'10".)	— droite — gauche.		6	3	»	1
	— gauche — droite.		6	2		
XXVII. (20=4'6"6.)	— droite — gauche.		6	8	»	»
	— gauche — droite.		6	8		
XXVIII. (37=4'6".)	— droite — gauche		6	5	»	»
	— gauche — droite.		6	5		
XXIX. (23=4'11".)	— droite — gauche.		7	»	»	»
	— gauche — droite.		7	»		
XXX. (35=4'8"6'".)	— droite — gauche.		6	10	»	1
	— gauche — droite.		6	9		
XXXI. (26=4'11".)	— droite — gauche.		6	8	»	1
	— gauche — droite.		6	9		
XXXII. (19=4'6".)	— droite — gauche.		6	9	»	1
	— gauche — droite.		6	8		
XXXIII. (19=4'7".)	— droite — gauche.		6	9	»	»
	— gauche — droite.		6	9		
XXXIV. (38=4'11"6'".)	— droite — gauche.		6	9	»	»
	— gauche — droite.		6	9		

Nᵒˢ D'ORDRE. Age. — Taille.	SUITE DU PREMIER TABLEAU.		Dimensions particulières pour chaque côté.		Différences entre chaque côté.	
			pouc.	lignes.	pouc.	lignes.
XXXV. (23=4'6"6ᵐ.)	De la tubér. sciatique dr. à l'ép. il. post.-sup. gauc.		6	8	»	1
	— gauche — droite.		6	7		
XXXVI. (45=4'8"10ᵐ.)	— droite — gauche.		7	5	»	2
	— gauche — droite.		7	3		
XXXVII. (37=4'5"6ᵐ.)	— droite — gauche.		6	6	»	2
	— gauche — droite.		6	4		
XXXVIII. (35=4'10"8ᵐ.)	— droite — gauche.		6	7	»	2
	— gauche — droite.		6	5		
XXXIX. (28=4'11".)	— droite — gauche.		6	9	»	3
	— gauche — droite.		7	»		
XL. (23=4'6".)	— droite — gauche.		6	6	»	»
	— gauche — droite.		6	6		
XLI. (22=4'10"6ᵐ.)	— droite — gauche.		6	»	»	»
	— gauche — droite.		6	»		
XLII. (19=4'4"6ᵐ.)	— droite — gauche.		5	11	»	8
	— gauche — droite.		5	7		
XLIII. (24=4'7".)	— droite — gauche.		6	3	»	3
	— gauche — droite.		6	»		
XLIV. (30=4'9".)	— droite — gauche.		6	4	»	1
	— gauche — droite.		6	3		
XLV. (25=4'9"6ᵐ.)	— droite — gauche.		6	8	»	»
	— gauche — droite.		6	8		
XLVI. (40=4'9".)	— droite — gauche.		6	2	»	»
	— gauche — droite.		6	2		
XLVII. (23=4'9"8ᵐ.)	— droite — gauche.		7	»	»	5
	— gauche — droite.		6	7		
XLVIII. (21=4'4".)	— droite — gauche.		6	2	»	1
	— gauche — droite.		6	3		
XLIX. (31=4'5"10ᵐ.)	— droite — gauche.		6	7	»	1
	— gauche — droite.		6	6		
L. (22=4'6".)	— droite — gauche.		6	11	»	2
	— gauche — droite.		6	9		
LI. (17=4'6"10ᵐ.)	— droite — gauche.		6	1	»	2
	— gauche — droite.		6	3		

N°s d'ordre. Age. — Taille.	SUITE DU PREMIER TABLEAU.	Dimensions particulières pour chaque côté. pouc.	lignes.	Différences entre chaque côté. pouc.	lignes.
LII. (22=4'5"6'".)	De la tub. sciat. dr. à l'épine il. post.-sup. gauche.	6	11	»	2
	— droite — gauche.	6	9		
LIII. (37=4'9".)	— droite — gauche.	8	»	»	»
	— gauche — droite.	8	»		
LIV. (19=4'5"6'".)	— droite — gauche.	7	1	»	3
	— gauche — droite.	7	4		
LV. (16=4'4"3'".)	— droite — gauche.	6	7	»	2
	— gauche — droite.	6	5		
LVI. (29=4'8"6'".)	— droite — gauche.	7	3	»	»
	— gauche — droite.	7	3		
LVII. (21=4'7"2'".)	— droite — gauche.	6	6	»	3
	— gauche — droite.	6	9		
LVIII. (20=4'8"2'".)	— droite — gauche.	6	11	»	4
	— gauche — droite.	6	7		
LIX. (16=4'10".)	— droite — gauche.	7	1	»	3
	— gauche — droite.	6	10		
LX. (32=4'11".)	— droite — gauche.	7	6	»	»
	— gauche — droite.	7	6		
LXI. (23=4'8"10.)	— droite — gauche.	6	10	»	1
	— gauche — droite.	6	9		
LXII. (47=4'10".)	— droite — gauche.	7	2	»	4
	— gauche — droite.	7	6		
LXIII. (23=4'5".)	— droite — gauche.	6	»	»	3
	— gauche — droite.	6	3		
LXIV. (20=4'4"2'".)	— droite — gauche.	5	10	»	4
	— gauche — droite.	6	2		
LXV. (47=4'4"2'".)	— droite — gauche.	5	4	»	5
	— gauche — droite.	5	9		
LXVI. (22=4'7"6'".)	— droite — gauche.	6	10	»	2
	— gauche — droite.	7	»		
LXVII. (33=4'6".)	— droite — gauche.	6	6	»	3
	— gauche — droite.	6	3		
LXVIII. (25=4'4"6'".)	— droite — gauche.	7	3	»	1
	— gauche — droite.	7	2		

Nᵒˢ D'ORDRE. Age. — Taille.	SUITE DU PREMIER TABLEAU.		Dimensions particulières pour chaque côté.		Différences entre chaque côté.	
			pouc.	lignes.	pouc.	lignes.
LXIX. (43=4'6".)	De la tub. sciat. droite à l'ép. il. post.-sup. gauche.		6	1	»	2
	— gauche — droite.		6	3		
LXX. (21=4'9"6ᵐ.	— droite — gauche.		6	9	»	2
	— gauche — droite.		6	11		
LXXI. (18=4'5"6ᵐ.)	— droite — gauche.		6	4	»	2
	— gauche — droite.		6	2		
LXXII. (26=4'11"6ᵐ.)	— droite — gaucbe.		7	5	»	2
	— gauche — droite.		7	3		
LXXIII. (30=4'8".)	— droite — gauche.		6	»	»	3
	— gauche — droite.		5	9		
LXXIV. (24=4'8"6ᵐ.)	— droite — gauche.		6	9	»	»
	— gauche — droite.		6	9		
LXXV. (29=4'5"6'''.)	— droite — gauche.		6	9	»	»
	— gauche — droite.		6	9		
LXXVI. (27=4'5".)	— droite — gauche.		6	2	»	2
	— gauche — droite.		6	»		
LXXVII. (19=4'3"6ᵐ.)	— droite — gauche.		6	»	»	3
	— gauche — droite.		5	9		
LXXVIII. (23=4'10".)	— droite — gauche.		6	1	»	3
	— gauche — droite.		5	10		
LXXIX. (22=4'11".)	— droite — gauche.		7	1	»	1
	— gauche — droite.		7	»		
LXXX. (20=4'5"6ᵐ.)	— droite — gauche.		6	4	»	»
	— gauche — droite.		6	4		

N°s D'ORDRE. Age.—Taille.	DEUXIÈME TABLEAU.	Dimensions particulières pour chaque côté.		Différences entre chaque côté.	
		pouc.	lignes.	pouc.	lignes.
I. (28=4'9″6‴.)	De l'ép. il. ant.-sup. droite à l'ép. il. post.-s. gauche.	8	8	»	»
	— gauche — droite	8	8		
II. (20=4'7″6‴.)	— droite — gauche.	7	6	»	4
	— gauche — droite.	7	7		
III. (30=4'8″.)	— droite — gauche.	8	2	»	8
	— gauche — droite.	8	10		
IV. (19=4'6″6‴.)	— droite — gauche.	7	2	»	1
	— gauche — droite.	7	3		
V. (18=4'5″6‴.)	— droite — gauche.	7	6	»	6
	— gauche — droite.	8	»		
VI. (23=4'6″.)	— droite — gauche.	7	6	»	3
	— gauche — droite.	7	9		
VII. (20=4'8″.)	— droite — gauche.	7	2	»	»
	— gauche — droite.	7	2		
VIII. (20=4'5″.)	— droite — gauche.	6	11	»	»
	— gauche — droite.	6	11		
IX. (37=4'4″.)	— droite — gauche.	7	6	»	»
	— gauche — droite.	7	6		
X. (22=4'8″6‴.)	— droite — gauche.	8	»	»	5
	— gauche — droite.	8	5		
XI. (31=4'4″9‴.)	— droite — gauche.	7	»	»	6
	— gauche — droite.	7	6		
XII. (24=4'10″.)	— droite — gauche.	8	6	»	4
	— gauche — droite.	8	2		
XIII. (18=4'8″.)	— droite — gauche.	7	6	»	»
	— gauche — droite.	7	6		
XIV. (30=4'5″6‴.)	— droite — gauche.	7	6	»	4
	— gauche — droite.	7	10		
XV. (21=4'6″6‴.)	— droite — gauche.	7	9	»	6
	— gauche — droite.	8	3		
XVI. (22=4'7″6‴.)	— droite — gauche.	8	9	»	3
	— gauche — droite.	9	»		
XVII. (52=4'6″9‴.)	— droite — gauche.	7	5	»	»
	— gauche — droite.	7	5		

Nᵒˢ D'ORDRE. Age. — Taille.	SUITE DU DEUXIÈME TABLEAU.	Dimensions particulières pour chaque côtés.		Différences entre chaque côté.	
		pouc.	lignes.	pouc.	lignes.
XVIII. (29=4'6''6'''.)	De l'ép. il. ant.-sup. droite à l'ép. il. post.-sup. gauc. — gauche — droite.	8 8	2 9	»	7
XIX. (26=4'8''.)	— droite — gauche. — gauche — droite.	8 8	3 3	»	»
XX. (17=4'6''.)	— droite — gauche. — gauche — droite.	8 8	9 10	»	1
XXI. (23=4'7''6'''.)	— droite — gauche. — gauche — droite.	7 8	10 3	»	5
XXII. (33=4'10''3'''.)	— droite — gauche. — gauche — droite.	7 7	9 10	»	1
XXIII. (27=4'10''.)	— droite — gauche. — gauche — droite.	7 8	10 9	»	11
XXIV. (19=4'6''6'''.)	— droite — gauche. — gauche — droite.	7 7	6 6	»	»
XXV. (24=4'5''.)	— droite — gauche. — gauche — droite.	7 7	9 11	»	2
XXVI. (18=4'10''.)	— droite — gauche. — gauche — droite.	7 7	11 10	»	1
XXVII. (20=4'6''6'''.)	— droite — gauche. — gauche — droite.	7 7	6 8	»	2
XXVIII. (37=4'6''.)	— droite — gauche. — gauche — droite.	7 7	6 9	»	3
XXIX. (23=4'11''.)	— droite — gauche. — gauche — droite.	7 7	9 9	»	»
XXX. (35=4'8''6'''.)	— droite — gauche. — gauche — droite.	7 7	9 9	»	»
XXXI. (26=4'11''.)	— droite — gauche. — gauche — droite.	7 7	6 6	»	»
XXXII. (19=4'6''.)	— droite — gauche. — gauche — droite.	7 7	8 8	»	»
XXXIII. (19=4'7''.)	— droite — gauche. — gauche — droite.	7 7	8 8	»	»
XXXIV. (38=4'11''6'''.)	— droite — gauche. — gauche — droite.	8 8	» 2	»	2

N°s D'ORDRE. Age. — Taille	SUITE DU DEUXIÈME TABLEAU.		Dimensions particulières pour chaque côté.		Différences entre chaque côté.	
			pouc.	lignes.	pouc.	lignes.
XXXV. (23=4'6"6"'.)	De l'ép. il. ant.-sup. dr. à l'ép. il. post.-sup.	gauche.	8	3	»	6
	— gauche —	droite.	7	9		
XXXVI. (45=4'8"10"'.)	— droite —	gauche.	7	9	»	3
	— gauche —	droite.	8	»		
XXXVII. (37=4'5"7"'.)	— droite —	gauche.	7	10	»	2
	— gauche —	droite.	7	8		
XXXVIII. (35=4'10"8"'.)	— droite —	gauche.	7	9	»	3
	— gauche —	droite.	8	»		
XXXIX. (28=4'11".)	— droite —	gauche.	7	11	»	1
	— gauche —	droite.	8	»		
XL. (23=4'6".)	— droite —	gauche.	7	3	»	3
	— gauche —	droite.	7	6		
XLI. (22=4'10"6"'.)	— droite —	gauche.	7	9	»	3
	— gauche —	droite.	8	»		
XLII. (19=4'4"6"'.)	— droite —	gauche.	7	»	»	»
	— gauche —	droite.	7	»		
XLIII. (24=4'7".)	— droite —	gauche.	7	8	»	4
	— gauche —	droite.	8	»		
XLIV. (30=4'9".)	— droite —	gauche.	8	3	»	9
	— gauche —	droite.	9	»		
XLV. (25=4'9"6"'.)	— droite —	gauche.	7	10	»	5
	— gauche —	droite.	8	3		
XLVI. (40=4'9".)	— droite —	gauche.	7	10	»	5
	— gauche —	droite.	8	3		
XLVII. (23=4'9"8"'.)	— droite —	gauche.	7	10	»	2
	— gauche —	droite.	8	»		
XLVIII. (21=4'4".)	— droite —	gauche.	7	4	»	1
	— gauche —	droite.	7	5		
LXIX. (31=4'5"10"'.)	— droite —	gauche.	7	6	»	9
	— gauche —	droite.	8	3		
L. (22=4'6".)	— droite —	gauche.	7	9	»	5
	— gauche —	droite.	8	2		
LI. (17=4'6"10".')	— droite —	gauche.	8	1	»	1
	— gauche —	droite.	8	2		

N° D'ORDRE. Age. — Taille.	SUITE DU DEUXIÈME TABLEAU.	Dimensions particulières pour chaque côté.		Différences entre chaque côté.	
		pouc.	lignes.	pouc.	lignes.
LII. (24=4'5"6"'.)	De l'ép. il. antér.-sup. dr. à l'ép. il. post.-sup. gauc.	7	8	»	»
	— gauche — droite.	7	8		
LIII. (37=4'9".)	droite — gauche.	8	4	»	»
	gauche — droite.	8	4		
LIV. (19=4'5"6"'.)	droite — gauche.	7	1	»	3
	gauche — droite.	7	4		
LV. (16=4'4"3"'.)	droite — gauche.	7	6	»	»
	gauche — droite.	7	6		
LVI. (29=4'8"6"'.)	droite — gauche.	8	8	»	1
	gauche — droite.	8	9		
LVII. (24=4'7"2"'.)	droite — gauche.	7	6	»	7
	gauche — droite.	8	1		
LVIII. (20=4'8"2"'.)	droite — gauche.	7	6	»	4
	gauche — droite.	7	10		
LIX. (16=4'10".)	droite — gauche.	7	10	»	2
	gauche — droite.	8	»		
LX. (32=4'11".)	droite — gauche.	8	6	»	3
	gauche — droite.	8	3		
LXI. (23=4'8"10"'.)	droite — gauche.	8	»	»	2
	gauche — droite.	7	10		
LXII. (47=4'10".)	droite — gauche.	7	6	»	»
	gauche — droite.	7	6		
LXIII. (23=4'5".)	droite — gauche.	7	9	»	4
	gauche — droite.	8	1		
LXIV. (20=4'4"2"'.)	droite — gauche.	6	4	»	1
	gauche — droite.	6	3		
LXV. (47=4'4"2"'.)	droite — gauche.	7	1	»	3
	gauche — droite.	6	10		
LXVI. (22=4'7"6"'.)	droite — gauche.	7	11	»	1
	gauche — droite.	7	10		
LXVII. (33=4'6".)	droite — gauche.	7	1	»	8
	gauche — droite.	7	9		
LXVIII. (25=4'4"6"'.)	droite — gauche.	7	5	»	1
	gauche — droite.	7	6		

N°s D'ORDRE. Age. — Taille.	SUITE DU DEUXIEME TABLEAU.	Dimensions particulières pour chaque côté.		Différences entre chaque côté.	
		pouc.	lignes.	pouc.	lignes.
LXIX. (43=4'6".)	De l'ép. il. ant.-sup. dr. à l'ép. il. post.-sup. gauche.	7	6	»	2
	— — gauche — droite.	7	8		
LXX. (21=4'9"6‴.)	— droite — gauche.	8	4	»	»
	— gauche — droite.	8	4		
LXXI. (18=4'5"6‴.)	— — droite — gauche.	7	2	»	4
	— gauche — droite.	7	6		
LXXII. (26=4'11"6‴.)	— droite — gauche.	8	5	»	»
	— gauche — droite.	8	5		
LXXIII. (30=4'8".)	— droite — gauche.	7	»	»	3
	— gauche — droite.	7	3		
LXXIV. (22=4'8"6‴.)	— droite — gauche.	8	»	»	»
	— gauche — droite.	8	»		
LXXV. (29=4'5"6‴.)	— droite — gauche.	7	11	»	1
	— gauche — droite.	8	»		
LXXVI. (27=4'5".)	— droite — gauche.	7	7	»	3
	— gauche — droite.	7	10		
LXXVII. (19=4'3"6‴.)	— droite — gauche.	7	5	»	1
	— gauche — droite.	7	4		
LXXVIII. (23=4'10".)	— droite — gauche.	8	3	»	»
	— gauche — droite.	8	3		
LXXIX. (22=4'11".)	— droite — gauche.	8	11	»	3
	— gauche — droite.	9	2		
LXXX. (20=4'5"6‴.)	— droite — gauche.	6	10	»	5
	— gauche — droite.	7	3		

N.ᵒˢ D'ORDRE. Age.—Taille.	TROISIÈME TABLEAU.		Dimensions particulières pour chaque côté.		Différences entre chaque côté.	
			pouc.	lignes.	pouc.	lignes.
I. (28=4'9"6'".)	De l'ap. ép. de la der. vert. lomb. à l'ép. il. ant.-s. dr.		7	»	. »	4
	—	— gauche.	6	11		
II. (20=4'7"6'".)	—	— droite.	6	9	»	»
	—	— gauche.	6	9		
III. (30=4'8".)	—	— droite.	6	9	»	»
	—	— gauche.	6	9		
IV. (19=4'6"6'".)	—	— droite.	6	9	»	»
	—	— gauche.	6	9		
V. (18=4'5"6'".)	—	— droite.	6	4	»	7
	—	— gauche.	6	11		
VI. (23=4'6".)	—	— droite.	6	2	»	2
	—	— gauche.	6	4		
VII. (20=4'8".)	—	— droite.	6	3	»	3
	—	— gauche.	6	6		
VIII. (20=4'5".)	—	— droite.	6	1	»	1
	—	— gauche.	6	»		
IX. (37=4'4".)	—	— droite.	6	»	»	5
	—	— gauche.	6	5		
X. (22=4'8"6'".)	—	— droite.	6	9	»	3
	—	— gauche.	7	»		
XI. (31=4'4"9'".)	—	— droite.	6	4	»	»
	—	— gauche.	6	4		
XII. (24=4'11".)	—	— droite.	7	2	»	2
	—	— gauche.	7	»		
XIII. (18=4'8".)	—	— droite.	6	8	»	2
	—	— gauche.	6	10		
XIV. (30=4'5"6'".)	—	— droite.	6	3	»	1
	—	— gauche.	6	4		
XV. (21=4'6"6'".)	—	— droite.	7	4	»	»
	—	— gauche.	7	4		
XVI. (22=4'7"6'".)	—	— droite.	7	»	»	»
	—	— gauche.	7	»		
XVII. (52=4'6"9'".)	—	— droite.	6	10	»	1
	—	— gauche.	6	9		

N° d'ordre. Age. — Taille.	SUITE DU TROISIÈME TABLEAU.		Dimensions particulières pour chaque côté.		Différences entre chaque côté.	
			pouc.	lignes.	pouc.	lignes.
XVIII. (29=4′6″6‴.)	De l'ap. ép. de la der. vert. lomb. à l'ép. il. ant.-s.	dr	6	9	»	»
	—	—	gauche.	6	9	
XIX. (26=4′8″.)	—	—	droite.	6	10	»	»
	—	—	gauche.	6	10		
XX. (17=4′6″.)	—	—	droite.	6	9	»	»
	—	—	gauche.	6	9		
XXI. (23=4′7″6‴.)	—	—	droite.	6	9	»	»
	—	—	gauche.	6	9		
XXII. (33=4′10″3‴.)	—	—	droite.	7	»	»	2
	—	—	gauche.	7	2		
XXIII. (27=4′10″.)	—	—	droite.	7	»	»	»
	—	—	gauche.	7	»		
XXIV. (19=4′6″6‴.)	—	—	droite.	6	3	»	6
	—	—	gauche.	6	9		
XXV. (24=4′5″.)	—	—	droite.	6	10	»	»
	—	—	gauche.	6	10		
XXVI. (18=4′10″.)	—	—	droite	6	6	»	3
	—	—	gauche.	6	9		
XXVII. (10=4′6″6‴.)	—	—	droite.	6	2	»	2
	—	—	gauche.	6	4		
XXVIII. (37=4′6″.)	—	—	droite.	6	4	»	3
	—	—	gauche.	6	7		
XXIX. (23=4′11″.)	—	—	droite.	6	11	»	»
	—	—	gauche.	6	11		
XXX. (35=4′8″6‴.)	—	—	droite.	6	9	»	2
	—	—	gauche.	6	11		
XXXI. (26=4′11″.)	—	—	droite.	6	6	»	6
	—	—	gauche.	7	»		
XXXII. (19=4′6″.)	—	—	droite.	6	10	»	1
	—	—	gauche.	6	11		
XXXIII. (38=4′11″6‴.)	—	—	droite.	6	10	»	1
	—	—	gauche.	6	11		
XXXIV. (23=4′6″6‴.)	—	—	droite.	6	9	»	3
	—	—	gauche.	7	»		

Nᵒˢ D'ORDRE. Age. — Taille.	SUITE DU TROISIÈME TABLEAU.	Dimensions particulières pour chaque côté.		Différences entre chaque côté.	
		pouc.	lignes.	pouc.	lignes.
XXXV. (23=4'6"6‴.)	De l'ap. ép. de la der. vert. lomb. à l'ép. il. ant.-s. dr. gauche.	6 7	6 »	»	6
XXXVI. (45=4'8"10‴.)	droite. gauche.	6 6	9 9	»	»
XXXVII. (37=4'5"6‴.)	droite. gauche.	6 6	5 8	»	3
XXXVIII. (35=4'10"8‴.)	droite. gauche.	7 7	» »	»	»
XXXIX. (28=4'11".)	droite. gauche.	6 7	10 »	»	2
XL. (23=4'6".)	droite. gauche.	6 6	3 4	»	1
XLI. (22=4'10"6‴.)	dioite. gauche.	6 6	3 3	»	»
XLII. (19=4'4"6‴.)	droite. gauche.	6 6	4 5	»	1
XLIII. (24=4'7".)	droite. gauche.	6 6	5 5	»	»
XLIV. (30=1'9".)	droite. gauche.	7 7	5 3	»	2
XLV. (25=4'9"6‴.)	droite. gauche.	6 6	10 10	»	»
XLVI. (40=4'9".)	droite. gauche	6 6	7 8	»	1
XLVII. (23=4'9"8‴.)	droite. gauche.	7 7	» 1	»	1
XLVIII. (21=4'4".)	droite. gauche.	6 6	4 4	»	»
XLIX. (31=4'5"10‴.)	droite. gauche.	6 6	9 9	»	»
L. (22=4'6".)	droite. gauche.	6 6	6 5	»	1
LI. (17=4'6"10‴.)	droite. gauche.	6 6	9 10	»	1

N°ˢ D'ORDRE.³ Age. — Taille.	SUITE DU TROISIÈME TABLEAU.			Dimensions particulières pour chaque côté.		Différences entre chaque côté.	
				pouc.	lignes.	pouc.	lignes.
LII. (24=4'5"6".)	De l'ap. ép. de la der. vert. lomb. à l'ép. il. p.-s. dr.	—	gauche.	6 6	9 11	»	2
LIII. (37=4'9".)	—	—	droite. gauche.	7 7	6 6	»	»
LIV. (19=4'5"6'''.)	—	—	droite. gauche.	6 6	6 6	»	»
LV. (16=4'4"3'''.)	—	—	droite. gauche.	6 6	5 5	»	»
LVI. (29=4'8"6'''.)	—	—	droite. gauche.	7 7	5 5	»	»
LVII. (21=4'7"2'''.)	—	—	droite. gauche.	6 7	10 »	»	2
LVIII. (20=4'8"2'''.)	—	—	droite. gauche.	6 6	9 10	»	1
LIX. (16=4'10".)	—	—	droite. gauche.	7 7	» 2	»	2
LX. (32=4'11".)	—	—	droite. gauche.	7 7	3 3	»	»
LXI. (23=4'8"10'''.)	—	—	droite. gauche.	7 6	2 10	»	4
LXII. (47=1'10".)	—	—	dro te. gauche.	7 8	6 »	»	6
LXIII. (23=4'5".)	—	—	droite. gauche.	6 7	9 1	»	4
LXIV. (20=4'4"2''.)	—	—	droite. gauche.	6 6	» 3	»	3
LXV. (47=4'4"2'''.)	—	—	droite. gauche.	6 6	2 3	»	1
LXVI. (22=4'7"6'''.)	—	—	droite. gauche.	6 7	11 »	»	1
LXVII. (33=4'6".)	—	—	droite. gauche.	6 7	9 2	»	5
LXVIII. (25=4'4"6'''.)	—	—	droite. gauche.	7 6	» 10	»	2

Nos D'ORDRE. Age. -- Taille.	SUITE DU TROISIÈME TABLEAU.		Dimensions particulières pour chaque côté. pouc.	lignes.	Différences entre chaque côté. pouc.	lignes.
LXIX. (43=4'6".)	De l'ap. ép. de la der. vert. l. à l'ép. il. post.-s.	droite.	6	1	»	3
	— —	gauche.	6	4		
LXX. (21=4'9"6'''.)	— —	droite.	7	8	»	4
	— —	gauche.	7	4		
LXXI. (18=4'5"6'''.)	— —	droite.	7	2	»	»
	— —	gauche.	7	2		
LXXII. (26=4'11"6'''.)	— —	droite.	7	»	»	»
	— —	gauche.	7	»		
LXXIII. (30=4'8".)	— —	droite.	6	3	»	5
	— —	gauche.	6	8		
LXXIV. (24=4'8"6'''.)	— —	droite.	7	2	»	»
	— —	gauche.	7	2		
LXXV. (29=4'5"6'''.)	— —	droite.	6	9	»	1
	— —	gauche.	6	10		
LXXVI. (27=4'5".)	— —	droite.	6	4	»	2
	— —	gauche.	6	6		
LXXVII. (19=4'3"6'''.)	— —	droite.	6	3	»	1
	— —	gauche.	6	2		
LXXVIII. (23=4'10".)	— —	droite.	6	10	»	1
	— —	gauche.	6	11		
LXXIX. (22=4'11".)	— —	droite.	7	6	»	3
	— —	gauche.	7	9		
LXXX. (20=4'5"6'''.)	— —	droite.	6	6	»	»
	— —	gauche.	6	6		

Nºˢ D'ORDRE. Age.—Taille.	QUATRIÈME TABLEAU.	Dimensions particulières pour chaque côté.		Différences entre chaque côté.	
		pouc.	lignes.	pouc.	lignes.
I. (28=4'9"6‴.)	Du grand trochanter dr. à l'ép. il. post.-sup. gauc.	8	9	»	6
	— gauche — droite.	9	3		
II. (20=4'7"6‴.)	— droite — gauche.	8	5	»	4
	— gauche — droite.	8	9		
III. (30=4'8".)	— droite — gauche.	8	8	»	2
	— gauche — droite.	8	6		
IV. (19=4'6"6‴.)	— droite — gauche.	7	9	»	»
	— gauche — droite.	7	9		
V. (18=4'5"6‴.)	— droite — gauche.	8	5	»	3
	— gauche — droite.	8	2		
VI. (23=4'6".)	— droite — gauche.	8	3	»	6
	— gauche — droite.	8	6		
VII. (20=4'8".)	— droite — gauche.	9	2	»	8
	— gauche — droite.	8	6		
VIII. (20=4'5".)	— droite — gauche.	7	»	»	3
	— gauche — droite.	7	3		
IX. (37=4'4".)	— droite — gauche.	7	10	»	2
	— gauche — droite.	8	»		
X. (22=4'8"6‴.)	— droite — gauche.	8	2	»	2
	— gauche — droite.	8	4		
XI. (31=4'4"9‴.)	— droite — gauche.	8	»	»	»
	— gauche — droite.	8	»		
XII. (24=4'11".)	— droite — gauche.	8	9	»	1
	— gauche — droite.	8	8		
XIII. (18=4'8".)	— droite — gauche.	7	9	»	6
	— gauche — droite.	8	3		
XIV. (30=4'5"6‴.)	— droite — gauche.	8	4	»	5
	— gauche — droite.	7	8		
XV. (21=4'6"6‴.)	— droite — gauche.	8	3	»	3
	— gauche — droite.	8	»		
XVI. (22=4'7"6‴.)	— droite — gauche.	8	9	»	»
	— gauche — droite.	8	9		
XVII. (52=4'6"9‴.)	— droite — gauche.	8	6	»	»
	— gauche — droite.	8	6		

N°ˢ D'ORDRE. Age. — Taille.	SUITE DU QUATRIÈME TABLEAU.	Dimensions particulières pour chaque côté.		Différences entre chaque côté.	
		pouc.	lignes.	pouc.	lignes.
XVIII. (29=4'6''6'''.)	Du grand trochanter droit à l'ép. il. post.-sup. gauc.	8	2..	»	»
	— gauche — droite.	8	2		
XIX. (26=4'8''.)	— droit — gauche.	8	5	»	5
	— gauche — droite.	8	10		
XX. (17=4'6''.)	— droit — gauche.	8	9	»	2
	— gauche — droite.	8	11		
XXI. (23=4'7''6'''.)	— droit — gauche.	9	»	»	3
	— gauche — droite.	8	9		
XXII. (33=4'10''3'''.)	— droit — gauche.	8	10	»	4
	— gauche — droite.	9	2		
XXIII. (27=4'10''.)	— droit — gauche.	8	4	»	7
	— gauche — droite.	8	11		
XXIV. (19=4'6''6'''.)	— droit — gauche.	8	»	»	3
	— gauche — droite.	7	9		
XXV. (24=4'5''.)	— droit — gauche.	8	9	»	»
	— gauche — droite.	8	9		
XXVI. (18=4'10''.)	— droit — gauche.	8	6	»	3
	— gauche — droite.	8	3		
XXVII. (20=4'6''6'''.)	— droit — gauche.	8	11	»	9
	— gauche — droite.	3	2		
XXVIII (37=4'6''.)	— droit — gauche.	8	3	»	»
	— gauche — droite.	8	3		
XXIX. (23=4'11''.)	— droit — gauche.	8	»	»	3
	— gauche — droite.	8	3		
XXX. (35=4'8'6'''.)	— droit — gauche.	8	4	»	»
	— gauche — droite.	8	4		
XXXI. (26=4'11''.)	— droit — gauche.	8	5	»	2
	— gauche — droite.	8	3		
XXXII. (19=4'6''.)	— droit — gauche.	8	3	»	3
	— gauche — droite.	8	6		
XXXIII. (19=4'7''.)	— droit — gauche.	8	3	»	3
	— gauche — droite.	8	»		
XXXIV. (38=4'11''6'''.)	— droit — gauche.	8	6	»	6
	— gauche — droite.	8	»		

N°s d'ordre. Age.—Taille.	SUITE DU QUATRIÈME TABLEAU.	Dimensions particulières pour chaque côté.		Différences entre chaque côté.	
		pouc.	lignes	pouc.	lignes
XXXV. (23=4'6"6".)	Du grand trochanter dr. à l'ép. il. post.-sup. gauc.	8	»	»	3
	— gauche — droite.	8	3		
XXXVI. (45=4'8"10".)	— droit — gauche.	8	3	»	»
	— gauche — droite.	8	3		
XXXVII. (37=1'5"6"'.)	— droit — gauche.	7	3	»	»
	— gauche — droite.	7	3		
XXXVIII. (35=4'8"10".)	— droit — gauche.	7	6	»	»
	— gauche — droite.	7	6		
XXXIX. (28=4'11".)	— droit — gauche.	8	4	»	»
	— gauche — droite.	8	4		
XL. (23=4'6".)	— droit — gauche.	7	9	»	6
	— gauche — droite.	7	3		
XLI. (22=4'10"6".)	— droit — gauche.	7	9	»	3
	— gauche — droite.	8	»		
XLII. (19=4'4"6".)	— droit — gauche.	7	11	»	7
	— gauche — droite.	7	4		
XLIII. (24=4'9".)	— droit — gauche.	7	6	»	2
	— gauche — droite.	7	8		
XLIV. (30=4'9".)	— droit — gauche.	7	10	»	4
	— gauche — droite.	7	6		
XLV. (25=4'9"6".)	— droit — gauche.	7	8	»	»
	— gauche — droite.	7	8		
XLVI. (40=4'9".)	— droit — gauche.	7	9	»	1
	— gauche — droite.	7	8		
XLVII. (23=4'9"8".)	— droit — gauche.	8	2	»	4
	— gauche — droite.	8	6		
XLVIII. (21=4'4".)	— droit — gauche.	7	6	»	6
	— gauche — droite.	7	»		
XLIX. (31=4'5"10".)	— droit — gauche.	7	9	»	6
	— gauche — droite.	7	3		
L. (22=4'6".)	— droit — gauche.	8	3	»	2
	— gauche — droite.	8	11		
LI. (17=4'6"10".)	— droit — gauche.	7	11	»	»
	— gauche — droite.	7	11		

N°ˢ D'ORDRE. Age. — Taille.	SUITE DU QUATRIÈME TABLEAU.	Dimensions particulières pour chaque côté.		Différences entre chaque côté.	
		pouc.	lignes.	pouc.	lignes.
LII. (24=4'5"6‴.)	Du grand trochanter dr. à l'ép. il. post.-sup. gauc.	9	»	»	2
	— gauche — droite.	9	2		
LIII. (37=4'9".)	— droit — gauche.	9	»	»	2
	— gauche — droite.	9	2		
LIV. (19=4'5"6‴.)	— droit — gauche.	8	7	»	2
	— gauche — droite.	8	9		
LV. (16=4'4"3‴.)	— droit — gauche.	8	4	»	4
	— gauche — droite.	8	»		
LVI. (29=4'8"6‴.)	— droit — gauche.	9	6	»	1
	— gauche — droite.	9	7		
LVII. (21=4'7"2‴.)	— droit — gauche.	8	9	»	»
	— gauche — droite.	8	9		
LVIII. (20=4'8"2‴.)	— droit — gauche.	8	2	»	1
	— gauche — droite.	8	3		
LIX. (16=4'10".)	— droit — gauche.	7	9	»	3
	— gauche — droite.	7	6		
LX. (32=4'11".)	— droit — gauche.	9	»	»	3
	— gauche — droite.	9	3		
LXI. (23=4'8"10‴.)	— droit — gauche.	8	6	»	2
	— gauche — droite.	8	4		
LXII. (47=4'10".)	— droit — gauche.	9	3	»	2
	— gauche — droite.	9	5		
LXIII. (23=4'5".)	— droit — gauche.	8	4	»	4
	— gauche — droite.	8	8		
LXIV. (20=4'4"2‴.)	— droit — gauche.	8	»	»	»
	— gauche — droite.	8	»		
LXV. (47=4'4"2‴.)	— droit — gauche.	7	4	»	1
	— gauche — droite.	7	3		
LXVI. (22=4'7"6‴.)	— droit — gauche.	9	»	»	3
	— gauche — droite.	8	9		
LXVII. (33=4'6".)	— droit — gauche.	8	5	»	7
	— gauche — droite.	8	11		
LXVIII. (25=4'4"6‴.)	— droit — gauche.	9	»	»	2
	— gauche — droite.	9	2		

Nᵒˢ D'ORDRE. Age. — Taille.	SUITE DU QUATRIÈME TABLEAU.	Dimensions particulières pour chaque côté.		Différences entre chaque côté.	
		pouc.	lignes.	pouc.	lignes.
LXIX. (43=4'6".)	De grand trochanter dr. à l'ép. il. post.-sup. gauche. — gauche — droite.	8 8	6 8	» 	2
LXX. (21=4'9"6ᵐ.)	— droit — gauche. — gauche — droite.	9 9	3 7	»	4
LXXI. (18=4'5"6ᵐ.)	— droit — gauche. — gauche — droite.	7 7	10 9	»	1
LXXII. (26=4'11"6ᵐ.)	— droit — gauche. — gauche — droite.	9 9	» »	»	»
LXXIII. (30=4'8".)	— droit — gauche. — gauche — droite.	7 7	10 9	»	1
LXXIV. (22=4'8"6ᵐ.)	— droit — gauche. — gauche — droite.	8 8	5 1	»	4
LXXV. (29=4'5"6'''.)	— droit — gauche. — gauche — droite.	8 8	4 3	»	1
LXXVI. (27=4'5".)	— droit — gauche. — gauche — droite.	8 7	» 9	»	3
LXXVII. (19=4'3"6ᵐ.)	— droit — gauche. — gauche — droite.	7 7	6 6	»	»
LXXVIII. (23=4'10".)	— droit — gauche. — gauche — droite.	8 8	2 »	»	2
LXXIX. (22=4'11".)	— droit — gauche. — gauche — droite.	9 9	» 2	»	2
LXXX. (20=4'5"6ᵐ.)	— droit — gauche. — gauche — droite.	7 7	9 11	»	2

Nᵒˢ D'ORDRE. Age.—Taille.	CINQUIÈME TABLEAU.		Dimensions particulières pour chaque côté.		Différences entre chaque côté.	
			pouc.	lignes.	pouc.	lignes.
I. (28=4'9"6'''.)	Du bord inf. de la symp. pub. à l'ép. il. p.-s.	gauche.	7	»	»	3
	— —	droite.	7	3		
II. (20=4'7"6'''.)	— —	gauche.	6	3	»	1
	— —	droite.	6	2		
III. (30=4'8".)	— —	gauche.	6	6	»	»
	— —	droite.	6	6		
IV. (19=4'6"6'''.)	— —	gauche.	6	»	»	1
	— —	droite.	6	1		
V. (18=4'5"6'''.)	— —	gauche.	6	3	»	»
	— —	droite.	6	3		
VI. (23=4'6".)	— —	gauche.	6	5	»	1
	— —	droite.	6	6		
VII. (20=4'8".)	— —	gauche.	6	3	»	2
	— —	droite.	6	5		
VIII. (20=4'5".)	— —	gauche.	5	9	»	2
	— —	droite.	5	11		
IX. (37=4'4".)	— —	gauche.	5	7	»	5
	— —	droite.	6	»		
X. (22=4'8"6'''.)	— —	gauche.	6	3	»	3
	— —	droite.	6	6		
XI. (31=4'4"9'''.)	— —	gauche.	6	2	»	2
	— —	droite.	6	»		
XII. (24=4'11".)	— —	gauche.	6	4	»	2
	— —	droite.	6	6		
XIII. (18=4'8".)	— —	gauche.	6	4	»	»
	— —	droite.	6	4		
XIV. (30=4'5"6'''.)	— —	gauche.	6	5	»	2
	— —	droite.	6	7		
XV. (21=4'6"6'''.)	— —	gauche.	6	6	»	1
	— —	droite.	6	5		
XVI. (22=4'7"6'''.)	— —	gauche.	6	8	»	»
	— —	droite.	6	8		
XVII. (52=4'6"9'''.)	— —	gauche.	6	7	»	1
	— —	droite.	6	6		

N°ˢ D'ORDRE. Age. — Taille.	SUITE. DU CINQUIÈME TABLEAU.		Côté.	Dimensions particulières pour chaque côté.		Différences entre chaque côté.	
				pouc.	lignes.	pouc.	lignes.
XVIII. (29=4'6"6ᵐ.)	Du bord inf. de la symp. à l'ép. il. post.-sup.	—	gauche.	6	4	»	»
	—	—	droite.	6	4		
XIX. (26=4'8".)	—	—	gauche.	6	9	»	3
	—	—	droite.	7	»		
XX. (17=4'6".)	—	—	gauche.	6	3	»	2
	—	—	droite.	6	5		
XXI. (23=4'7"6ᵐ.)	—	—	gauche.	6	6		»
	—	—	droite.	6	6		
XXII. (33=4'10"3ᵐ.)	—	—	gauche.	6	11	»	4
	—	—	droite.	6	7		
XXIII. (27=4'10".)	—	—	gauche.	6	6	»	1
	—	—	droite.	6	5		
XXIV. (24=4'10".)	—	—	gauche.	6	3	»	1
	—	—	droite.	6	2		
XXV. (19=4'6"6ᵐ.)	—	—	gauche.	6	6	»	»
	—	—	droite.	6	6		
XXVI. (18=4'10".)	—	—	gauche.	6	6	»	»
	—	—	droite.	6	»		
XXVII. (20=4'6"6'''.)	—	—	gauche.	6	3	»	»
	—	—	droite	6	3		
XXVIII. (37=4'6".)	—	—	gauche.	7	»	»	»
	—	—	droite.	7	»		
XXIX. (23=4'11".)	—	—	gauche.	6	7	».	»
	—	—	droite.	6	7		
XXX. (35=4'8"6ᵐ.)	—	—	gauche.	6	6	»	3
	—	—	droite.	6	3		
XXXI. (26=4'11"ᵈ.)	—	—	gauche.	6	11	»	8
	—	—	droite.	7	3		
XXXII. (19=4'6".)	—	—	gauche.	6	6	»	1
	—	—	droite.	6	5		
XXXIII. (19=4'7".)	—	—	gauche.	6	6	»	»
	—	—	droite.	6	6		
XXXIV. (38=4'11"6ᵐ.)	—	—	gauche.	6	6	»	3
	—	—	droite.	6	3		

N°s D'ORDRE. Age. — Taille.	SUITE DU CINQUIÈME TABLEAU.		Dimensions particulières pour chaque côté.		Différences entre chaque côté.	
			pouc.	lignes.	pouc.	lignes.
XXXV. (23=4'6"6".)	Du bord inf. de la symp. pub. à l'ép. il. p.-s.	gauche. droite.	6 6	8 9	» 	1
XXXVI. (45=4'8"10".)	—	gauche. droite.	6 6	1 1	» 	»
XXXVII. (37=4'5"6".)	—	gauche. droite.	6 6	9 9	» 	»
XXXVIII. (35=4'10"8".)	—	gauche. droite.	6 6	9 9	» 	»
XXXIX. (28=4'11".)	—	gauche. droite.	6 6	6 6	» 	»
XL. (23=4'6".)	—	gauche. droite.	6 6	6 6	» 	»
XLI. (22=4'10"6".)	—	gauche. droite.	6 6	6 4	» 	2
XLII. (19=4'4"6".)	—	gauche. droite.	6 6	4 »	» 	4
XLIII. (24=4'7".)	—	gauche. droite.	6 6	3 3	» 	»
XLIV. (30=4'9".)	—	gauche. droite.	6 6	3 4	» 	1
XLV. (25=4'9"6".)	—	gauche. droite.	6 6	6 6	» 	»
XLVI. (40=4'9".)	—	gauche. droite.	6 6	» »	» 	»
XLVII. (23=4'9"8".)	—	gauche. droite.	6 6	9 9	» 	»
XLVIII. (21=4'4".)	—	gauche. droite.	6 6	6 6	» 	»
XLIX. (31=4'5"10".)	—	gauche. droite.	6 6	4 4	» 	»
L. (22=4'6".)	—	gauche. droite.	6 6	9 6	» 	3
LI. (17=4'6"10".)	—	gauche. droite.	6 6	7 8	» 	1

N°ˢ D'ORDRE. Age. — Taille.	SUITE DU CINQUIÈME TABLEAU.		côté	Dimensions particulières pour chaque côté. pouc.	lignes.	Différences entre chaque côté. pouc.	lignes.
LII. (24=4'5"6'".)	Du bord inf. de la symp. pub. à l'ép. il. p.-s.	—	gauche.	7	»	»	1
	—	—	droite.	6	11		
LIII. (37=4'9".)	—	—	gauche.	7	6	»	»
	—	—	droite.	7	6		
LIV. (19=4'5"6'".)	—	—	gauche.	6	9	»	»
	—	—	droite.	6	9		
LV. (16=4'4"3'".)	—	—	gauche.	6	2	»	2
	—	—	droite.	6	»		
LVI. (29=4'8"6'".)	—	—	gauche.	7	3	»	»
	—	—	droite.	7	3		
LVII. (21=4'7"2'".)	—	—	gauche.	6	10	»	3
	—	—	droite.	7	1		
LVIII. (20=4'8"2'".)	—	—	gauche.	6	5	»	1
	—	—	droite.	6	4		
LIX. (16=4'10".)	—	—	gauche.	7	2	»	3
	—	—	droite.	6	11		
LX. (32=4'11".)	—	—	gauche.	7	3	»	3
	—	—	droite.	7	»		
LXI. (23=4'8"10'".)	—	—	gauche.	6	6	»	»
	—	—	droite.	6	6		
LXII. (47=4'10".)	—	—	gauche.	7	1	»	1
	—	—	droite.	7	»		
LXIII. (23=4'5".)	—	—	gauche.	6	7	»	4
	—	—	droite.	6	3		
LXIV. (20=4'4"2'".)	—	—	gauche.	5	6	»	»
	—	—	droite.	5	6		
LXV. (47=4'4"2'".)	—	—	gauche.	5	8	»	3
	—	—	droite.	5	11		
LXVI. (22=4'7"6'".)	—	—	gauche.	6	4	»	2
	—	—	droite.	6	6		
LXVII. (33=4'6".)	—	—	gauche.	6	3	»	9
	—	—	droite.	5	6		
LXVIII. (25=4'4"6'".)	—	—	gauche.	6	10	»	3
	—	—	droite.	6	7		

Nᵒˢ D'ORDRE. Age. -- Taille.	SUITE DU CINQUIÈME TABLEAU.	Dimensions particulières pour chaque côté.		Différences entre chaque côté.	
		pouc.	lignes.	pouc.	lignes.
LXIX. (43=4'6".)	Du bord inf. de la symp. pub. à l'ép. il. p.-s. gauche. — droite.	6 5	» 6	»	6
LXX. (21=4'9"6‴.)	— —	6 6	9 10	»	1
LXXI. (18=4'5"6‴.)	— —	6 6	3 3	»	»
LXXII. (26=4'11'6‴).	— —	7 7	3 3	»	»
LXXIII. (30=4'8".)	— —	5 6	7 »	»	5
LXXIV. (24=4'8"6‴.)	— —	6 6	6 6	»	»
LXXV. (29=4'5"6‴.)	— —	6 6	7 6	»	1
LXXVI. (27=4'5".)	— —	6 6	2 3	»	1
LXXVII. (19=4'3"6‴.)	— —	6 5	» 9	»	3
LXXVIII. (23=4'3"6‴.)	— —	6 6	6 2	»	3
LXXIX. (22=4'11".)	— —	7 7	6 6	»	»
LXXX. (20=4'5"6‴.)	— —	6 6	8 6	»	3

Parmi les femmes dont nous avons mesuré le bassin dans les directions indiquées par *Naegelé*, trente-neuf n'ont jamais conçu ; deux (Nᵒˢ VI et XX) sont actuellement enceintes, la première de trois, la seconde de six mois ; trois (Nᵒˢ XI, XIII et LXIV) ont avorté entre deux et trois mois ; les trente-six autres sont accouchées à terme : les Nᵒˢ III, X, XIV, XXI, XXXV, XLI, XLIII, XLVIII, LXIII, LXVIII, LXIX,

LXXVIII, une fois ; les N^{os} I , IX , XXII, XXIII , XXVIII , XXX , XXXIV, XL , LXVII, LXXIII , deux fois ; les N°s II, XXXVIII , XLV, XLVI , LXXIX , trois fois ; les N°s LVI, LX , LXII, LXXVI , quatre fois ; les N°s XVIII, LXXV, cinq fois ; les N°s XVII , LIII, six fois ; enfin , le N° XXXVII, sept fois. — A l'exception de la femme N° II, dont le premier accouchement a dû, pour des causes que nous n'avons pu connaître , être terminé avec le forceps , toutes sont accouchées naturellement ; les femmes N°s IX et XXXVIII ont chaque fois souffert fort long-temps; mais l'accouchement s'est d'ailleurs opéré par les seuls efforts maternels; chez toutes les autres , le travail a été facile , d'une durée peu considérable , quelquefois très court.

Les mesures que nous avons eu à prendre ne présentent réellement pas , à peu d'exceptions près , de difficultés. Une seule fois (N° LXXVIII), toutes les saillies osseuses étaient un peu difficiles à trouver , parce que la femme , outre un embonpoint assez considérable , avait les chairs fermes et très peu dépressibles. Nous n'en sommes pas moins parvenus à déterminer les distances que nous voulions reconnaître. Dans trois cas seulement (N^{os} X , XXVII, XXXI), il nous a été impossible de fixer précisément le point correspondant à l'apophyse épineuse de la dernière vertèbre lombaire. Nous nous sommes alors contenté, d'après l'indication de *Naegelé*, de placer la lentille du compas d'épaisseur aussi exactement que possible sur la ligne médiane , dans le point que nous présumions correspondre à l'apophyse. Une seule fois , chez une femme très grasse (N° LII), nous avons eu de la peine à bien reconnaître les deux épines iliaques postérieures et supérieures. Les fossettes qui en indiquent le siége nous ont servi de guide. C'est un moyen auquel on ne sera heureusement obligé de recourir que dans un très petit nombre de cas. Il ne m'a pas paru infaillible, et j'ai plus d'une fois remarqué que ces fossettes pouvaient, suivant la position, correspondre ou ne plus correspondre aux épines. La correspondance ne m'a paru constante qu'autant que les tissus, le tissu adipeux particulièrement, sont fermes et résistants. Quand les chairs sont molles, quelque enfoncées que soient les fossettes, leur rapport avec les épines peut varier. Tel n'était point le cas de la femme N° LII, et, bien que nous n'ayons pas très nettement senti les épines iliaques postérieures et supérieures, nous croyons pourtant exactes les mesures prises à partir de ces épines. Les tubérosités sciatiques sont, en général, faciles à reconnaître ; dans trois cas pourtant (N°* LV, LXII, LXXI), ce n'est pas sans quelque peine que nous sommes parvenus à les sentir. Enfin, une seule fois (N° LXXI), les trochanters étaient peu distincts.

Si nous voulons maintenant résumer les tableaux qui précèdent, nous trouvons que :

DANS LE PREMIER TABLEAU,

La différence entre les deux distances est,
Chez 21 femmes,   nulle ;
— 14 —   de 1 ligne ;
— 20 —   — 2
— 17 —   — 3
— 3 —   — 4
— 2 —   — 5
— 3 —   — 6 (1).

(1) Dans les bassins oblique-ovalaires (Voyez 1er tableau de l'auteur), la plus petite différence est d'un pouce, la plus grande de deux pouces.

DANS LE DEUXIÈME TABLEAU,

La différence entre les deux distances est,
Chez 22 femmes,   nulle ;
— 14 —   de 1 ligne ;
— 8 —   — 2
— 13 —   — 3
— 6 —   — 4
— 6 —   — 5
— 4 —   — 6
— 2 —   — 7
— 2 —   — 8
— 2 —   — 9
— 1 —   — 11 (1).

DANS LE TROISIÈME TABLEAU,

La différence entre les deux distances est ,
Chez 29 femmes ,   nulle ;
— 18 —   de 1 ligne ;
— 13 —   — 2
— 9 —   — 3
— 3 —   — 4
— 3 —   — 5
— 4 —   — 6
— 1 —   — 7 (2).

(1) Dans les bassins oblique-ovalaires (Voyez 2ᵉ tableau de l'auteur), la plus petite différence est de dix lignes, la plus grande d'un pouce onze lignes.

(2) Dans les bassins oblique-ovalaires (Voyez 3ᵉ tableau de l'auteur), la plus petite différence est de huit lignes, et la plus grande d'un pouce quatre lignes.

DANS LE QUATRIÈME TABLEAU,

La différence entre les deux distances est ,

Chez	18 femmes ,	nulle ;	
—	8 —	de	1 ligne ;
—	17 —	—	2
—	16 —	—	3
—	8 —	—	4
—	2 —	—	5
—	6 —	—	6
—	3 —	—	7
—	1 —	—	8
—	1 —	—	9 (1).

DANS LE CINQUIÈME TABLEAU,

La différence entre les deux distances est ,

Chez	32 femmes ,	nulle ;	
—	17 —	de	1 ligne ;
—	9 —	—	2
—	12 —	—	3
—	4 —	—	4
—	2 —	—	5
—	2 —	—	6
—	1 —	—	8
—	1 —	—	9 (2).

On s'apercevra facilement , en parcourant nos tableanx , qu'il n'y a pas entre les différences que signalent les résumés pré-

(1) Dans les bassins oblique-ovalaires (Voyez 4ᵉ tableau de l'auteur), la plus petite différence est d'un pouce , la plus grande d'un pouce sept lignes.

(2) Dans les bassins oblique-ovalaires (Voyez 5ᵉ tableau de l'auteur), la plus petite différence est de sept lignes , la plus grande d'un pouce.

cédents de rapports proportionnels. Ainsi, pour m'expliquer plus clairement, on voit quelquefois sur un même bassin deux distances homologues être semblables ; deux autres ne différer que d'une faible quantité ; la différence entre les deux suivantes être plus grande, quelquefois assez forte. D'une autre part, en considérant les résumés eux-mêmes, on voit que le nombre des cas dans lesquels les différences dépassent six lignes est peu considérable, et que le résumé du 1er tableau n'en contient pas un seul, là où il s'agit de distances si différentes dans les bassins oblique-ovalaires. Faisons, pour ne pas trop multiplier les détails, abstraction des cas dans lesquels les différences sont de six lignes ou au-dessous. Le second résumé nous montre sept femmes chez lesquelles les différences sont de 7, 8, 9, 11 lignes. Voyons les différences fournies par les autres mesures ; nous les trouvons, un seul cas excepté dont il sera plus particulièrement question tout à l'heure, nulles ou faibles. Mêmes remarques pourraient successivement s'appliquer aux cas des 3e, 4e et 5e tableaux, dans lesquels nous voyons les différences dépasser six lignes. Prenons un à un chacun de ces cas, et, à une seule exception près, nous voyons, après avoir signalé une différence notable entre deux distances homologues, qu'il ne s'en trouve plus ou qu'il n'en existe que de faibles entre les autres distances prises deux à deux. Or, si l'on se reporte maintenant aux tableaux de l'auteur, si l'on fait attention, d'une part aux différences très grandes qu'ils signalent, d'autre part aux rapports proportionnels qui existent à peu près constamment entre les différences indiquées pour les diverses distances prises sur un même bassin, on se convaincra sans peine qu'aucune des femmes que nous avons explorées ne présentait le vice de conformation si bien décrit par *Naegelé*. Chez les femmes dont le bassin est régulièrement ou à peu près régulièrement conformé, on ne trouve donc point de différences, ou au moins on

ne trouve que des différences légères, entre des distances qui
en offrent de si grandes, au contraire, lorsque le bassin est
obliquement rétréci, ankylosé dans l'une de ses symphyses sa·
sacro–iliaques, etc. En outre, les différences, lorsqu'on en
trouve, ne sont que partielles, au lieu d'être générales; elles
accusent quelques-unes de ces irrégularités si communes dans
le bassin des femmes en apparence le mieux conformées, mais
ne sauraient faire croire à l'existence d'une déformation profonde capable de mettre obstacle à la terminaison de l'accouchement. Ces différences peuvent-elles tenir à quelque disposition particulière du bassin, appréciable sur le vivant? Je
l'ignore; je trouve seulement dans mes notes que, chez quelques femmes dont la marche n'avait pourtant rien de défectueux, l'une·des crêtes iliaques était plus élevée. A cette
disposition, chez quatre d'entre elles (Nos XVIII, XLIV,
XLIX, LXXX), correspondait une différence assez notable
entre les distances du 2e tableau. Mais il est difficile d'en
rien conclure, parce qu'avec une semblable irrégularité chez
les femmes (Nos IV, XXXIX, LXXVII), nous ne trouvons
plus, au même tableau, que des différences très faibles ou
nulles, et parce qu'aussi ce tableau signale des différences là
où les crêtes iliaques ont été trouvées sur le même niveau. En
supposant d'ailleurs que le défaut de symétrie parfaite entre les
deux crêtes iliaques pût expliquer certaines différences, il en
est d'autres dont elle ne pourrait que bien difficilement rendre
compte. Abandonnons donc le champ des conjectures, et contentons-nous de résumer cette première note en disant que les
moyens de diagnostic proposés par *Naegelé* conduiront certainement au but qu'on se propose; qu'à leur aide, on pourra toujours constater l'absence ou reconnaître la présence d'un vice de
conformation que son mode de développement et ses apparences
extérieures n'auraient autrement pas même fait soupçonner.

Qu'on me permette encore une dernière observation avant de terminer, c'est qu'il est indispensable, comme notre auteur l'a si bien remarqué, que tous les caractères qu'il a assignés à son bassin vicié soient réunis pour qu'on puisse conclure à son existence chez une femme qu'on mesure, et qu'il n'est pas moins important d'interpréter convenablement les différences trouvées dans ces mensurations. Qu'on veuille bien examiner successivement, dans nos cinq tableaux, ce que nous avons obtenu dans la mensuration du bassin de la femme désignée par le N° LXVII; on trouvera, si ce n'est dans le premier, des différences assez grandes. En faut-il conclure qu'il s'agit ici d'un bassin oblique-ovalaire, dans lequel la déformation existerait à un degré médiocre et qui n'aurait pas exclu la possibilité de deux accouchements spontanés à terme? Non sans doute; car, si les différences signalées aux tableaux 2e, 3e et 4e pouvaient faire croire à l'existence d'un bassin oblique-ovalaire avec ankylose de la symphyse sacro-iliaque droite, la différence notée dans le 5e donnerait à penser qu'il s'agit d'une ankylose à gauche.

—

NOTE II.

Ce Mémoire, malgré l'intérêt qu'il présente, et quoiqu'il en existe dans nos journaux (Voyez *Archives gén. de méd.*, *XIV*, 259; *Bulletin de Férussac*, X, 209, et XI, 1) des extraits étendus, n'a peut-être pas suffisamment attiré l'attention des accoucheurs français. Quelques-uns de nos traités récents semblent avoir été composés dans l'ignorance des expériences qu'il renferme, et des rectifications nombreuses par lesquelles l'auteur a dégagé cette question de l'obscurité qui l'enveloppait. Dans ceux mêmes qui en font spécialement mention, il m'a semblé que ce point de science n'était pas exposé avec toute la simplicité et toute la précision désirables. D'un autre côté, les élèves ont entre les mains des ouvrages recommandables et estimés à plus d'un titre, qui, publiés antérieurement au mémoire de *Naegelé*, laissent nécessairement la question dans le vague où elle était avant cette publication. Ces motifs m'ont engagé à reproduire, dans cette note, ce que cette monographie renferme de plus important, et afin que rien ne manquât à l'intelligence complète du sujet, j'y ai ajouté (Voyez Pl. XVI) l'une des figures de l'auteur.

Sous le point de vue de l'obstétrique, le bassin doit être envisagé dans sa composition, dans sa forme, dans ses dimensions. Mais il n'importe pas moins à l'art des accouchements que cette partie du squelette soit étudiée relativement à *l'inclinaison des plans que forment son détroit supérieur et son détroit inférieur*, et à *la direction du canal circonscrit entre ses deux détroits*. De la détermination de ces deux derniers points, résultent plusieurs préceptes importants, dont savent également profiter l'accoucheur, dans l'exercice de son art, et le chirurgien, dans la pratique de quelques opérations.

Les anatomistes savent très bien que, dans la station verticale, le plan formé par le détroit supérieur ne regarde pas directement en haut, ou en d'autres termes qu'il n'est pas parallèle au plan horizontal qui sert de point d'appui. Ces deux plans se coupent suivant un certain angle, susceptible de varier chez le même individu par la cambrure plus ou moins considérable volontairement imprimée à la région lombaire (1).

Il n'en est pas de même de la *direction du canal circonscrit entre les deux détroits*, ou, si l'on préfère une dénomination

____

(1) Je fais à dessein abstraction des différences que cet angle peut présenter chez le même individu suivant l'âge, parce que ces considérations n'importent point à mon sujet.

plus précise encore, de *l'incurvation de la cavité pelvienne.*
Elle est immuable, quelles que soient la position du corps et les
inflexions de la colonne vertébrale.

C'est-là une distinction que tous les auteurs n'ont pas assez
nettement établie, et qui les aurait pourtant préservés de quelques assertions erronées.

Le mauvais emploi des mots *axe* ou *axes*, n'a peut-être
pas peu contribué à répandre de l'obscurité sur ce sujet, au
moment même où il venait d'être mis dans son vrai jour. La
science offre bien d'autres exemples de cette fâcheuse influence
des termes mal définis ou mal appliqués.

Deventer (1) reconnaît que la direction du bassin n'est point
celle de la colonne vertébrale ; il fait entendre que cette cavité
regarde en avant ; on pourrait même croire, à son exposé simple,
naturel, qu'il a bien compris le défaut de parallélisme des deux
détroits, et, si sa figure donne à penser le contraire, on ne peut
au moins refuser à cet illustre accoucheur le mérite d'avoir tiré
de ses remarques de bonnes inductions pratiques. Quoi qu'en ait
dit un accoucheur français, il n'a rien emprunté à la géométrie, et c'est peut-être un mérite de plus dont on doit lui tenir
compte.

J.-J. Müller (2) et le célèbre *Rœderer* (3) ont eu moins
de réserve ; ce sont les premiers qui parlent d'*axe*. Cet emprunt

---

(1) «*Cavitas pelvis longitudine suâ non secundum longitudinem spinæ dorsi ten-
dit, sed ab imo oblique anticam versus ascendendo progreditur, quasi per eam
umbilicum ventris attingere velis; quare quærentes os uteri non recta versus curva-
tum os sacrum digitos intrudere debent, sed ab imo sursum tendere. quasi per mu-
liebria umbilicum ventris manu attingere vellent.*» H.-à. Deventeri, M. D. Opera-
tiones chirurgicæ novum lumen exhibentes obstetricantibus, etc. Lug. Bat., 1701.
Cap. 3, p. 21.

(2) *Diss. sist. casum rarissimum uteri in partu rupti* Basileæ, 1745.

(3) *De axi pelvis progr. quo in agressione muneris professoris med. extraord. in
acad. Georg. Aug. ibeundi ad orationem benev. agd., etc., invitat Jo. Georg. Rœderer.* Gott, 1751.

fait aux sciences exactes a conduit à de singulières erreurs. Après avoir fait du mot nouvellement introduit une application peu conforme aux définitions de la géométrie et de la mécanique, ces deux auteurs ont au moins voulu, pour ne pas trop s'écarter de l'acception reçue, conserver à leur axe le caractère d'une ligne droite. Un axe peut-il être autre chose ! Mais voyez ce que, dès le principe, a produit un mauvais mot ! Suivant *Müller*, l'axe du bassin est une ligne qui va de l'ombilic au coccyx, et cette ligne est perpendiculaire à l'horizon ! Suivant *Rœderer*, c'est au contraire une ligne qui s'élève perpendiculairement du milieu d'une corde tendue entre la pointe du coccyx et le sommet de l'arcade pubienne, et qui, d'après lui (erreur singulière !), traverserait, en se prolongeant, l'ombilic.

Voilà deux données bien différentes, deux erreurs presque aussi grossières l'une que l'autre, et qui ont pu conduire à une troisième, à savoir que la position du corps fait varier l'axe du bassin.

Comment *Müller* surtout s'est-il égaré à ce point, lui qui, le premier reconnaît la différence d'inclinaison des deux détroits, et cherche même à établir, pour chacun d'eux, le degré de cette inclinaison ? Il dit en effet que, pour mettre le bassin en position, il faut élever le sommet du sacrum au-dessus du plan horizontal à l'aide d'un corps de 20 lignes de hauteur, ce qui revient à dire que la pointe du coccyx est, pendant la station verticale, de 3 à 4 lignes plus basse que le sommet de l'arcade pubienne. C'est en procédant ainsi que *Müller* est arrivé à trouver que le détroit supérieur est incliné à l'horizon de la moitié d'un angle droit, c'est-à-dire de 45°. Avec de pareilles données, *Müller*, s'il se fût borné à représenter la ligne droite qu'il tire de l'ombilic au coccyx comme propre à mesurer, par son angle d'intersection avec l'axe du corps, le degré d'inclinaison de l'ouverture supérieure du petit bassin ; s'il se fût sagement abstenu de l'emploi d'un mot qui, impliquant l'idée d'une ligne droite, ne peut indiquer la direction d'une cavité courbe, *Müller*, dis-je, était sur la voie d'un progrès.

Quant à *Rœderer*, qui s'est occupé de déterminer expérimentalement l'inclinaison du détroit inférieur, et qui a pris, pour y arriver, le seul bon moyen qu'on puisse mettre en usage, il ne pourrait avoir raison, soit dans la direction qu'il donne à son axe, soit dans l'emploi même du mot, qu'à la condition certainement inadmissible pour lui-même que les deux détroits fussent parallèles, et que les parois opposées de l'excavation le fussent également. Tout est faute dans *Rœderer* : mauvaise application du mot *axe ;* tracé incorrect d'une ligne qui ne peut à la fois être perpendiculaire à la partie moyenne du diamètre coccy-pubien et traverser d'un côté l'ombilic, de l'autre l'anus ; silence absolu sur l'inclinaison du détroit supérieur, malgré l'indication de *Müller*.

Levret (1), dont les idées sur cette matière ont été généralement mal rendues, est le premier qui ait reconnu que la cavité incurvée du bassin ne pouvait avoir une ligne droite pour axe. Il imagine alors trois axes. Mais comme il s'appuie, pour les déterminer, sur des bases très arbitraires, ses résultats ne sauraient être exacts. Voici les données, ou plutôt les suppositions dont il part : 1° Le plan du détroit supérieur est incliné en avant de telle sorte, qu'une ligne horizontale qui passe sur la partie supérieure de la symphyse pubienne, traverse en arrière le point d'union des deux vertèbres sacrées inférieures ; 2° la ligne tirée de l'angle sacro-vertébral au bord supérieur de la

____

(1) *L'Art des accouchements démontré par des principes de physique et de mécanique.* Paris, 1753.

symphyse du pubis, forme, avec l'horizon, un angle de 35°;
3° si, du sommet du coccyx, on mène une ligne parallèle à
la précédente, cette ligne traversera la partie inférieure de la
vulve. C'est sur ces trois lignes que *Levret* abaisse des perpendiculaires, et c'est à l'aide de ces trois axes ainsi obtenus qu'il
prétend mesurer *l'inclinaison du vide de la cavité du bassin*.
Il eût pu féconder une pensée qui était juste, s'il se fût appuyé
sur l'observation pour la développer. Quoi qu'il en soit, ses travaux, qui avaient, en définitive, pour but l'indication du trajet
suivi par la tête et les différentes parties du corps du fœtus à
travers l'excavation du bassin, l'ont conduit au tracé d'une
courbe, d'une ligne parabolique qui, pour n'avoir pas encore
toute l'exactitude désirable, mesure pourtant la direction de la
cavité pelvienne beaucoup mieux que les axes de cercle ima-
ginés ou renouvelés de nos jours. C'est ainsi que toute idée
nouvelle n'est pas progrès, et qu'on fait quelquefois un pas ré-
trograde à son insu.

Assez de bons travaux recommandent *Camper* aux hommages
des savants, pour qu'on ne craigne pas de signaler les erreurs de
l'illustre anatomiste hollandais dans ce qu'il a écrit (1) sur le
sujet qui nous occupe. C'est ainsi qu'il exagère l'inclinaison du
détroit supérieur qu'il porte à 75°; qu'à l'exemple de *Müller*,
il donne comme *axe du bassin* la ligne qui, du sommet du coccyx
traverse le milieu du petit diamètre du détroit abdominal. *Cam-*
per est le premier qui se soit écarté des indications de *Levret*,
dont il remplace la ligne parabolique par un *arc de cercle*.

M. Saxtorph expose ainsi ses idées dans un premier ouvrage
publié en 1764 : La cavité pelvienne est recourbée suivant sa
longueur; l'axe qui traverse le centre du détroit supérieur doit

(1) Traduction hollandaise de l'ouvrage de *Mauriceau*, augmentée de six mémoires sur quelques sujets relatifs aux accouchements. Amsterdam, 1759.

se recourber en avant, en formant un angle obtus, pour traverser le centre du détroit inférieur. En 1776, dans un autre ouvrage, *Saxtorph* distingue bien la position du bassin déterminée par la direction des axes de ses deux détroits de la courbure de la cavité même représentée par un axe différent des deux autres, une ligne centrale qui, suivant lui, est un *arc de cercle*. Enfin, en 1790, *Saxtorph*, dans un troisième ouvrage, figure l'axe du détroit supérieur, la ligne centrale de la cavité pelvienne et quelques autres lignes encore ; mais il ne donne pas ici l'axe du détroit inférieur. Cette figure n'est donc pas complète et contient d'ailleurs quelques erreurs.

J. Bang, compatriote de *Saxtorph*, que les historiens passent si injustement sous silence, *Bang*, qui, tout bon mathématicien qu'il était, ne pensait pourtant pas que les mathématiques fussent ici d'un indispensable secours, a émis, dans une bonne dissertation (1), des idées plus exactes et surtout plus conformes aux principes de la géométrie que beaucoup d'écrivains postérieurs qui se sont parés fort à tort d'une science qu'ils ne possédaient pas. Il s'est occupé de déterminer l'inclinaison des deux détroits, et dans cette estimation, qui n'est pourtant fondée sur aucune expérience directe, il s'est fort approché de la vérité. Suivant lui, le plan du détroit abdominal est incliné de 55° par rapport au plan horizontal qui, pendant la station verticale, sert de base de sustentation ; le plan du détroit périnéal est incliné dans le même sens que le premier, c'est-à-dire de haut en bas et d'arrière en avant, et cette inclinaison est de 3 ½°. A chacun de ces détroits il reconnaît un axe : c'est la perpendiculaire abaissée sur le centre de chacun des deux plans imaginaires qu'ils représentent. Quant à la courbure de la cavité pelvienne, les portions des deux axes qui se prolongent et se coupent dans l'intérieur de cette

(1) *Tentam. med. de mechanismo partus perfecti, etc.* Havniæ, 1774.

cavité ne lui paraissent pas représenter convenablement cette courbure, et il les remplace par un *arc de cercle* qu'il trace de la manière suivante : Il prolonge le diamètre antéro-postérieur de l'un et l'autre détroit, et prenant pour centre le point d'intersection de ces deux lignes, pour rayon la distance qui existe entre ce point et le milieu du diamètre sacro-pubien ou coccy-pubien, il décrit un arc de cercle qui passe à la fois par le centre des deux détroits et de l'excavation. Or, c'est-là un procédé qui, sans être absolument rigoureux, est du moins préférable à celui que quelques auteurs ont proposé dans ces derniers temps et qui pèche par l'ignorance complète des premières règles de la géométrie. La figure donnée par *Bang* est, avec celle de *Camper*, et celle qu'a donnée plus tard le professeur *Bakker* de Groningue, la plus correcte qui ait encore été publiée.

Suivant *Stein* l'aîné (1770), l'axe de la cavité pelvienne ne saurait être une ligne droite; cet axe peut être représenté par la portion des axes des détroits qui traversent cette cavité jusqu'à leur point d'intersection, deux lignes auxquelles il croit pouvoir, *pour plus d'exactitude*, substituer un axe de cercle. — Il n'y a rien de précis dans ce qu'il dit de l'inclinaison des détroits, et sa figure contredit ce qu'il a écrit à ce sujet. Quant à son *cliséomètre*, c'est un instrument défectueux, inapplicable et justement oublié.

Le célèbre *Baudelocque* (1781), qui avait un trop bon esprit pour vouloir aller au-delà de ce qu'il savait, s'est contenté d'indiquer l'axe de chaque détroit, de faire remarquer que ces deux axes prolongés dans l'excavation se coupent en formant un angle obtus qui regarde en avant, mais il n'a pas cherché à tracer une ligne centrale de la cavité pelvienne, un axe du bassin, pas plus qu'il n'a voulu fixer le degré d'inclinaison du détroit supérieur qui, d'après lui, varie chez tous les sujets.

Ce que *Gardien* a écrit, dans son style prolixe, ne diffère pas essentiellement de ce qu'avait établi *Baudelocque*, et les autres accoucheurs français (rappelons-nous que le mémoire de *Naegelé* est de 1825) ont reproduit les idées du maître, sans imiter toutefois sa réserve, et en fixant, comme *Levret*, à 35° l'inclinaison du détroit supérieur. *Maygrier* a donné à ce sujet, dans ses *Nouvelles démonstrations, etc.* une planche incorrecte et dont les indications sont, sous plusieurs rapports, en contradiction avec le texte.

Vouons à l'oubli qu'il mérite, l'ouvrage, tout spécial qu'il est, de *J.-C. Sommer* (1791), dont le nom, suivant *Naegelé*, ne devrait plus être rappelé dans l'historique qui nous occupe ; passons également sous silence *C.-C. Creve* (1794), qui, après avoir beaucoup critiqué, ne rectifie rien et n'indique rien de nouveau ; contentons-nous de signaler les résultats de *Stein* neveu (1797) (1) qui, plaçant le bassin de telle sorte que la surface articulaire inférieure du corps de la première vertèbre lombaire soit horizontale, détermine ainsi, d'après trois bassins bien conformés et neuf viciés, l'inclinaison du détroit supérieur (49 1/3°) et celle du détroit inférieur (5 1/3°); et arrivons enfin à *Osiander* qui mérite de nous arrêter davantage, plus, il est vrai, à cause de la réputation attachée à son nom que pour l'excellence de ses travaux.

Fr.-B. Osiander s'est, pour la première fois, en 1802 (2), occupé de la position du bassin et de la direction de la cavité pelvienne. Dans de nouveaux ouvrages, publiés en 1810 et en 1818, il n'a fait que reproduire, sans variantes, ses premières idées. Cet auteur a, fort mal à propos, prétendu qu'on ne pouvait arriver sans le secours des mathématiques à quelque détermination précise. Les résultats auxquels il est parvenu prouvent que leur

---

(1) *De pelvis situ ejusque inclinatione.* Marburgi.—Cat., 1797.
(2) *Grundriss der Entbindungsk.* I Theil, 1802.

application inopportune peut égarer, ou que l'auteur a fait parade
de connaissances qu'il n'avait pas. De ces deux suppositions, la
dernière se change presque en certitude, lorsqu'on lit la définition
qu'il donne d'un axe, lorsqu'on voit l'absence de toute distinction
entre ce qu'on entend par axe en géométrie et la signification du
même mot en mécanique, enfin ce qu'il dit du centre, qui n'étant
exact que pour la sphère, rend sa définition tout-à-fait inapplicable.

Osiander donne à l'excavation du bassin une ligne droite pour
axe, et, pour lui, cette ligne n'est autre chose que l'axe même du
détroit supérieur prolongé. Il est vrai qu'il limite, mais très
arbitrairement, cette excavation. Pour lui, l'excavation n'est que
la partie comprise entre le détroit supérieur et un autre plan qui
ne descend pas plus bas que la partie inférieure de la symphyse
pubienne d'une part et que l'union de la 3e et de la 4e pièces du
sacrum de l'autre. C'est là, pour lui, un cylindre régulier, dont les
parois inflexibles, et aussi élevées en avant qu'en arrière ne sont
point sujettes à changer. Ce qui est au-dessous et qui n'est osseux
qu'en arrière et sur les côtés ne peut plus avoir le même axe ;
sujette à varier avec les parties molles qui l'occupent, cette portion
ne peut avoir d'autre axe que celui des parties molles elles-
mêmes , le vagin, par exemple. Il ne veut donc pas qu'on en
tienne compte dans la détermination de l'axe du bassin.

Remarquons qu'*Osiander* s'est grossièrement trompé en étendant en arrière la paroi de son cylindre supérieur jusqu'à l'union
de la 3e et de la 4e fausses vertèbres sacrées. C'est donner à cette
paroi beaucoup trop de longueur et ôter à son cylindre la régularité qu'il lui attribue. Car la hauteur de la symphyse pubienne
n'est pas plus considérable que l'espace compris entre l'angle
sacro-vertébral et la partie moyenne de la seconde pièce du sacrum. — C'est fort à tort également qu'*Osiander* a représenté
concave la surface antérieure des deux premières vertèbres sa-

crées qui est presque plane. Enfin, ce n'est pas si bas qu'*Osiander* l'a prétendu, mais seulement jusqu'à la partie inférieure de la seconde pièce du sacrum que l'axe du détroit supérieur peut, non pas encore mathématiquement, représenter l'axe de l'excavation.

Quant à la position du bassin, elle est telle, suivant *Osiander*, que le détroit supérieur est incliné de 30° seulement. C'est ce qu'il cherche à établir dans son *Commentatio*, *etc.*, où il représente un bassin bien conformé et normalement incliné, *pelvis benè conformata et inclinata*. Mais rien n'est plus arbitraire que la manière dont il détermine cet angle. Il prend un bassin sec, et, dans une position qu'il lui donne, il abaisse une perpendiculaire sur le bord supérieur de la symphyse et une autre sur le milieu du diamètre sacro-pubien du détroit abdominal; la première étant parallèle à l'axe du corps, la seconde étant l'axe même du bassin, l'angle de 30° suivant lequel elles se coupent mesure l'inclinaison du bassin. Mais comment *Osiander* ne s'est-il pas aperçu qu'il supposait *à priori* ce qui était précisément à démontrer.

Le cliséomètre qu'il a imaginé, est, plus encore que toutes les inventions du même genre, un instrument sans valeur, et dont l'application est fondée sur des données inexactes.

Enfin, sa figure est fort mauvaise, et le tracé en est tout-à-fait imaginaire.

Était-il donc, d'après tout ce qui précède, autorisé à prétendre qu'il avait déterminé d'une manière sûre *à priori* et *à posteriori* l'axe et l'inclinaison du bassin, et peut-on le croire lorsqu'il ajoute que 20 années de pratique l'ont convaincu de l'infaillibilité de ses procédés? Rendons-lui justice et disons qu'en visant à l'originalité il n'a commis que des erreurs, et qu'au lieu de faire faire un pas à la science sous les deux points de vue que nous venons d'examiner, il est resté fort au-dessous de ses devanciers.

C.-G. Carus (1) n'est pas moins plein d'erreurs. Il adopte pour
le détroit inférieur l'inclinaison de 18° indiquée par *Rœderer* (2),
puis, arbitrairement et d'après des bassins secs seulement, il fixe
à 55° celle du détroit supérieur. Or, qu'on place un bassin dans
une position telle que le détroit périnéal soit, comme le veut
Rœderer, incliné de 18°, on obtiendra pour l'inclinaison du
détroit abdominal non pas 55, mais 66 ou 67°. Pour que l'indication de *Carus* fût exacte, il faudrait que la paroi postérieure
du bassin, au lieu de 4 p. 3/4 à 5 pouces, n'eût que 3 p. 3/4.

Carus donne pour mesure de l'incurvation du bassin un
arc de cercle, qu'il décrit, en prenant pour centre la partie
moyenne de la symphyse pubienne, et pour rayon la moitié du
diamètre antéro-postérieur de l'excavation, arc de cercle qui,
suivant lui, passerait à la fin par le centre de l'excavation et
celui des deux détroits. Mais avoir la prétention de déterminer
« géométriquement » la courbe de la cavité pelvienne, et pécher
aussi grossièrement contre les règles de la géométrie, c'est
presque s'exposer au ridicule. Il est facile de voir qu'un arc de
cercle ainsi décrit ne passe ni par le milieu du diamètre sacro-
pubien, ni par celui du diamètre coccy-pubien. *Bang* était arrivé,
comme nous l'avons vu, à un résultat plus exact. Son arc de
cercle passait bien par le centre des deux détroits ; mais, pour
qu'il en fût ainsi, il fallait prendre un autre point pour centre,
et un rayon plus long, et c'est ainsi que l'accoucheur suédois
avait procédé.

Sans doute, rien n'est plus facile que de décrire autrement et
plus exactement que n'a fait *Bang* un arc de cercle qui couperait à la fois dans leur milieu les diamètres antéro-postérieurs

(1) *Lehrbuch d. Gynækologie.* Leipzig, 1820.

(2) Dans la seconde édition de son ouvrage (1828), *Carus* ne donne plus que 10 à
11° et même 9° pour mesure de l'inclinaison du détroit inférieur.

de l'excavation et des deux détroits. La question se réduit à la solution du problème le plus élémentaire de géométrie : *Par trois points donnés sur un plan, faire passer un cercle.* Joignez ces trois points par deux lignes droites ; sur le milieu de chacune de ces lignes, élevez une perpendiculaire ; le point d'intersection des deux perpendiculaires est le centre du cercle cherché, qu'on pourra « géométriquement » décrire avec un rayon égal à la distance du centre trouvé à l'un des points donnés. C'est ainsi qu'a procédé *J.-L. Choulant* (1), et il a vu que ce n'était pas la partie moyenne de la symphyse pubienne qu'il fallait prendre pour centre, mais un point fort en arrière de cette symphyse. Cet arc de cercle, auquel *Choulant* donne le nom d'*arcus pelvis director*, ne saurait d'ailleurs, non plus que celui de *Carus*, mesurer la direction de la cavité pelvienne ; il n'indique pas avec plus d'exactitude le trajet suivi par la tête du fœtus, ou celui à suivre pour l'introduction des instruments. Aucune courbe régulière, surtout aucun arc de cercle ne peut ici servir de mesure ou de guide, et *Carus*, ainsi que *Choulant*, ont encore été moins heureux que *Bang* qui les avait précédés de 50 ans.

Quant à *El. von Siebold* (1824), sans parler de ses erreurs sous le point de vue historique, il n'y a pour ainsi dire qu'à critiquer dans ce qu'il a écrit sur ce sujet. Il adopte la donnée de *Levret* pour l'inclinaison du détroit supérieur, celle de *Rœderer* pour l'inclinaison du détroit inférieur, et se trompe sur le sens de cette inclinaison. Il applique à l'inclinaison ce qui ne concerne que l'incurvation, prétend que, plus l'inclinaison du détroit supérieur est considérable, plus augmente l'angle que forme avec l'horizon la perpendiculaire abaissée sur ce plan, ce qui est précisément le contraire, etc.

(1) *Decas secunda pelvium spinarumque deformatarum, etc.* Lipsiæ, 1820. Cap. 4.

C'est à ce point que *Naegelé* a pris, en 1825, la question de la position du bassin et de la direction de sa cavité. Peut-être aurais-je dû me borner, dans cette note, à faire connaître les résultats auxquels il est arrivé. Si je ne l'ai pas fait, si je n'ai pas reculé devant la longueur des détails qu'un résumé historique, quelque condensé qu'il fût, devait nécessairement entraîner quand il s'agissait de donner, d'une manière profitable, la substance de plus de quatre-vingts pages in-4°, c'est qu'il m'a semblé qu'on ne pouvait trop faire connaître une revue qui est un modèle de bonne et saine critique, et que, d'un autre côté, plusieurs des ouvrages qui en ont fourni les éléments sont rares ou écrits dans une langue peu familière à beaucoup de médecins français.

L'historique qui précède montre la nécessité de bien distinguer deux choses quelquefois confondues : la position du bassin, c'est-à-dire l'inclinaison de ses détroits, et la direction ou courbure de sa cavité. Exposons successivement, sous ces deux rapports, les idées de *Naegelé*.

§ I. *Position du bassin, ou inclinaison des détroits.*

Tout le monde est d'accord sur le sens de l'inclinaison du détroit supérieur; son plan regarde en avant. Il n'en est pas de même de l'inclinaison du détroit inférieur. Suivant les uns, le plan circonscrit par ce détroit est dirigé en avant, selon d'autres il est tourné en arrière. Il eût pourtant été facile de faire cesser cette dissidence si on eût appelé l'expérience à son aide, et si on eût voulu interroger la nature. *Rœderer* avait indiqué un fort bon procédé que personne depuis lui n'avait mis en usage. C'est celui auquel *Naegelé* a eu recours. La facilité de son application, le soin qui a été apporté dans ces recherches, le nombre considérable de sujets qui y ont été soumis, tout en un mot concourt à assurer l'exactitude des résultats.

On place la femme verticalement sur un plan horizontal ; on porte successivement sous la symphyse pubienne et au sommet du coccyx un fil à plomb, qu'on fixe en ces deux points avec l'extrémité de l'ongle de l'index, en ayant soin de donner au fil une tension suffisante, pendant qu'un aide maintient le plomb en contact avec le sol. Ce procédé, quelque simple qu'il paraisse, demande quelque habitude ; mais cette habitude s'acquiert promptement. Quant à la mobilité du coccyx, elle n'est pas, à beaucoup près, aussi considérable qu'on pourrait croire, et elle ne peut altérer l'exactitude des résultats obtenus. On mesure ainsi la distance du sommet de l'arcade pubienne au plan horizontal qui sert de base de sustentation, et celle de la pointe du coccyx au même plan ; la différence fait à la fois connaître le sens et le degré de l'inclinaison du détroit inférieur.

Ces recherches ont occupé le professeur de Heidelberg à diverses époques ; elles ont porté sur plus de 800 femmes ; mais, dans son relevé, il n'a pas cru devoir comprendre les mensurations faites à une époque où il n'avait pas acquis toute l'habileté nécessaire, ni celles qui sont relatives aux femmes dont l'accouchement avait présenté quelque anomalie. 500 femmes bien conformées, dont 149 de haute, 57 de petite et le reste de moyenne stature, ont fourni les résultats suivants :

Pointe du coccyx plus élevé que le sommet de l'arcade pubienne. . . . . 454 fem.

Pointe du coccyx plus basse que le sommet de l'arcade pubienne. 26

Pointe du coccyx et sommet de l'arcade pubienne sur le même niveau. 20

Le maximum de cette différence de niveau chez les premières s'est trouvé de 22 lignes, et chez les secondes de 9 lignes. Pour les premières, on a obtenu un total de 3,365 lignes ; pour les secondes, un total de 98 lignes. La moyenne résultante est de 7^1, 1.

On voit d'après ce qui précéde que près de neuf fois sur dix le diamètre coccy - pubien est incliné en arrière, qu'une fois sur dix-neuf environ il est tourné en avant, qu'enfin une fois seulement sur vingt il est parfaitement horizontal; on voit encore qu'en prenant 7^1, 1 pour la moyenne de la différence de niveau entre la pointe du coccyx et le sommet de l'arcade, le diamètre coccy-pubien coupe une ligne horizontale qui passe immédiatement au-dessous du bord inférieur de la symphyse pubienne en faisant avec elle un angle de 10 à 11° (Voyez planche XVI). Telle est la mesure de l'inclinaison du détroit inférieur.

Quant à celle du détroit supérieur, il s'en faut bien qu'elle soit aussi facile à déterminer et que les résultats auxquels on est arrivé dans cette détermination aient été obtenus par des procédés qui en puissent garantir l'exactitude. Les cliséomètres sont oubliés depuis long-temps à cause des erreurs auxquelles leur application conduit infailliblement, et les autres moyens qui ont été proposés ne sont pas plus sûrs. Celui auquel avait songé *Naegelé*, et sur lequel *Betschler* (1) appelait encore l'attention au moment où le professeur de Heidelberg mettait la dernière main à son mémoire, n'est pas meilleur et doit être également abandonné. Il consiste à placer l'une des lentilles d'un compas d'épaisseur muni d'un arc de cercle avec un fil à plomb sur le bord supérieur de la symphyse pubienne, l'autre sur l'apophyse épineuse de l'une des vertèbres lombaires. Ils espéraient arriver à un résultat exact, *Naegelé* en plaçant cette seconde lentille sur la cinquième apophyse épineuse lombaire, et *Betschler* en la plaçant sur la quatrième. Mais *Naegelé* s'est bientôt convaincu

(1) *Ueber Beckenmessung und ein von Professor Dr. Kluge erfundenes Pelycometron. Vons Dr. Betschler,* in *Rust's mag. f. d. ges. Heilkunde*, Bd. XVII. H. 3.

lui-même que son procédé est mauvais, et il a démontré que celui vanté par *Betschler* n'est pas meilleur. En effet, rien n'est aussi variable que le point de la région lombaire que traverse le diamètre sacro-pubien prolongé en arrière ; c'est le plus souvent l'apophyse épineuse de la deuxième vertèbre lombaire, souvent aussi celle de la première, quelquefois l'intervalle qui sépare celles des seconde et troisième ; on a vu, dans des bassins viciés, le prolongement de ce diamètre correspondre une fois à l'apophyse épineuse de la deuxième vertèbre dorsale, une autre fois à celle de la troisième lombaire, etc. Mais admettons que le diamètre sacro-pubien prolongé en arrière traversât généralement le même point de la région lombaire chez les femmes bien conformées, n'y aurait-il pas encore quelque exception à cette règle, et ne devrait-on pas surtout s'attendre à en trouver dans les cas d'inclinaison extraordinaire du bassin, de conformation vicieuse de la colonne vertébrale, etc.?

Peut-on espérer plus d'exactitude d'un procédé qui consisterait tout simplement à conclure de l'inclinaison du détroit inférieur à celle du détroit supérieur? Mais rien ne serait plus hasardé. Car on comprend sans peine que l'incurvation plus ou moins considérable du sacrum peut faire varier la première sans que rien soit changé à la seconde.

De tout ce qui précède, que faut-il conclure? C'est qu'aucun procédé connu ne peut donner avec précision sur le vivant la mesure de l'inclinaison du détroit supérieur ; c'est que, pour arriver à quelque détermination exacte de cette inclinaison envisagée d'une manière générale, il faut, après avoir constaté, pendant la vie, dans la position et par le procédé que nous avons indiqués, l'inclinaison du détroit inférieur, placer le bassin dans une position qui reproduise exactement cette inclinaison, et mesurer alors celle du détroit supérieur. De cette manière il n'y a point d'erreur possible. C'est ainsi que *Naegelé*, sur un certain nombre de femmes, et en particulier sur celle dont le bassin est représenté au trait, planche XVI, est parvenu à déterminer l'angle que le plan du détroit supérieur forme avec le plan horizontal qui, pendant la station verticale, sert de base de sustentation. Cet angle est, suivant lui, plus grand que les auteurs, Camper excepté, ne l'avaient indiqué. Il est de 59 à 60°. Il résulte de cette inclinaison ainsi déterminée, que la symphyse pubienne est de 3 pouces 9 à 10 lignes plus basse que l'angle sacro-vertébral (1).

Ce que nous avons établi dans ce premier paragraphe peut se résumer en quelques mots : Les plans formés par les détroits supérieur et inférieur sont inclinés à l'horizon, l'un de 59 à 60, l'autre de 10 à 11° : telle est aussi la mesure des angles que forment, en se prolongeant, les diamètres sacro-pubien et coccy-pubien avec une ligne horizontale passant immédiatement au dessous de la symphyse pubienne (Voyez planche XVI); telle est enfin celle des angles que forment avec la perpendiculaire abaissée sur la ligne horizontale (axe du corps) les perpendiculaires abaissées sur le milieu du diamètre antéro-postérieur des deux détroits (axes des détroits). Ce sont-là trois manières différentes d'exprimer la même chose, c'est-à-dire la position exacte du bassin.

§ II. *Direction de la cavité pelvienne.*

De quoi s'agit-il maintenant? De trouver une ligne qui, dans tout son trajet depuis le détroit supérieur jusqu'au détroit inférieur, soit toujours à égale distance des parois du bassin, qui passe toujours par le milieu d'une série de diamètres plus ou moins nombreux étendus de la paroi antérieure à la paroi postérieure de l'excavation. C'est la *ligne moyenne* ou *centrale* de la

(1) Dans toutes les mesures dont cette note fait mention, on a supposé le cercle divisé en 360 et non en 400 degrés.

14

cavité pelvienne, ligne irrégulière, qu'on ne pourrait, sans fausser les définitions reçues, désigner par le nom d'*axe*, courbe qui ne peut pas être représentée par deux lignes droites et encore moins par un arc de cercle.

Remarquons d'abord que, dans l'excavation, il y a une partie dont les parois sont immobiles et qui pourra avoir une ligne centrale constante, et une autre qui a une paroi mobile, celle qui correspond en arrière au coccyx, et qui ne saurait être dans le même cas. Faisons abstraction de cette dernière. En second lieu, remarquons que la paroi postérieure du bassin réduite au sacrum peut se partager en deux parties qu'on trouve, sur un grand nombre de bassins bien conformés, sensiblement égales, et qui se confondent l'une avec l'autre au point de jonction de la 2e et de la 3e fausses vertèbres sacrées. La première représente une surface à peu près plane, la seconde une surface concave. Il résulte de ce qui précède que, dans la partie de l'excavation comprise entre l'angle sacro-vertébral et la 2e fausse articulation du sacrum en arrière et une portion correspondante de la face postérieure de la symphyse pubienne en avant, la ligne centrale du bassin pourra être représentée par une ligne droite. Au-dessous, ce ne pourra plus être qu'une ligne courbe.

Ce qui précède sera facilement compris si l'on jette un coup d'œil sur la planche XVI. Pour ne pas trop multiplier les détails, je me bornerai aux explications suivantes :

h - m est une perpendiculaire abaissée sur le milieu du diamètre sacro-pubien. C'est ce qu'on nomme l'axe du détroit supérieur. Cette ligne, prolongée en bas, tombe, en général, dans les bassins bien conformés, sur la dernière pièce du coccyx ou dans son voisinage.

α δ, γ δ, ε ζ, etc., sont des lignes également distantes les unes des autres à leurs extrémités, tirées d'arrière en avant, et par le milieu desquelles doit passer la ligne centrale du bassin. On comprend qu'on pourrait les multiplier à l'infini, si l'on pouvait prétendre ici et s'il était nécessaire d'arriver à une exactitude mathématique.

m-l indique la ligne centrale du bassin dans la partie de l'excavation qui est formée en arrière par le sacrum et en avant par le pubis ; *l-n*, cette même ligne dans la portion du bassin qui est constituée en avant par la partie inférieure du pubis et en arrière par le coccyx, lorsque ce dernier os est dans sa position ordinaire ; lorsqu'il en change et qu'il se trouve porté dans la direction de *dx*, cette portion de la ligne centrale n'est plus la même.

Sur un bassin bien conformé, l'angle que forme le plan constitué par les deux premières vertèbres sacrées avec le plan imaginaire du détroit supérieur dépasse de bien peu un angle droit ; celui que forme avec le même plan la paroi antérieure de l'excavation se rapproche encore plus de 90° ; mais il n'en est plus de même dans les bassins mal conformés, comme le démontre, au-delà de toute évidence, l'une des figures du mémoire de *Naegelé* ; or, ces différences ôtent toute espèce d'exactitude aux résultats fournis par l'application de certains cliséomètres. — On peut voir aussi (planche XVI) que, dans un bassin bien conformé, la perpendiculaire abaissée sur le milieu du diamètre sacro-pubien se confond presque avec la première portion de la ligne centrale de l'excavation. La différence qu'*Osiander* regarde à tort comme nulle est au moins si peu considérable qu'on peut, en pratique, la négliger. Mais, dans les bassins viciés, elle devient assez grande pour qu'on ne doive pas confondre ces deux lignes l'une avec l'autre.

On voit, d'après les idées exposées dans ce second paragraphe, que la ligne centrale du bassin qui mesure l'incurvation de la cavité pelvienne ne saurait être une courbe régulière, qu'il ne faut point chercher ici l'impossible, une exactitude mathéma-

tique. De toutes les lignes composées, de toutes les courbes pro-
posées par les auteurs, nulle n'est, au reste, plus mauvaise
que l'arc de cercle, surtout lorsqu'on le décrit d'après le procédé si défectueux de *Carus*. « Si, lorsqu'on applique le forceps,
» dit *Naegelé*, p. 22, on veut, pour entraîner la tête à travers
» le détroit supérieur et l'excavation, exercer les tractions sui-
» vant l'arc de cercle indiqué, on s'écarte de la direction de la
» cavité pelvienne et par conséquent de celle suivant laquelle
» la tête s'avance dans l'accouchement spontané. La tête
» est pressée contre la paroi antérieure du bassin, et une partie
» de la force employée se trouve perdue. Les difficultés et l'in-
» succès de l'opération excitent alors à de plus grands efforts,
» et les parties sont soumises à une compression inutile, etc.
» Si l'on fait abstraction des cas où le rétrécissement contre-in-
» dique l'emploi d'un instrument qu'on s'obstine néanmoins à
» appliquer, on voit que les deux causes qui rendent le plus
» souvent infructueuse ou funeste l'application du forceps sont
» l'incertitude du diagnostic relativement à la position de la
» tête, et surtout la direction vicieuse des tractions. Quel
» est l'accoucheur un peu répandu qui n'a pas souvent vu des
» cas dans lesquels de longues et inutiles tractions ayant été
» faites avec le forceps, une meilleure direction des efforts a été
» promptement suivie de la terminaison facile de l'accouche-
» ment? » Je terminerai cette longue analyse par cette remarque
de l'auteur : « Supposons que l'exploration ait fait connaître
» que le bassin offre une inclinaison ordinaire. Dans ce cas, le
» détroit supérieur aura une direction horizontale, lorsque la
» femme sera dans une position moyenne entre le décubitus
» dorsal et la station assise (*Smellie*), ou, ce qui serait plus
» exact, lorsque le tronc fera avec l'horizon un angle de 30°.
» Lorsqu'on a donné une semblable position à la femme, si on
» veut, à l'aide du forceps, entraîner la tête dans l'excavation

» en lui faisant franchir le détroit supérieur, il faut que les
» tractions soient exercées perpendiculairement. » Le sens de
ces tractions ne serait plus le même si le tronc était abaissé
davantage, s'il devenait horizontal lui-même. Il serait à plus
forte raison différent, si, le tronc étant horizontal, le bassin était
élevé à l'aide d'un corps résistant. La flexion légère qu'on opé-
rerait alors dans les articulations des vertèbres lombaires ten-
drait, non-seulement à relever le plan du détroit supérieur par
rapport à l'horizon, mais encore à diminuer son inclinaison
réelle relativement à l'axe du corps.

NOTE III.

La rareté des cas d'exostoses du bassin qui ont réellement rendu
difficile ou impossible la terminaison de l'accouchement donne
plus de prix aux observations de ce genre dont l'authenticité ne
saurait être contestée. De ce nombre est assurément l'observation
de *Leydig* qui a fourni à *Naegelé* le sujet de la dissertation remarquable soutenue par *El. de Haber*. Les médecins qui ne se con-
tentent pas d'une simple indication, qui veulent approfondir les
points difficiles de la science, seront satisfaits, je pense, de la
trouver ici dans tous ses détails. Afin d'ajouter encore à l'intérêt
qu'elle offre par elle-même, je donne, planche **XV**, deux des
figures qui accompagnent la dissertation de *El. de Haber*. Je
pense que je ne pouvais faire meilleur usage de l'exemplaire que
le professeur *Naegelé* a bien voulu m'envoyer, il y a quelque
temps. Malgré sa longueur, j'ai reproduit cette observation dans
toute son étendue. Elle pourra, de même que celle rapportée
page 105, servir de modèle à ceux qui auront à communiquer des
faits de cette importance et qui ne sauraient trop se persuader de
la nécessité d'accompagner le récit des cas rares des détails pro-

pres à lever tous les doutes et a inspirer quelques règles salutaires, quelques préceptes généraux.

Naegelé ayant donné, planche **XIV**, la figure d'un bassin considérablement rétréci par une exostose qui a nécessité l'opération césarienne, et s étant contenté de renvoyer, pour le récit du fait, au journal d'Édimbourg qui l'a publié, j'ai cru rendre service à ceux qui trouveraient quelque intérêt dans la lecture de ce mémoire et qui n'auraient pas l'ouvrage anglais à leur disposition, en donnant aussi cette observation dans tous ses détails. La vue de la figure n'aurait pas manqué de faire naître le regret de ne pas trouver ici l'observation.

Voici d'abord l'observation communiquée à *Naegelé* par le docteur *Leydig* :

Le premier mai 1813, un de nos accoucheurs les plus distingués, le docteur *Kraus*, m'invita à l'accompagner à Bubenheim (bourg situé à huit mille pas de Mayence), pour un cas d'exostose du bassin qui réclamait l'opération césarienne. Partis en toute hâte, nous arrivâmes vers une heure du matin chez un nommé Besan, dont la femme était alors en travail.

Anne Marie, âgée de vingt-neuf ans, d'une taille moyenne, bien conformée, a toujours joui d'une bonne santé. Elle se rappelle seulement qu'il y a environ quatorze ans, se rendant, pendant l'hiver, à Mayence avec une charge sur la tête, elle glissa sur la glace, et fit sur le siége une chute violente. Elle ressentit de vives douleurs à l'anus, ce qui ne l'empêcha pas d'aller à Mayence et de revenir chez elle. Elle ne fit pas d'ailleurs grande attention à cet accident; les douleurs disparurent peu à peu, et elle se crut guérie. La défécation, l'émission des urines, la menstruation n'éprouvèrent aucun dérangement. Cinq ans après, elle épousa un homme robuste et bien portant. Maintenant, elle est arrivée à la trente-troisième semaine de sa première grossesse.

Nous la trouvâmes à terre, appuyée sur les coudes et les genoux.

C'est dans cette position, la plus commode qu'elle pût prendre, qu'elle nous communiqua les détails suivants : Sa santé a été parfaite jusqu'à la vingtième semaine de sa grossesse ; mais, à dater de cette époque, elle a eu des vomissements fréquents et beaucoup de difficulté pour uriner ou aller à la garde-robe. Dès le vingt-huit avril, elle avait ressenti dans le ventre des douleurs, qui ne l'empêchèrent pourtant pas d'aller aux champs faire de l'herbe. Le trente avril, en soulevant un pesant fardeau, elle sentit un craquement dans le ventre, un écoulement eut lieu par le vagin, et depuis elle n'a plus perçu les mouvements de son enfant. De retour à la maison, elle avait envoyé chercher une sage-femme du voisinage qui, reconnaissant l'état de la malade, avait réclamé la présence d'un accoucheur.

Le premier mai, le docteur *Koeppel* fut appelé, reconnut ce que le cas offrait d'extraordinaire, et demanda à s'adjoindre quelques autres accoucheurs. Le docteur *Kraus* fut mandé et, après une exploration attentive, reconnut la présence d'une exostose volumineuse qui obstruait le bassin au point de rendre impossible l'accouchement par les voies naturelles, et qui réclamait impérieusement l'opération césarienne.

Symptômes : Pâleur terreuse de la face, joues affaissées, nez effilé, yeux hagards, langue humide, respiration accélérée; pouls très fréquent, assez développé; alternatives fréquentes de chaleur et de froid. Au moment de notre visite, la chaleur n'était pas augmentée d'une manière bien notable et la peau était sèche ; les boissons étaient souvent rejetées par le vomissement ; la malade, très courageuse, se promenait dans la chambre, se levait, se recouchait sans secours lorsque, par intervalles, les douleurs se faisaient sentir. Plusieurs lavements avaient été administrés sans résultat ; l'émission des urines se faisait avec douleur et en petite quantité, et de temps à autre il sortait du vagin un liquide, tantôt fétide et mêlé à des matières blanchâtres, tantôt sanguinolent.

Le ventre n'est pas très tendu, il n'est pas douloureux, l'ombilic est peu saillant. Deux tumeurs sont reconnaissables par l'application de la main sur l'abdomen ; l'une, située à gauche, s'étend du bord antérieur du bassin jusqu'à l'ombilic, plus large dans sa partie supérieure, molle au toucher, douloureuse à la pression qui fait naître l'envie d'uriner; au-dessus, le côté correspondant est libre. L'autre tumeur occupe le côté droit, s'étend du bassin au voisinage de la pointe du sternum et finit à la ligne blanche ; elle est dure au toucher et se tend pendant les douleurs de l'accouchement.

Le toucher, pratiqué soit pendant que la femme est couchée sur le dos, soit pendant qu'elle est accroupie à genoux, fait reconnaître une tumeur immobile semblable à la tête, qui empêche le doigt introduit dans le vagin de pénétrer plus avant que la deuxième phalange. Située au-dessus et en arrière du vagin, cette tumeur, dure, résistante, présente dans sa partie supérieure de légers enfoncements qui craquent sous la pression du doigt. Elle n'est point unie et présente au contraire çà et là des saillies. Elle naît de la partie postérieure du bassin, obstrue tellement le détroit supérieur et l'excavation, que le doigt introduit dans le vagin, comprimé entre la tumeur et la symphyse des pubis, peut à peine être porté en haut, surtout à gauche. Il en résulte que l'orifice de l'utérus est inaccessible ; seulement on croit sentir la tête en avant.

Le toucher par le rectum fait reconnaître que cet intestin est dévié à gauche, et tellement comprimé par la tumeur, que le doigt, à peine introduit, ne peut pénétrer plus avant.

De cet examen fait en commun, nous conclûmes : 1° Que la tumeur développée dans le côté gauche de l'abdomen était formée par la vessie distendue ;

2° Que celle située à gauche était l'utérus ;

3° Que la tumeur sentie dans le bassin était osseuse ; que c'était une exostose qui, suivant toute probabilité, reconnaissait pour cause la chute faite, quatorze ans auparavant, par la malade;

4° Que, le fœtus ne pouvant être extrait par les voies naturelles, l'opération césarienne était indispensable.

L'état de la malade ne laissait guère, à la vérité, l'espoir d'un succès ; la mort paraissait certaine. Cependant l'opération césarienne étant la seule ressource, la seule voie de salut, la malade elle-même demandant instamment à être délivrée, on avertit les parents de la gravité du pronostic, et l'on convint de procéder à l'opération après avoir vidé la vessie.

Le cathétérisme, malgré tous nos soins, tous nos efforts, ne put être pratiqué ; une ponction faite au-dessus de l'os pubis gauche, à un pouce de la ligne blanche, donna issue à une grande quantité d'urine.

Pendant que l'urine s'écoulait, que la vessie se contractait et que la tumeur du côté gauche diminuait de volume, on put très bien observer que l'abdomen devenait proéminent dans la région épigastrique de manière à faire saillir l'ombilic. Les traits de la face s'altérèrent davantage, le pouls devint d'une faiblesse extrême ; on transporta la malade dans son lit ; et, comme son état ne permettait pas de procéder à l'opération, nous laissâmes le chirurgien et l'accoucheur, et rentrâmes chez nous.

Le lendemain matin, 2 mai, contre mon attente, j'appris de l'accoucheur que la malade avait goûté quelque repos pendant la nuit ; que le pouls, les forces et l'état général étaient dans un état beaucoup plus satisfaisant que la veille, au moment de notre départ ; enfin, que la malade réclamait instamment l'opération.

Nous partîmes donc ; à notre arrivée, la malade étant bien décidée, on prépara l'appareil nécessaire à l'opération césarienne qu'on pratiqua à une heure de relevée, après avoir de nouveau vidé la vessie.

Le docteur *Kraus*, placé à gauche, se chargea de maintenir l'épiploon et les intestins, et de s'opposer à leur sortie ; le docteur *Pizzala* se tint prêt à faire les ligatures. Pour moi, placé à droite, je me disposai à faire de ce côté occupé par l'utérus l'incision qu'il n'était pas possible, à cause de la situation de l'organe, de pratiquer au lieu d'élection. Commencée à deux pouces en dehors et à un pouce au-dessous de l'ombilic, elle fut conduite, dans le trajet d'une ligne éloignée de deux pouces de la ligne blanche, jusqu'à un pouce et demi du ligament de Poupart ; elle avait quatre pouces d'étendue. L'incision des parois abdominales et du péritoine faite avec précaution, j'introduisis dans la plaie l'indicateur qui me servit de guide pour l'agrandir. Dans ce temps de l'opération, outre quelques vaisseaux peu volumineux, l'artère épigastrique fut ouverte, elle fournit un jet abondant de sang, mais fut aussitôt liée. Le docteur *Kraus* tint l'ouverture de la plaie appliquée contre les parois utérines, et, de cette manière, non-seulement empêcha la sortie des viscères abdominaux, mais encore prévint l'épanchement du sang dans l'abdomen, lors de l'incision extérieure, ainsi que l'épanchement du liquide contenu dans l'utérus après l'incision de cet organe, précaution importante qu'il ne faut jamais négliger dans cette opération, et pour laquelle la main d'un aide habile suffit.

Au fond de la plaie se trouvait la matrice ; je m'assurai par le toucher que le placenta n'était pas inséré dans ce point, et j'incisai les parois utérines avec précaution, de manière à laisser les membranes de l'œuf intactes ; je les rompis avec le doigt, puis débridai en haut et en bas, de manière à donner à la plaie environ cinq pouces de longueur. De l'angle supérieur il s'échappa un flot de sang noir, bien que je n'eusse pas blessé le placenta. Le fœtus présentait le dos ; plongeant la main dans la cavité utérine, je saisis la hanche droite et je fis facilement l'extraction du fœtus par les fesses. Le placenta était fortement adhérent à gauche, putréfié et d'une couleur livide. Au moment où nous rapprochions les bords de la plaie, une grande quantité de sang noir sortit pendant une contraction de l'utérus. Mais comme on avait eu le soin de déprimer les parois abdominales contre la matrice, le sang s'écoula librement au dehors, et avant d'affronter les bords de la plaie on n'eut pas besoin d'absterger le liquide qui aurait pu s'épancher dans la cavité péritonéale. Les lèvres furent réunies sans suture sanglante, et seulement à l'aide de quatre bandelettes agglutinatives, larges d'un pouce, faisant le tour du ventre et croisées sur la plaie. Un bandage unissant à six chefs placé au-dessus compléta le pansement.

La malade qui, pendant l'opération et le pansement, n'avait pas poussé un seul cri, fut reportée dans son lit et couchée de manière à être légèrement inclinée sur le côté droit. Le fœtus était du sexe féminin ; l'épiderme était déjà enlevé par place ou se laissait facilement enlever ; au-dessous, les téguments étaient d'un blanc sale ou rougeâtre, ramollis ; tout le corps était putréfié, les téguments du crâne surtout ; au niveau du vertex, ils étaient détruits, ce qui avait permis à la substance cérébrale de s'échapper. Le pariétal gauche était entièrement détaché, la tête plate et affaissée. Les parois abdominales, dans un état de putréfaction avancé, manquaient dans la région ombilicale : l'ouverture donnait passage aux viscères ; on ne retrouvait plus de trace du cordon. Dans cet état et sans cerveau, l'enfant pesait trois livres et quart et avait dix-sept pouces de long.

Calme et contente, tranquille, mais la face très pâle, la malade, une fois recouchée, rejeta sans grand effort et à plusieurs reprises l'eau rougie et l'infusion de camomille qu'elle avait prises.

A quatre heures et demie du soir, au moment de mon départ, la face était décomposée, les joues pendantes, le nez effilé et froid, les yeux hagards, les lèvres rétractées, les dents à découvert ; on trouvait en outre la langue humide, le corps brûlant et inondé de sueur, la respiration accélérée, le pouls faible, fréquent, le ventre non douloureux mais tuméfié au-dessus de l'appareil ; rien ne s'écoulait du vagin.

Le lendemain, 4 mai, j'appris par le chirurgien qui était resté près de la malade, qu'après mon départ elle avait été prise d'un frisson très fort qui avait duré une heure et à la suite duquel était survenue une chaleur très grande qui avait persisté jusqu'à dix heures, et avait été remplacée par une sueur abondante.

La malade avait dormi, mais d'un sommeil agité, souvent interrompu par des réveils en sursaut. Elle avait eu trois vomissements pendant la nuit, mais n'avait accusé aucune douleur. La seconde moitié de la nuit et la matinée avaient été meilleures. A neuf heures, il y avait eu émission d'une quantité considérable d'urine et de quelques gaz intestinaux ; son état était resté satisfaisant jusqu'à midi ; elle avait alors été prise d'une dyspnée considérable, le ventre s'était ballonné, mais une nouvelle émission de gaz avait été suivie de quelque soulagement.

A cinq heures du soir, je trouvai son état considérablement changé : les traits étaient affaissés, la face tirée, livide, les yeux languissants, la respiration très fréquente, la chaleur plus grande, la soif ardente ; le pouls, encore assez fort, battait cent trente cinq fois par minute ; l'abdomen était distendu par des gaz, surtout dans la région épigastrique ; la pression n'était pas douloureuse, bien qu'avant l'émission des gaz il y eût de la sensibilité. Le fond de l'utérus n'était éloigné du rebord des côtes que de trois pouces : cet organe n'était douloureux que dans le voisinage de l'incision.

La nuit du 5 mai, la malade vomit à quatre ou cinq reprises différentes les potions, l'émulsion, l'infusion de camomille, l'eau rougie qu'elle avait prises ; cependant, l'état général fut passable, le sommeil plus tranquille, et la sueur ne s'accompagna ni de chaleur intense ni de soif vive.

L'émission des urines s'était bien faite, et, le 6 au matin, trois lavements procurèrent une selle abondante suivie d'un grand soulagement. La malade se plaignit peu et passa la plus grande partie de la journée à sommeiller. De dix heures du matin à une heure de relevée, fièvre ardente avec sécheresse de la peau ; à sept heures du soir, la fièvre reparut accompagnée d'une soif vive et dura quelques heures, pendant lesquelles il y eut pourtant un peu de sommeil ; mais la nuit entière se passa sans repos. Dans l'après-midi il y eut dix à douze vomissements qui ne cédèrent ni à l'emploi de la teinture d'opium ni à l'usage de la potion de Rivière.

Le 7 mai, à quatre heures du matin, je revis la malade ; elle était gaie ; la sérénité de son regard contrastait avec l'amaigrissement de son visage ; la langue était humide, la respiration facile et nullement accélérée, la voix ferme ; le pouls, d'une force naturelle, battait cent vingt fois ; depuis le matin, il y avait une toux fatigante. Le ventre, ballonné, sonore, était sensible surtout à droite. L'utérus, élevé jusqu'à quatre pouces du rebord des côtes, était fort douloureux au toucher. Les excrétions se faisaient bien.

On crut devoir changer la malade et renouveler l'appareil ; elle fut donc transportée sur une table, et le bandage fut enlevé. On reconnut dans la région iliaque un épanchement de sang fétide qui provenait de l'angle inférieur de la plaie ; sous les bandelettes agglutinatives, on trouva les lèvres de la plaie molles, sèches, blafardes et écartées de deux lignes environ dans toute leur lon-gueur. De l'angle inférieur de la division s'écoula un liquide séreux, fétide ; on ne put apercevoir l'incision faite à l'utérus ; ce que l'on voyait de ce viscère n'avait pas mauvais aspect.

Les lèvres de la plaie furent affrontées de nouveau, on mit de nouvelles bandelettes, on pansa avec de l'onguent digestif, l'on recouvrit le tout d'un bandage, et, le pansement terminé, la malade fut reportée dans son lit. On prescrivit une décoction de quinquina et le même régime que les jours précédents. La journée fut assez bonne, la malade se plaignit peu, mais s'affaiblit plus que jamais. Le soir, la fièvre reparut comme les jours précédents ; comme à l'ordinaire, la fièvre se prolongea jusqu'au milieu de la nuit et s'accompagna d'insomnie et d'agitation extrême. Il y eut ensuite un peu de calme, mais la faiblesse augmenta, le pouls devint petit, irrégulier et présenta quelques intermittences. Pas de changement du côté de l'abdomen ; toutes les excrétions continuèrent d'être régulières.

Le 8 mai, une douleur pongitive se déclara, et, bien que les facultés intellectuelles restassent intactes, la maladie prit plus de gravité, les extrémités devinrent froides, le pouls s'affaiblit et la mort survint le cinquième jour après l'opération.

Autopsie.

Elle eut lieu le 9 mai, en présence des docteurs *Kraus* et *Pizzala.*

Abdomen médiocrement dur et distendu ; plaie non réunie, béante d'une ligne environ, offrant un mauvais aspect et recouverte d'un ichor ténu et fétide, adhérente en arrière par ses bords à la face antérieure de l'utérus, dont le fond s'élève à deux pouces au-dessus de l'ombilic.

A l'ouverture de l'abdomen, un liquide séro-purulent s'écoula ; la cavité abdominale, le petit bassin surtout, en contenaient une grande quantité d'une consistance plus épaisse.

Les intestins occupaient la partie de l'abdomen étendue de haut en bas, depuis l'appendice xyphoïde jusqu'à deux pouces au-dessus de l'ombilic ; ils étaient sains, à l'exception des gros intestins voisins de l'utérus qui avaient contracté des adhérences molles entre eux et aussi avec les parties environnantes, à l'aide de lymphe coagulable. La partie inférieure de la cavité abdominale logeait l'utérus, ses annexes et la vessie urinaire qui occupait tout le côté gauche au-dessus de la branche horizontale du pubis. Le col de ce réservoir correspondait au bord supérieur du pubis, et son fond s'élevait à deux pouces et demi au-dessus. Dans l'état de vacuité où se trouvait cet organe, son bord interne ou droit était à un pouce et demi de la symphyse pubienne, son bord externe ou gauche à deux pouces de l'épine antéro-supérieure de l'os des îles. Son grand diamètre avait trois pouces; elle était parfaitement saine, et ne présentait d'autre lésion que l'ouverture faite par la ponction.

Dans le côté droit et aussi en partie dans la portion moyenne et inférieure de la cavité abdominale, on trouvait l'utérus revêtu d'une couche mince de lymphe coagulable, au moyen de laquelle les lèvres de la plaie faite aux parois abdominales s'étaient accolées à l'utérus, ainsi que je l'ai déjà dit.

Cette couche enlevée, le péritoine parut plus vasculaire que dans l'état normal, surtout sur le bord droit de l'utérus ; la trompe droite, l'ovaire et le ligament large contenaient des vaisseaux plus nombreux, plus rouges, plus volumineux que d'habitude. Toutes ces parties étaient plus développées que du côté gauche; l'utérus avait six pouces de long sur quatre et demi de large, les ovaires et les trompes s'inséraient à deux pouces de son fond.

L'incision faite à l'utérus intéressait la partie inférieure de cet organe, surtout celle qui avoisinait le vagin; elle avait deux pouces et demi de longueur, et son angle inférieur se trouvait à deux pouces cinq lignes du bord supérieur du pubis. Le tissu de l'organe était sain.

Dans le lieu ordinairement occupé par l'utérus, au côté droit et au-dessus du fond de ce viscère, existait une tumeur arrondie qui dépaissait le bord droit d'un pouce dix lignes. C'était le rectum fortement dilaté par des matières fécales ; chassé de sa place par l'exostose placée derrière, il avait été tellement dévié que son bord gauche correspondait à la partie médiane de la colonne vertébrale. Aussi s'étendait-il à droite sous la forme d'un sac, dont le diamètre transverse avait quatre pouces. D'ailleurs il était sain. Sa face antérieure était en rapport avec la face postérieure de l'utérus, les ovaires et les ligaments larges ; sa face postérieure reposait sur l'exostose. Allongé, comprimé entre l'exostose et le pubis, il descendait profondément dans le côté droit. En pratiquant le toucher par le rectum, le doigt dirigé vers la partie antérieure et droite pouvait remonter assez haut ; à gauche, au contraire, à un pouce au dessus de l'anus, il rencontrait l'exostose, qui, de ce côté surtout, remplissait le bassin ; introduit profondément, il parvenait à un endroit tellement rétréci, qu'il ne pouvait le franchir.

Porté dans le vagin environ jusqu'à la première phalange, le doigt rencontrait la tumeur dont il pouvait sentir les inégalités ; on sentait derrière le pubis une impression faite par l'exostose, de trois quarts de pouce environ de diamètre, circonscrite par un bord hérissé d'aspérités. A droite, le vagin était tellement appliqué sur le pubis, que le doigt ne passait qu'avec la plus grande difficulté entre l'exostose et cet os dont la branche transversale était encore éloignée de deux pouces et demi de l'orifice utérin.

Le rein droit avait son volume ordinaire, seulement son bassinet et son uretère étaient très distendus ; l'uretère passait sur la tumeur à deux pouces du pubis, sur la face antérieure du rectum, et descendait entre elle et la paroi postérieure du vagin pour se porter tout-à-fait à gauche sur la vessie. Le bassinet du rein gauche, moins distendu, avait toutefois plus de capacité qu'à l'ordinaire ; l'uretère gauche, au-dessus de la tumeur, était sinueux et plus large que le droit ; sur le côté de l'exostose, il se portait de dehors en dedans, et se rétrécissait avant d'aller s'insérer à la vessie.

Description du bassin.

Le bassin examiné, d'après les préceptes de *Naegelé*, présente une bonne conformation, à l'exostose près. La tumeur s'élève de la face antérieure du sacrum ; elle prend particulièrement naissance sur le corps de la seconde vertèbre sacrée, en partie sur celui des première et troisième, et enfin de la face antérieure des trois premières apophyses transverses du sacrum ; de là, cette masse osseuse se porte en avant dans la cavité du bassin.

L'exostose semble formée de trois tumeurs dont la moyenne est la plus considérable ; elle remplit presque entièrement l'entrée et l'excavation du petit bassin, et occupe une bonne partie du grand. La moitié supérieure de cette exostose, située au-dessus du détroit supérieur, s'élève dans le grand bassin ; elle est beaucoup plus large que la moitié inférieure contenue dans le petit bassin, en sorte que si l'on considère la pièce par en haut, on ne voit qu'une faible partie de la ligne innominée et on n'aperçoit pas du tout l'entrée du bassin. De chaque côté, la tumeur n'est distante de l'ouverture du détroit supérieur que de deux ou trois lignes, de trois lignes et demie au plus, et de la face postérieure du corps des pubis, d'une ligne et demie seulement ; en bas, un intervalle de neuf à dix lignes sépare la partie antérieure de la tumeur et l'os pubis.

L'exostose a six pouces onze lignes dans sa plus grande longueur, et six pouces une ligne de large. Le sommet de la tumeur dépasse l'articulation de la troisième vertèbre lombaire avec la quatrième ; sa partie la plus inférieure n'est éloignée du sommet du sacrum que de deux lignes et demie.

La texture de l'exostose est compacte et celluleuse ; les cellules et les interstices, de formes variées, contenant un liquide jaunâtre, sont formés en partie par une membrane et surtout par

15

des parois osseuses, d'un tissu dur, solide et très semblable à la portion pétrée des temporaux. Toutes ces cellules sont tapissées par une membrane ténue, blanchâtre. Dans le lieu où l'exostose provient de la seconde vertèbre sacrée, cette vertèbre présente une texture semblable à celle du corps des vertèbres. Le corps des trois premières vertèbres sacrées, et surtout celui de la seconde sont moins compactes ; ils sont boursoufflés, tuméfiés ; ce qui a diminué de beaucoup la capacité du canal sacré.

Le bassin dépouillé de ses parties molles, préparé à l'état sec, avec les deux dernières vertèbres lombaires, une moitié de la troisième et une partie des fémurs sciés à trois pouces au-dessous du col, pèse trente-huit onces un drachme et demi (poids médicinal).

§ II. *Observation de Mc Kibbin, communiquée par W. Campbell.*

Anne M. âgée de 26 ans, bien portante, et en apparence bien conformée, fut prise pour la première fois des douleurs de l'enfantement, le dimanche soir, 27 septembre 1829. *M. Maclurkan* la vit le lundi matin. Ce chirurgien l'ayant examinée, reconnut que le côté gauche du bassin était en grande partie occupé par une volumineuse exostose qui remplissait toute la concavité du sacrum et s'étendait en avant jusqu'à un quart de pouce de la branche gauche du pubis. C'était du côté droit du bassin, c'est-à-dire entre la tumeur et la partie droite de la marge du bassin qu'il restait le plus d'espace pour le passage du fœtus, dont on sentait la main. En cet endroit, on ne trouvait, dans la plus grande largeur, qu'un pouce et demi à un pouce trois quarts (1), et l'espace allait en diminuant, à mesure qu'on s'approchait, d'un côté, du sacrum, de l'autre, du pubis. Du pubis à la symphyse sacro-iliaque droite,

(1) Il ne faut pas oublier que le pied anglais n'équivaut qu'à onze pouces du pied français.

on trouva 3 pouces et demi à 4 pouces. Considérant que l'accouchement serait fort difficile, sinon impossible *per vias naturales*, M. *Maclurkan* réclama les avis des docteurs *Mc Donnell* et *Thomson*, accoucheurs expérimentés qui partagèrent son opinion sur l'impossibilité de pratiquer l'*embryulcie*. La femme, vu son état d'indigence, fut conduite à l'hôpital, le mardi à huit heures du soir. Une consultation eut lieu entre les chefs de service de l'établissement et quelques-uns des chirurgiens et des accoucheurs les plus expérimentés de la ville ; on se décida pour l'opération césarienne, en se fondant sur les raisons suivantes :

I. On eut d'abord égard à l'étroitesse du passage signalée plus haut.

2. En supposant qu'il ne fût pas impossible d'amener un enfant mutilé par une si étroite ouverture, la violence qu'il faudrait et employer, la longueur des efforts faisaient courir autant de risques à la femme, et d'un autre côté l'enfant serait nécessairement sacrifié.

3. Quoique les mouvements de l'enfant ne se fissent plus sentir depuis 11 heures du matin (mardi), quoiqu'il eût rendu du méconium, circonstances qui devaient faire présumer qu'il avait cessé de vivre, ces signes n'étant point infaillibles et ne suffisant pas pour établir la preuve certaine de sa mort, on fut d'avis d'essayer de le sauver, en pratiquant l'opération césarienne qui dans des circonstances aussi fâcheuses, ne mettait pas plus en danger la vie de la femme que l'embryulcie.

En conséquence, à 11 heures moins un quart du soir, le docteur *Mc Kibbin*, chirurgien de l'hôpital, commença l'opération, assisté de ses collègues et en présence d'un grand nombre de médecins. L'urine fut évacuée, puis la femme fut placée sur le dos, couchée sur un matelas solide, les épaules légèrement élevées. Une incision de 7 pouces, commençant à deux pouces au-dessus et à un pouce à gauche de l'ombilic, fut conduite dans la direction de la ligne blanche, et comprit d'abord la peau et le tissu cellulaire. La gaîne du muscle droit et ce muscle lui-même ayant été mis à découvert dans toute la longueur de la plaie, une petite incision, à la partie supérieure, servit à glisser un bistouri boutonné, et à l'aide du doigt employé comme conducteur, le muscle fut incisé dans toute l'étendue de la plaie extérieure. Alors le corps de l'utérus se présenta à nu, seul et sans intestins. On s'assura d'abord de la situation du placenta, qui était implanté au fond de la matrice ; puis l'utérus fut incisé dans l'étendue de cinq pouces, à partir de la partie inférieure du placenta. On aperçut alors le fœtus enveloppé de ses membranes ; de légères pressions sur les parois abdominales rompirent la poche, et le fœtus fut aisément extrait. Le placenta détaché et extrait, l'utérus se contracta, comme cela a lieu après la délivrance. L'hémorrhagie fut très peu considérable ; il ne s'écoula pas plus de 6 à 8 onces de sang pendant l'opération, que la femme supporta avec beaucoup de courage ; au moment où l'utérus, en se contractant, rentrait dans la cavité pelvienne, une portion considérable d'intestins distendus par des gaz s'échappa par la plaie ; cet accident occasionna quelque retard, et ce ne fut pas sans peine qu'on parvint à réduire et à maintenir réduite cette masse intestinale. Les bords de la plaie furent rapprochés et maintenus en contact par six points de suture, des emplâtres agglutinatifs et un bandage.

Des nausées et quelques vomissements eurent lieu immédiatement après l'opération ; le pouls était régulier, à 120. On administra trois grains d'opium, et une pareille dose devait être donnée, si la première était rejetée par le vomissement. On recommanda aussi de donner la potion gazeuse (*effervescing draught*), tant que les nausées continueraient. A minuit, le pouls était à 108, mou, plein et régulier ; la malade n'accusait qu'un peu de sensibilité à l'endroit de la plaie. Elle fut veillée avec le plus grand soin pendant toute la nuit, et on prit note de son état toutes les heures. Sans s'arrêter aux détails, il suffira de mentionner qu'il y eut constamment une grande agitation, et que, malgré une nouvelle dose d'opium et l'administration de la potion, elle n'en vomit pas moins de temps en temps le petit-lait avec lequel elle cherchait à étancher la soif excessive qui la tourmentait. De temps à autre, elle accusait un sentiment d'oppression et de distension à l'épigastre que faisait cesser l'expulsion de gaz par la bouche. Il y eut un léger suintement séro-sanguinolent par la plaie. Son pouls tomba graduellement à 96, restant plein, mou, régulier. C'est ainsi qu'on le nota à 4 heures et demie du matin (mercredi); à 5 heures, il s'éleva jusqu'à 100, et la malade se plaignit alors d'un resserrement à l'épigastre sans douleur aiguë.

Neuf heures du matin, mercredi : Pouls 108, petit, un peu d'écoulement lochial, sanguinolent, par le vagin ; dix onces d'urine fortement colorée, tirées par le cathétérisme. Un peu de malaise à la partie inférieure du ventre, point de selles depuis l'opération. Fomentation, lavement ordinaire.

Onze heures du matin. Depuis la dernière visite, un peu de délire sourd, qui continue. Quatre lavements administrés sans résultats. Pouls 120, petit et faible ; affaissement ; tension et sensibilité de l'abdomen ; de temps en temps vomissements ; point de réaction générale, point de chaleur de la peau.

Dans une consultation du docteur *Mc Kibbin* et de ses collègues, on fut d'avis qu'il n'y avait pas à songer à la saignée. On continua les fomentations et l'on prescrivit ce qui suit :

℞ *Ext. colocynth. comp. Hydrarg. submur. aa gr.* iij *M. ft Pilula statim sumenda, et repetatur singulis horis donec alvus responderit.*

2 heures de l'après-midi. Elle a dormi depuis la dernière visite et n'a pas pris les pilules. Elle a eu une abondante évacuation liquide involontaire. Son sommeil ressemble beaucoup à du coma, les yeux sont à demi ouverts, les dents serrées. On eut quelque peine à introduire un peu de tisanne dans la bouche, elle ne fit aucun effort pour l'avaler, et le liquide fut quelque temps agité par l'air dans le pharynx, puis tout à coup les muscles de la face, ceux du col, et par moments ceux des extrémités, furent agités, pendant environ deux minutes, de mouvements convulsifs assez violents; c'était surtout le côté droit qui était affecté. Elle s'affaissait évidemment, nulle réaction ne s'établissait. L'abdomen était encore tendu et sensible à la pression; le pouls, variable de 108 à 130, était faible et très irrégulier. On continua les fomentations. A partir de ce moment, son état empira graduellement, les convulsions revinrent, le coma augmenta, et la mort eut lieu à 4 heures de l'après-midi, dix-sept heures après l'opération.

Autopsie seize heures après la mort. Les points de suture enlevés, on trouva une adhérence considérable déjà établie. Les intestins étaient fortement distendus par des gaz. Il n'y avait point eu d'hémorrhagie secondaire. L'utérus s'était tellement contracté qu'il n'égalait même pas le volume du poing. Les parois avaient un pouce et quart à un pouce et demi d'épaisseur. Les bords de l'incision étaient couverts d'une couche mince de sang coagulé. Les lèvres externes de la plaie étaient fort écartées l'une de l'autre par la contraction des fibres circulaires, ce qui la rendait béante; les lèvres internes de cette plaie étaient au contraire en contact. Il résultait de cette disposition, qu'il y avait une surface de 2 p. 1/2 à 3 pouces, qui, pendant tout le temps employé à la cicatrisation, aurait plutôt laissé écouler dans l'abdomen que dans l'utérus, les produits sécrétés par elle. Pour remédier, à l'avenir, à un pareil accident le docteur *M' Kibbin* pense qu'il y aurait avantage à placer, sur l'utérus, deux points de suture qui maintiendraient en contact les lèvres externes de la plaie de ce viscère, et s'opposeraient à toute espèce d'épanchement dans l'abdomen, et qu'il y aurait moins d'irritation à craindre de la présence de deux ligatures coupées près et abandonnées en place, que de l'écoulement des matières dans le ventre. Il y avait, à la surface des intestins, quelques places plus rouges que dans l'état naturel. Le péritoine qui recouvre l'utérus était légèrement injecté à un demi-pouce de chaque côté de l'incision.

Tête. Surface externe de la dure-mère saine. Entre la dure-mère et l'arachnoïde, sur l'hémisphère droit, épanchement d'une once et demie de sérosité. Les vaisseaux de la surface de l'hémisphère droit sont plus gorgés de sang que ceux du gauche. D'ailleurs le cerveau et le cervelet sont dans l'état naturel.

Thorax. A l'exception de quelques adhérences anciennes de la partie supérieure des deux poumons avec la plèvre costale, tout est sain dans la poitrine.

Le *bassin*, dépouillé de ses parties molles, était bien conformé, et avait ses dimensions ordinaires ; toute la face antérieure du sacrum, à l'exception de la première pièce et d'une partie de la seconde, était, en quelque sorte, enveloppée par une large exostose de forme conique, se prolongeant, d'une part, en avant, d'où rétrécissement considérable de la cavité pelvienne, et d'autre part en arrière, plus d'un pouce au-delà de l'épine sciatique. Le coccyx faisait saillie au-devant de la partie inférieure de la tumeur ; la partie de cet os qui correspondait à l'excavation du bassin, polie dans quelques points, rugueuse dans d'autres, était coupée de deux ou trois fissures superficielles ; la partie qui recouvre le sacrum en arrière présentait une surface irrégulière, rugueuse. Voici quelques mesures qui furent prises :

Diamètre antéro-postérieur 4 pouces ; diamètre latéral 5 pouces 3/8 ; diamètre diagonal 5 pouces ; grand diamètre du détroit inférieur (de la symphyse au coccyx) 4 pouces ; diamètre transverse 4 pouces 1/8 ; du sommet de la tumeur à la partie inférieure de la symphyse 1 pouce 1/8 ; du côté droit du détroit supérieur, immédiatement au-dessus du *foramen thyroïdeum* (1), à la partie latérale de la tumeur, au niveau de sa plus grande largeur, 1 pouce 3/4, plus en arrière 1 pouce 1/2 ; de la symphyse sacro-iliaque droite à la symphyse du pubis (le plus grand diamètre de l'ouverture pubienne) 3 pouces 3/4.

Du côté gauche de la marge du bassin au côté gauche de la tumeur, dans la plus grande largeur 1 pouce 1/8 ; cette distance diminue rapidement à mesure qu'on s'approche du sacrum.

Le fœtus, du sexe féminin, potelé, ferme, et ayant les apparences de la santé, était évidemment mort quelque temps avant d'avoir été extrait de l'utérus. Les moyens ordinaires employés pour le ranimer furent sans succès. Il pesait 5 livres 4 onces avoir-du-poids.

Long diamètre de la tête, du vertex au menton. . 4 pouces 1/2

D'une oreille à l'autre. 3

D'une bosse pariétale à l'autre. 3 5/8

Circonférence de la tête dans sa partie la plus large. 13

L'opération avait duré environ vingt minutes ; elle avait été pratiquée avec précision, adresse et sang-froid.

Les remarques qui suivent et qui sont de *John Wales*, ont pour but de montrer l'indispensable nécessité où l'on était, dans le cas précédent, de pratiquer l'opération césarienne. Le rétrécissement, plus considérable encore, qui devait exister avant que le bassin fût dépouillé de ses parties molles, en faisait une loi. L'embryulcie, si généralement pratiquée en Angleterre, ne lui paraît pas, malgré les assertions d'imposantes autorités, devoir être, nonobstant les insuccès constants de l'opération césarienne, si

(1) Trou sous-pubien.

exclusivement employée. Quand il y a doute sur la possibilité de pratiquer l'embryulcie sans danger extrême pour la mère, il ne faut pas balancer, c'est à l'opération césarienne qu'il faut avoir recours. Ce parti, il faut le prendre de bonne heure. C'est au retard que J. W. attribue l'issue si constamment funeste de cette opération dans la Grande-Bretagne. Dans le cas présent, l'opération avait été résolue et aurait été pratiquée de bonne heure, si les parents de la femme ne s'étaient pas opposés à son transport à l'hôpital.

J. W. pense que la tumeur n'aurait pas tardé à faire des progrès, qu'elle aurait fini par gêner les fonctions du rectum et de la vessie et qu'elle aurait amené lentement la mort.

Cette femme, et cela est remarquable, ne souffrait presque pas ou même point du tout de la présence de cette tumeur, soit avant, soit pendant sa grossesse. De temps en temps elle éprouvait de légères coliques. Questionnée sur la cause probable de cette exostose, sa mère nous apprit qu'elle était tombée sur le siége à l'âge de 6 ou 8 ans, et qu'elle avait souffert pendant quelque temps dans la région sacrée.

NOTE IV.

Je n'ai pas la prétention de remplir le vide signalé par *Naegelé*. Les recherches entreprises sous ses auspices combleront cette lacune bien mieux qu'il n'est en mon pouvoir de le faire. L'excellence des travaux animés de son esprit et fécondés par son impulsion garantit à la science une riche et savante monographie. En attendant cette nouvelle production d'une école si haut placée dans l'estime des médecins qui s'occupent d'obstétrique, je me contenterai de rapporter quelques observations propres à illustrer les principaux cas indiqués par le professeur de Heidelberg. Bien que je n'aie pas à ma disposition toutes les sources auxquelles il faudrait puiser pour arriver à la connaissance complète de tous les faits, j'ai pourtant rassemblé un très grand nombre d'observations. Dans cette collection j'ai fait un choix, pour ne pas donner trop d'étendue à cette note, qui, loin de prétendre à l'importance d'une monographie, n'a d'autre but que d'offrir quelques exemples qui fassent connaître le danger de ces sortes de rétrécissement du bassin, les ressources que la nature déploie quelquefois dans les cas les plus désespérés et celles que l'art applique avec plus ou moins de bonheur. Les lecteurs français trouveront peut-être quelque intérêt au rapprochement de faits épars dans des ouvrages ou recueils étrangers qui ne font partie que d'un petit nombre de bibliothèques.

Les rétrécissements du bassin par obstruction sont le résultat de causes fort différentes, qu'on peut ranger dans les quatre catégories suivantes :

1. Corps étrangers ou productions nouvelles remplissant l'un des canaux ou réservoirs situés dans l'excavation du bassin. A cette première classe se rapportent les calculs de la vessie, l'accumulation de matières fécales endurcies dans le rectum, la présence d'un polype volumineux né du col de l'utérus ou de la partie supérieure du vagin.

2. Altérations de l'utérus, des parois du vagin etc....

3. Déplacement d'un viscère, de la vessie, par exemple.

4. Tumeurs des ovaires engagées dans la cloison recto-vaginale, kystes accidentels, sarcomes, squirrhes, etc., développés dans le tissu cellulaire.

§ I. *Corps étrangers ou productions nouvelles remplissant l'un des canaux ou réservoirs situés dans l'excavation du bassin.*

a. CALCUL DANS LA VESSIE.

L'obstacle invincible qu'il peut opposer au passage de la tête, la contusion, les eschares, les fistules qui en peuvent résulter lorsque son volume n'est pas assez considérable pour rendre l'expulsion du fœtus tout à fait impossible, appellent toute l'attention de l'accoucheur sur ce cas heureusement fort rare.

Elever le calcul au-dessus du détroit supérieur pour laisser avancer la tête est à la fois le procédé le plus simple auquel on puisse avoir recours et le résultat le plus heureux qu'on puisse espérer. M. le professeur *P. Dubois* a détourné ainsi une fois avec bonheur le danger qui menaçait une primipare.

Si le calcul ne peut être repoussé au-dessus du détroit supérieur, l'extraction est la seule voie de salut. *Lauverjat (Nouvelle Méthode de pratiquer l'opération césarienne, p.* 12) en cite un exemple. On ne comprend pas trop néanmoins, suivant la remarque de M. le professeur *Velpeau*, la nécessité de l'extraction dans un cas qui semble exclure la méthode opératoire qui fut mise en usage, la lithotomie suspubienne. Dans les cas qui réclament impérieusement l'extraction, la cystotomie sous-pubienne est, de toute évidence, la seule praticable. C'est sans doute celle à laquelle on eut recours dans le cas que *Planque* a consigné dans sa *Bibliothèque choisie de médecine, tom.* Ier, *pag.* 81. Ce fait, auquel on s'est efforcé de donner toute l'authenticité désirable, manque de quelques détails importants. L'observation nous apprend seulement que la femme tourmentée par un travail infructueux depuis 48 heures, accoucha deux heures après l'opération, que la pierre avait huit pouces de circonférence et plus de deux pouces d'épaisseur, qu'elle avait laissé une empreinte sur la peau du synciput, enfin que le rétablissement fut complet en moins d'un mois.

Quand la pierre n'est pas repoussée au-dessus de la tête ou extraite, et que son volume ne permet pas l'expulsion du fœtus, tout espoir d'une terminaison spontanée de l'accouchement est-il nécessairement perdu? Le fait suivant, emprunté à *Smellie*, montre que la nature sait encore quelquefois se suffire à elle-même.

Observations. — La femme d'un porteur de charbon, nommée *Gibbs,* qui éprouvait depuis long-temps les symptômes de la présence d'un calcul dans la vessie, devint enceinte et souffrit beaucoup pendant toute sa grossesse. Une sage-femme, appelée au moment du travail, fut surprise de sentir un corps dur au-devant de la tête. Les ressources de la malheureuse patiente ne lui permettant pas d'appeler un accoucheur, la sage-femme se contenta de l'encourager pendant ce long et pénible travail. Enfin elle sentit sortir quelque chose : c'était une pierre de la forme et du volume d'un gésier d'oie, qui pesait cinq à six onces. Immédiatement après sa sortie, l'enfant fut expulsé. La femme s'est bien rétablie, mais a conservé une incontinence d'urine.—Ce fait a été communiqué à *Smellie* par *M. Archdeacon,* Chirurgien à *St-Neots.* (1)

Il semblerait que la tumeur formée dans le bassin par un calcul vésical devrait être difficilement confondue avec une tumeur d'un autre genre. L'observation suivante montre pourtant que cette erreur de diagnostic a été commise et qu'elle peut avoir les conséquences les plus graves.

Observation.—E. G., déjà mère de plusieurs enfants, pâle, maigre et depuis long-temps mal portante, entra en travail dans la nuit du 22 au 23 juin. La nuit suivante, les douleurs étant devenues plus fortes, une sage-femme intelligente, qui l'assistait ordinairement, pratiqua le toucher et reconnut une tumeur volumineuse qui occupait tout le bassin, et dont la partie inférieure était adhérente, tandis que la supérieure conservait de la mobilité. Au premier contact, on aurait dit une masse molle; mais une pression un peu plus forte permettait de sentir une substance dure du volume d'une tasse à thé. Le col de l'utérus n'était point accessible. Après la rupture de la poche des eaux ,

______

(1) *Smellie's cases and observations in midwifery. Collect. XI, Case II, vol.* 2, *pag.* 159.

les douleurs devinrent plus vives, la partie dure de la tumeur fut fortement poussée en bas, et la partie plus molle ne fut plus accessible au doigt. Le 24', à 7 heures du soir, on sentit pour la première fois la tête; les contractions utérines devenues très fortes la poussaient avec violence contre la tumeur qui résistait aux tentatives de répulsion au-dessus du détroit supérieur faites par la sage-femme.

M. James Threlfall, appelé le 25 à 9 heures du matin, reconnut une tumeur dure, irrégulière, très-épaisse, longue de quatre pouces, large de trois, occupant la partie inférieure du bassin, en contact immédiat avec la tête du fœtus, encore un peu mobile, mais non réductible au-dessus du détroit supérieur, située à droite vers l'échancrure sciatique, et qui ne laissait plus au fœtus qu'un passage de deux pouces et demi. M. *Threlfall* et M. *Batty* crurent qu'il s'agissait d'une induration squirrheuse de l'ovaire droit. L'intensité des douleurs, le bon état des forces et l'espoir que les contractions utérines, après avoir déprimé la tumeur dans les parties molles, chasseraient la tête, firent différer toute tentative pour terminer l'accouchement soit par l'extirpation de la tumeur, soit par la perforation du crâne. De ces deux partis, le premier paraissait fort dangereux à M. *Danson*, à cause de l'hémorrhagie. A dix heures du soir, il n'y avait point de changement. On prescrivit cent gouttes de laudanum (le malade faisait depuis long-temps usage de ce médicament), dans l'espoir que quelques heures de sommeil augmenteraient l'intensité des contractions utérines, et l'on se donna rendez-vous pour huit heures du matin; mais la pauvre patiente étant devenue tout-à-coup plus faible, la sage-femme fit appeler M. *Batty* à sept heures. Il parut urgent de terminer l'accouchement. M. *Worthington* perfora le crâne; le fœtus, mort depuis plusieurs heures, et le placenta, furent ensuite promptement expulsés. Depuis deux ou trois heures, il était survenu de fré-

quents vomissements ; malgré une amélioration passagère produite par des excitants, les forces baissèrent de plus en plus, et
la femme mourut à six heures du soir.

Les localités ne permirent pas de faire une autopsie complète ;
les parents ne consentirent d'ailleurs qu'à un examen local. La
tumeur était alors très lâche dans le vagin, et put être facilement
amenée à la vulve. En cherchant à l'attirer avec une érigne,
on sentit manifestement une pierre, dont on fit l'extraction par
une simple incision. Ce calcul avait 3 pouces 5/8 de longueur,
2 pouces 7/8 de largeur, 2 pouces 1/4 d'épaisseur, et pesait
6 onces, 4 gros, 32 grains. Le noyau était formé d'oxalate de
chaux ; les autres parties constituantes étaient du phosphate am-
moniaco-magnésien et du phosphate de chaux. (1)

Cette observation est fort intéressante sous plusieurs rapports ;
elle évitera, je l'espère, à ceux qui la méditeront, l'erreur commise par les chirurgiens de Liverpool. Le cathétérisme eût sans
doute aisément établi le diagnostic, et l'indication qui en serait
résulté, indication simple et facile à remplir, eût probablement conduit à un résultat heureux pour la mère et pour
l'enfant.

b. ACCUMULATION DE MATIÈRES FÉCALES ENDURCIES DANS LE RECTUM.

Des matières fécales peuvent s'accumuler dans le rectum et
s'endurcir de plus en plus, au point de donner lieu à des
accidents graves, et de manière à simuler quelquefois une maladie organique de l'intestin. Une pareille accumulation, à la fin
de la grossesse, peut, en rétrécissant les voies que le fœtus doit
parcourir, rendre l'accouchement difficile ou même impossible.

« Je me suis trouvé, dit *Guillemeau* (*OEuvres de chirurgie.*
» Paris 1612, p. 313), à l'accouchement d'une pauvre femme

(1) Edinb. Med. and Surg. Journ. Jan. 1829, et Siebold's Journ. f. Geburtsh. X. 101.

» malade qui n'avait été à ses affaires il y avait dix jours, ayant
» le gros boyau si rempli et farci d'excréments durs comme
» pierre, qu'il était impossible de recevoir un clystère ; nous
» fûmes contraints devant que de l'accoucher de lui tirer tous les
» excréments qui remplissaient le dit gros boyau ; autrement il
» était impossible de lui tirer son enfant. »

Lauverjat cite un exemple du même genre :

« En 1780, dit-il, je fus mandé au Raincy, pour la femme du
» garde-chasse de Monseigneur le duc d'Orléans. Elle était en tra-
» vail depuis quatre jours. Une tumeur très volumineuse, située
» dans l'intestin rectum, rétrécissait considérablement l'excava-
» tion du bassin, et retenait la tête de l'enfant. La malade
» ne ressentait plus de douleurs depuis six à sept heures. J'exa-
» minai l'état de la malade, et je reconnus que la tumeur était
» formée par un amas de matières retenues et endurcies
» dans le rectum. J'introduisis mon doigt dans le vagin, j'ap-
» puyai sur les matières, afin d'en diminuer la solidité ; je don-
» nai ensuite deux lavements qui vidèrent l'intestin : sur-le-
» champ les douleurs se réveillèrent, et l'accouchement fut ter-
» miné spontanément en moins d'un quart d'heure. » (*Nouv.
méth*. etc., p. 11.)

M. *Pétrequin* (*Gazette méd. de Paris*. Janv. 1838) dit dans sa
revue des cliniques d'Italie, que M. le professeur *Billi*, de Milan,
a eu occasion de voir deux cas dans lesquels l'accumulation des
matières fécales dures mettait un obstacle sérieux à la terminaison de l'accouchement.

C. PRÉSENCE D'UN POLYPE VOLUMINEUX DANS LE VAGIN.

La femme D***, du village de Tilf, enceinte pour la quatrième
fois, éprouva, au bout de cinq mois de grossesse, de la difficulté
dans l'émission des urines, et une constipation opiniâtre. Elle
sentit vers le même temps un corps qui, par intervalles, se présentait entre les lèvres ; au mois d'août 1803, le travail se déclara ;

mais dès les premières douleurs, un corps volumineux vint tomber entre les parties génitales.

Un officier de santé, appelé par la sage-femme, affirma que la tumeur était formée par l'utérus, que l'enfant y était contenu, et qu'il fallait une opération pour l'extraire. En conséquence, il partit pour se munir des instruments convenables.

Dans l'entrefaite, survint un autre officier de santé. Celui-ci examina d'abord la tumeur sans en reconnaître la nature, et comme il la maniait en tous sens, il glissa par hasard les doigts en haut et en arrière, et rencontra la tête de l'enfant; croyant alors qu'il pourrait opérer la version et terminer ainsi l'accouchement avant le retour de son confrère, il introduisit la main dans l'utérus et se hâta d'amener les pieds; mais lorsqu'il s'agit d'entraîner la tête hors de l'excavation et de lui faire franchir le détroit inférieur, de grandes difficultés se présentèrent : on fut obligé de se livrer aux efforts les plus pénibles, d'exercer les tractions les plus violentes, et l'enfant périt pendant ces manœuvres, au moyen desquelles on parvint pourtant à l'entraîner au-dehors.

La tumeur restait pendante entre les cuisses, sans que personne osât y toucher. Le deuxième jour elle exhalait une odeur fétide. *Ansiaux,* appelé auprès de la malade, reconnut un polype dont le pédicule allongé était implanté à la partie antérieure et supérieure du vagin. Il fit la ligature de ce pédicule et excisa de suite la tumeur qui pesait deux livres et un quart (*Ansiaux,* Clinique chirurgicale, Liége 1829, p. 194).

G. Van Doeveren (*observat. academ.* Groningœ 1765, cap IX, p. 139) rapporte une observation du même genre. Une femme primipare, âgée de 30 ans, était en travail depuis vingt-quatre heures et avait beaucoup souffert. La sage-femme avait longtemps annoncé une heureuse et facile issue, jusqu'au moment où elle reconnut qu'une tumeur qui descendait dans le vagin, n'était pas la tête comme elle l'avait d'abord pensé. *Van Doeveren*, arrivé auprès de la femme, reconnut une tumeur du volume d'une tête d'enfant nouveau-né, qui sortait par la vulve, se prolongeait en s'amincissant dans le vagin, et se terminait par un pédicule d'un pouce et demi d'épaisseur, fixé à la paroi antérieure du vagin, derrière les pubis. A chaque douleur, la tête était poussée dans le bassin, mais l'accouchement ne pouvait se terminer. Il était pourtant urgent de prendre un parti, tant à cause de l'obstacle qui s'opposait à l'expulsion du fœtus, qu'en raison d'une hémorrhagie qui durait depuis plusieurs heures. *Van Doeveren* se décida à tordre le pédicule du polype qui fut ainsi détaché, puis extrait. L'accouchement eut lieu ensuite spontanément. L'enfant était mort, il paraissait avoir cessé de vivre depuis quelque temps.

§ II. *Altérations de l'utérus, des parois du vagin, etc.*

Les tumeurs développées dans le tissu même de l'utérus ou les membranes constitutives du vagin, de la vessie ou du rectum, sont incontestablement les plus rares parmi celles qui, par leur volume, peuvent rétrécir le canal parcouru par le fœtus et mettre obstacle à la parturition. Les corps fibreux de l'utérus s'élèvent le plus souvent avec cet organe au-dessus du détroit supérieur. Les duretés ou squirrhosités du col opposent un obstacle d'un autre genre que celui qui dépend d'un véritable rétrécissement du bassin par obstruction. Dans cette classe pourrait peut-être se ranger un cas rapporté par *Fabrice de Hilden* (De herniâ uterinâ et partu cœsareo, p. 541), et dans lequel la femme mourut non délivrée, un bras du fœtus seulement ayant été poussé au dehors. « Exempto fœtu schirrum durissimum qui *magnitudinem* » *capitis infantis* ferè adæquabat, inveni; ille autem *utero non* » *simpliciter adhærebat*, sed *ipsum corpus uteri in schirrum*

» *concretum atque induratum fuerat.* » Il faut encore rapporter à la même classe le cas observé par *Chaussier*, dans lequel, l'accouchement ayant été suivi de la mort du fœtus et de la mère, on trouva à l'autopsie une tumeur fibreuse du volume de la tête d'un enfant à terme développée dans la lèvre postérieure du col; celui que *Béclard* eut occasion de voir à la Maternité, en 1813, dans lequel l'excavation était remplie par un corps fibreux de la matrice, ce qui n'empêcha pas, quoique le diamètre transverse n'eût plus que dix-huit lignes d'étendue, le fœtus qui était mort d'être expulsé spontanément; et enfin quelques autres cas du même genre rapportés çà et là avec plus ou moins de détails dans les auteurs.

Mais hâtons-nous d'arriver aux classes suivantes et surtout à la dernière qui renferme les tumeurs les plus fréquentes, celles dont la présence fournit les indications les plus variées.

§ III. *Déplacement de quelques viscères, de la vessie par exemple.*

Smellie a fait connaître une espèce de hernie dans laquelle les intestins, glissant dans la cloison recto-vaginale ou sur les côtés de cette cloison, donnent lieu au développement d'une tumeur qui se montre à l'extérieur près de l'anus, et qui occupe aussi à l'intérieur du bassin un espace plus ou moins considérable (*Smellie's cases and observations in midwifery, vol. 2, collect.* XI, *n⁰* 2). Cette tumeur peut-elle être assez volumineuse pour donner lieu, par sa présence, à un rétrécissement du bassin par obstruction, et la hernie ne forme-t-elle pas une complication dangereuse plutôt qu'un obstacle proprement dit? L'observation 4ᵉ de l'illustre accoucheur anglais (*Ibid.*, p. 144) semblerait prouver en faveur de la première supposition; malheureusement elle manque des détails qui lèveraient tous les doutes. La sixième

(*Ibid.*, p. 148) n'est pas non plus concluante, parce que rien ne prouve que la tumeur qui occupait le bassin, et s'opposait en effet à la descente de la tête, ait été réellement formée par une portion d'intestin et ne fût pas tout aussi bien constituée par un ovaire malade. Le troisième des cas rapportés par *Park*, de Liverpool, est peut-être un exemple de hernie, comme le docteur *Lyon* et lui le soupçonnèrent. La forme allongée et irrégulière de la tumeur, sa consistance médiocre, la terminaison spontanée de l'accouchement malgré son volume considérable, enfin la nature des accidents qui amenèrent la mort, donnent quelque poids à cette opinion. Mais l'autopsie ne fut point faite, et nous en sommes réduits aux conjectures. (Voyez *Med. chir. transact.* II, 300.)

Nous possédons quelques observations plus précises sur des déplacements d'une portion de la vessie qui, distendue par une quantité un peu considérable d'urine, formait une tumeur obs - truant l'excavation pelvienne. Ces cas méritent d'autant plus de fixer l'attention des accoucheurs que cette sorte de hernie peut être confondue avec d'autres tumeurs, et que cette erreur de diagnostic pourrait conduire à la pratique d'une opération inutile et peut-être dangereuse.

David D. Davis (Operative midwifery. London, 1825, p. 128) dit avoir examiné une dame chez laquelle une tumeur de ce genre ne mit point obstacle à l'accouchement, bien qu'elle eût le volume d'une petite orange. Il n'en fut pas de même dans un autre cas rapporté par le même auteur : « La malade, dit-il, était » en travail depuis plusieurs heures ; mais une tumeur volumi- » neuse, élastique occupant surtout la partie antérieure et latérale » gauche du bassin s'opposait à la descente de la tête. L'orifice » dilaté de l'utérus et la tête fœtale étaient simplement appuyés » sur la partie supérieure de la tumeur. Introduire une sonde » dans la vessie était évidemment la première chose à faire. On » évacua ainsi une livre et demie d'urine. La sonde retirée, on

» trouva la tumeur très lâche et flasque, et formant un sac vide
» pendant à la partie antérieure du vagin. Moins d'une heure
» après, la malade mit au monde un enfant vivant. »

Il est une variété de tumeur formée à l'intérieur du bassin
par la vessie distendue, qui est d'autant plus digne d'attention,
que sa situation singulière peut faire méconnaître sa véritable
nature. Elle dépend d'un déplacement latéral de ce réservoir.
M. Christian, de Liverpool, lui assigne (*Edinb. med. and.
surgical journal*, IX, 281) les caractères suivants : « On recon-
» naît ce déplacement de la vessie à une plénitude particulière sur
» l'un des côtés du bassin, remarquable surtout pendant les con-
» tractions utérines qui donnent à la tumeur de la tension et une
» élasticité évidente. Quoique les limites de cette tumeur soient
» en général circonscrites, sa base est pourtant un peu diffuse ;
» elle s'étend sur le côté du bassin jusqu'au sacrum. Son volume
» varie en raison de la quantité de fluide accumulé dans la poche ;
» je l'ai vu égaler le tiers du diamètre transverse du bassin. Après
» le cathétérisme, la tumeur s'affaisse complétement, et l'on peut
» sentir à travers ses parois, sur le côté du vagin, la sonde se
» portant d'avant en arrière dans une direction horizontale, la con-
» cavité dirigée en bas. La tumeur étant recouverte par le vagin
» et sa base étant diffuse, il n'y a pas à craindre qu'elle soit prise
» pour la poche des eaux, d'autant qu'elle n'empêche pas le doigt
» d'atteindre l'orifice de l'utérus. Une pareille erreur ne pourrait
» guère avoir lieu que dans un déplacement direct au-dessous de
» l'arcade des pubis. » A l'appui des caractères qu'il indique,
Christian cite un fait fort intéressant dont j'emprunte les principaux détails à l'ouvrage cité plus haut de *Davis* (page 134).
« La malade, âgée de 40 ans, avait déjà eu d'autres accouchements
» longs et pénibles, et une fois même elle n'avait pu être déli-
» vrée qu'avec le forceps. Lorsque M. *Christian* fut appelé,
» elle était en travail depuis trois jours, et depuis plusieurs

» heures la dilatation de l'orifice était complète. En pratiquant
» le toucher, il rencontra de suite une tumeur sur l'un des
» côtés du bassin ; il reconnut, à son augmentation de volume
» pendant la douleur, à la tension et à l'élasticité qu'elle offrait,
» qu'elle était formée par un liquide. En cherchant la vessie
» au-dessus du pubis, il ne rencontra qu'un corps solide. Une
» sonde fut alors introduite, et il s'écoula une pinte et demie
» d'urine. Aussitôt après, la tête de l'enfant descendit dans le
» bassin. *M. Christian* laissa alors la malade aux soins de la
» sage-femme. Peu de temps après son départ, l'accouchement
» se termina spontanément. Le lendemain matin, il ne fut pas
» peu surpris d'être rappelé. La sage-femme disait qu'il y avait
» un second fœtus, que la tête se présentait ; mais qu'elle était
» arrêtée au détroit supérieur comme l'avait été celle du pre-
» mier enfant. *M. Christian* constata par le toucher une dis-
» tension de la vessie semblable à celle qu'il avait déjà observée.
» L'urine fut évacuée par le cathétérisme, et la femme accoucha
» ensuite en trois douleurs. Il n'y eut pas pendant les couches
» de difficulté à rendre l'urine, et l'excrétion s'en est toujours
» faite naturellement depuis cette époque. »

§ IV. *Tumeurs étrangères à la cavité ou aux parois des viscères
contenus dans l'excavation pelvienne : tumeurs des ovaires,
logées entre le vagin et le rectum ; kystes, stéatomes, squirrhes développés dans le tissu cellulaire du petit bassin.*

Quatre points principaux méritent de fixer ici notre attention :
1° le volume de ces tumeurs, 2° leur degré de mobilité, 3° leur
consistance et leur nature, 4° leur siége et l'étendue de leurs
adhérences.

1° *Volume.* C'est assurément l'un des points capitaux à examiner ici, et la première des considérations qui doivent attirer

l'attention de l'accoucheur. Ou le volume est tel qu'il peut permettre la terminaison spontanée de l'accouchement, ou bien il est trop considérable pour qu'on puisse espérer une semblable issue, et alors les recherches doivent avoir pour but de déterminer les autres points que j'ai précédemment indiqués.

« Il y a quelques années, dit *Davis* (l. c., 109), je fus ap-
» pelé en consultation par mon ami M. Miles de Throgmorton-
» Street, auprès de madame P***, femme d'une constitution
» délicate, enceinte pour la première fois, actuellement en travail,
» et dont le bassin était rétréci par une tumeur de la grosseur
» d'un œuf de poule et d'une consistance considérable, occu-
» pant la partie supérieure de la concavité du sacrum. Le travail
» fut fort pénible, mais l'accouchement se termina sans le se-
» cours d'aucun instrument, et l'enfant qui était heureusement
» d'un volume un peu au-dessous du volume moyen des enfants
» à terme, fut expulsé vivant. » *Davis* ajoute : « Dans un autre
» cas que j'ai observé dans ma propre clientèle, une tumeur
» semblable, située exactement dans le même point, mais plus
» volumineuse, donna lieu à un travail extrêmement long et
» difficile, et l'enfant vint mort-né. »

Cette terminaison spontanée, sur les dangers de laquelle nous reviendrons tout à l'heure, n'est pas impossible dans les cas même où la tumeur offre un volume considérable. C'est ce que prouve l'observation suivante de *Hewlett*, chirurgien à *Harrow on the hill*.

Une dame, âgée de 35 ans, déjà mère de six enfants, éprouva, le 25 août, au commencement du septième mois de sa grossesse, des symptômes qui semblaient annoncer un accouchement prématuré. *Hewlett* découvrit par le toucher une tumeur qui ne laissait guère entre elle et le pubis que l'espace nécessaire pour introduire le doigt, et qui ne permettait pas d'atteindre jusqu'à l'orifice. Le 29 et le 30 août, les choses étaient dans le même état. Jusqu'au commencement du neuvième mois, il y eut des douleurs presque continuelles, quelquefois très vives. Le docteur *Locock* et le docteur *Merriman* appelés en consultation pensèrent d'abord qu'il s'agissait d'une rétroversion de l'utérus; mais ils se prononcèrent ensuite pour une tumeur de l'ovaire. Vers le 8 octobre, le fœtus cessa de vivre ; au moins ses mouvements ne furent plus perçus par la mère. Les 8, 9, 10 et 11 octobre, il y eut un léger écoulement par la vulve, sans qu'il y eût pourtant rien de changé dans l'état des parties. Le 11 au soir, les douleurs devinrent plus vives, plus régulières, plus fréquentes, mais cessèrent complétement vers deux heures du matin. Le 12, à 7 heures du matin, les eaux s'écoulèrent. Le toucher pratiqué alors ne fit reconnaître aucun changement. A 10 heures du soir, les douleurs reparurent ; à 4 heures du matin, le 13, les choses étaient encore absolument dans le même état, l'opération césarienne semblait être la seule ressource ; mais *Hewlett* ne voulut pas prendre ce parti extrême sans l'avis des confrères qu'il avait déjà consultés. Le docteur *Locock* arriva à 7 heures ; à ce moment, tout était encore dans le même état. Il y avait une demi-heure que *Hewlett* s'en était assuré, lorsque, discutant dans une pièce voisine sur le parti le moins dangereux à prendre, ils furent l'un et l'autre frappés d'un changement dans le caractère des douleurs; les cris de la malade annonçaient qu'elles devenaient expulsives. Le docteur *Locock* entra dans la chambre de la malade, toucha immédiatement, et annonça, à notre grande satisfaction, que la tête était descendue et s'avançait rapidement. La tumeur fut poussée de côté ou peut-être aplatie. Le fœtus fut expulsé à 10 heures. Les os du crâne étaient séparés les uns des autres et brisés. Tout le fœtus était dans un état de putréfaction avancé.

La malade succomba au bout de dix jours aux progrès d'une péritonite lentement développée pendant les derniers temps de la grossesse, compliquée d'un épanchement considérable qu'on constata le soir même de l'accouchement, et pour lequel la paracenthèse fut pratiquée sans succès.

A l'autopsie, on trouva les deux ovaires malades ; le gauche occupait la fosse iliaque, et s'élevait jusqu'au diaphragme ; le droit remplissait l'excavation du bassin (1).

Sans doute la nature s'est ici suffi à elle-même, et l'expulsion du fœtus a été spontanée. Mais l'issue malheureuse de l'accouchement pour la mère et l'enfant montre assez que l'art eût dû intervenir si l'état des choses l'eût permis. Ce qui n'était pas possible dans le cas de *Hewlett*, devient praticable dans le cas de tumeurs peu volumineuses. C'est alors que l'intervention opportune de l'art, l'application du forceps, p. e., si elle est possible, peut sauver l'enfant des dangers d'un travail trop prolongé. Mais pour éviter à l'enfant le péril qui menace sa vie dans les cas mêmes où la tumeur ne devrait pas nécessairement mettre obstacle à la parturition spontanée, il est d'autres circonstances dont il faut encore tenir compte. Suivons l'ordre que nous avons indiqué.

2° *Degré de mobilité*. Quelques-unes des tumeurs que nous examinons maintenant sont peu ou point mobiles ; d'autres, au contraire, jouissent d'une mobilité assez grande et peuvent être repoussées au-dessus du détroit supérieur. Si la tumeur est peu volumineuse, dût-elle seulement rendre la sortie du fœtus un peu plus lente et un peu plus difficile, nul doute qu'il ne faille mettre à profit la mobilité lorsqu'elle existe. A plus forte raison doit-on, dans le cas d'obstruction considérable, s'efforcer d'en tirer parti. On peut ainsi réduire à un état de grande simplicité et par une manœuvre exempte de tout danger, un cas qui

(1) Voyez, pour plus de détails sur cette observation, *Medico-Chirurg. transact.* XVII, 226.

se présentait d'abord sous des apparences sinistres. Citons un exemple de réduction d'après *Merriman*.

« Le 21 mars 1816, madame Barnes, sage-femme de la pa-
» roisse Saint-Georges, Hanover Square, me fit appeler auprès
» de madame Breechford, pauvre femme enceinte pour la troi-
» sième fois, et en travail depuis plusieurs heures. On sentait,
» au-dessous de l'angle sacro-vertébral, une tumeur qui n'occu-
» pait qu'une partie de la concavité du sacrum. Elle n'était ni
» aussi volumineuse, ni aussi bien circonscrite, ni aussi in-
» compressible que je l'avais vu dans d'autres cas. Les con-
» tractions utérines étaient très énergiques ; chaque fois que la
» tête était poussée en bas, la tumeur cédait et s'aplatissait contre
» la paroi postérieure du bassin. Je résolus d'essayer à la re-
» pousser au-dessus du détroit supérieur, et ayant introduit la
» main, j'y réussis sans beaucoup de difficulté. Je fis ainsi de
» la place à la tête qui fut expulsée ensuite en moins d'une heure.
» L'enfant était vivant et bien portant. » (*Med. Chir. trans.*
X, 61.)

La sixième observation de *Smellie* (Collect. XI, n° 2) me semble être un cas du même genre. J'ai déjà dit que cette observation ne me paraissait point être un exemple de hernie. Je crois d'autant plus qu'il s'agissait d'une tumeur de l'ovaire, que l'observation n'est pas de *Smellie* lui-même qui n'a fait que la transcrire. (*Cases and Observ in midwifery.*)

M. le professeur Moreau a également su, dans un cas beau-coup plus grave que les deux précédents, mettre habilement à profit la mobilité d'une tumeur volumineuse, occupant la fosse iliaque droite et en partie plongée dans l'excavation du bassin. Le cas est d'autant plus remarquable, que l'enfant, bien qu'ex-trait par les pieds, fut amené vivant, et que la femme, malgré la complication d'une hémorrhagie grave, se rétablit parfaitement. Cette observation mérite d'être lue dans son entier, et je renvoie au recueil où elle se trouve consignée (Voyez *Bulletins de la Société de la Faculté de médecine*, VII, 159).

Le volume considérable de la tumeur, son immobilité et l'impossibilité de la refouler au-dessus du détroit supérieur laissent pourtant encore à l'art, quelque graves que soient ces circonstances, des ressources qui nous restent à examiner maintenant.

3° *Consistance et nature.* Quelque volumineuse que soit la tumeur, si elle est molle, si elle est formée d'un kyste ovarique ou autre contenant un liquide, une opération peu grave peut encore réduire le cas à un grand état de simplicité.

La 124° observation de *Perfect* (Cases in midwifery, II, 341) est relative à une tumeur globuleuse d'un volume considérable, qui remplissait le vagin, et qu'il ouvrit avec une paire de ciseaux droits. La tumeur s'affaissa. La malade se rétablit assez bien.

Le docteur *John Ford* a communiqué à *Denman* l'observation suivante : une tumeur volumineuse, située entre le rectum et le vagin, occupait la concavité du sacrum et une grande partie de l'excavation du bassin. Une ponction fut faite dans la tumeur à travers la paroi postérieure du vagin. Une grande quantité de liquide s'écoula aussitôt, la tumeur s'affaissa, et un enfant vivant fut ensuite expulsé sans autre secours. La malade, après s'être bien rétablie, mourut, six mois plus tard, d'une maladie étrangère à la tumeur, et tout-à-fait indépendante de l'opération qui avait été pratiquée. (*Introd. to midwifery.* London, 1824, p. 239.)

L'observation suivante de *Park* est remarquable à plus d'un titre.

« Je fus prié de donner des soins à madame S*** dans son » premier accouchement. Je découvris, dès la première explo- » ration, que le bassin était presque entièrement rempli par une » tumeur globuleuse, très consistante, située entre le vagin et » le rectum. Ce ne fut pas sans peine que je parvins à passer le

» doigt entre la tumeur et le pubis pour atteindre l'orifice de
» l'utérus. Je désespérais presque de voir cet accouchement se
» terminer par les seuls efforts de la nature ; mais je fus agréa-
» blement trompé. Madame S*** accoucha naturellement d'un
» enfant vivant, résultat heureux qui fut acheté, il est vrai, par
» de longues et terribles souffrances. Elle eut ensuite quatre
» avortements ou accouchements prématurés, du quatrième au
» septième mois. Chacune de ces quatre grossesses était double.
» Les deux enfants de sept mois furent expulsés naturellement.

» Dans la grossesse suivante, elle porta son enfant jusqu'à
» terme. Ce fut dans cet accouchement que nous eûmes à prendre
» un parti relativement à la tumeur. En effet, après la dilatation
» de l'orifice et la rupture des membranes, toute la nuit se passa
» dans les plus violentes douleurs, sans résultat aucun. La
» tête ne cessait de presser sur la tumeur, mais ne descen-
» dait pas du tout dans le bassin. Le docteur *Lyon*, qui m'avait
» aidé dans le premier accouchement de cette dame, fut, comme
» moi, d'avis de faire, avec précaution, une incision sur la tu-
» meur. Je me servis de la lancette cachée qu'on emploie dans la
» pharyngotomie. Je la conduisis sur mon doigt au niveau du
» point qui me paraissait le plus mince ; j'y fis deux ou trois
» incisions superficielles, jusqu'à ce que les parois de la tumeur
» fussent amincies. J'enfonçai alors mon doigt dans une grande
» cavité, qui me sembla remplie d'un fluide gélatineux, mais qui
» contenait au contraire un liquide séreux et sanguinolent, mêlé
» de lambeaux de fausses membranes. La première douleur qui
» survint ensuite acheva de vider la tumeur, et les deux ou trois
» suivantes expulsèrent l'enfant. Madame S*** se rétablit, mais
» très lentement. L'incision fournit un écoulement très considé-
» rable, d'une odeur si fétide qu'on la sentait aussitôt qu'on en-
» trait dans la maison. Les douleurs lombaires, la débilité et la
» fièvre symptomatique persistèrent pendant sept à huit se-

» maines, et ce ne fut qu'alors que le rétablissement fut parfait.
» La guérison de cette tumeur et le rapprochement des parois de
» sa cavité paraît avoir donné lieu à un resserrement considé-
» rable. En effet, dans l'accouchement suivant, sept à huit heures
» de fortes douleurs furent nécessaires, après la dilatation com-
» pléte de l'orifice et la rupture des membranes, pour expulser
» la tête de fœtus ; et dans le dernier qui eut lieu au huitième
» mois, j'eus beaucoup de peine à introduire la main pour faire
» la version que la présentation de l'épaule rendait nécessaire. »
(*Med.-Chir. trans., II*, 298.)

Mais les tumeurs ne sont pas toujours formées par des kystes
séreux et uniloculaires. Ce sont quelquefois des kystes à plusieurs loges, comme on l'observe si souvent dans les hydropisies
de l'ovaire qui constituent le plus grand nombre des tumeurs que
nous étudions en ce moment. La ponction ou l'incision ne réduit
alors que bien peu leur volume. Il peut même arriver que ces
opérations ne le diminuent pas du tout, si les matières contenues
dans ces kystes sont épaisses, consistantes, tenaces, à plus forte
raison s'il s'agit de tumeurs fibreuses ou squirrheuses. Alors une
opération nouvelle peut devenir nécessaire. Cette opération peut
être et doit être fort différente suivant les cas. Mais il ne sera
d'abord question que de celle qu'on pratique sur la tumeur elle-
même. J'en vais parler dans la dernière division de ce paragraphe. Avant de quitter celle-ci, je veux faire deux remarques d'une grande importance relativement au diagnostic. Nous
examinons ici la *consistance* et la *nature* des tumeurs. On attache
à juste titre à la connaissance de ces deux caractères une grande
importance. On a signalé avec raison la *consistance* très grande
qu'offrent les tumeurs contenues dans l'excavation pelvienne, à
tel point qu'on a pris pour des tumeurs fibreuses de simples
kystes séreux, et pour des exostoses des tumeurs fibreuses ou
stéatomateuses. On comprend les conséquences de semblables

erreurs de diagnostic, et les avantages d'une ponction explora-
trice si propre à les rectifier. Relativement à la *nature*, je rappel-
lerai qu'on rencontre quelquefois à l'intérieur du bassin des tumeurs molles formées par la hernie d'une portion de la vessie
distendue par de l'urine, et qu'il faut se garder de confondre avec
des kystes séreux.

4° *Siége et étendue des adhérences.* Quand la consistance des
tumeurs est telle, qu'elles ne puissent ni disparaitre ni même
diminuer notablement par l'incision ou la ponction, il convient,
si l'on veut encore agir sur elles, de considérer leur siége et
l'étendue de leurs adhérences. Des trois observations suivantes,
les deux premières offrent des exemples d'extirpation possible et
en effet pratiquée avec succès, la troisième est relative à une tumeur dont on s'est bien gardé de tenter l'ablation.

Observation de Drew. (Edinb. med. and surg. Journ., vol. 1 :
« Le 26 août 1803, je fus appelé chez Mme M**, de Lismore. Il
» y avait deux jours qu'elle était en travail. Les docteurs Power
» et Hannan, et M. Pack, chirurgien au 41e régiment d'infan-
» terie, lui donnaient des soins. Ces messieurs ne pouvaient
» déterminer la présentation. Une tumeur, qui prenait naissance
» à droite, remplissait si complétement la cavité du bassin, qu'on
» ne pouvait passer qu'un doigt entre elle et les pubis, de sorte
» qu'il était fort difficile d'atteindre la tête de l'enfant. La malade
» nous apprit que depuis plusieurs mois elle était tourmentée de
» dysurie, que son chirurgien avait été obligé de la sonder, et que
» depuis quelque temps l'habitude qu'elle avait acquise de presser
» la tumeur avec son doigt l'avait mise en état de rendre son
» urine sans le secours de la sonde.

» Voyant bien de quelle espèce de tumeur il s'agissait, je pro-
» posai l'ablation qui me semblait offrir quelque chance de suc-
» cès, plus de chance au moins que l'opération césarienne. Il
» ne pouvait être question d'embryulcie ; il n'y avait pas de place

» pour extraire l'enfant. D'un autre côté, il eût été cruel de laisser
» périr la femme sans la délivrer. Ma proposition fut donc acceptée.

» La malade fut placée sur une table, comme pour l'opération
» de la lithotomie, les genoux fixés par les médecins présents, les
» épaules assujetties par la sage-femme. Une incision fut faite
» sur le côté droit du périnée et de l'anus, et dirigée vers le
» coccyx ; un second coup de bistouri mit la tumeur à décou-
» vert. Je glissai le doigt devant et derrière sa racine que je sé-
» parai facilement avec le bistouri. D'une main, je la détachai de
» ses adhérences avec le bassin ; de l'autre, de ses adhérences
» avec le rectum et le vagin, et j'en fis l'extraction à la grande
» surprise et au grand contentement des assistants. Il sortit
» aussitôt un jet de sang qui fut arrêté par une éponge poussée
» dans la plaie. Une artère donnait près du périnée : j'en
» couvris l'orifice avec mon doigt, prêt à la lier s'il était néces-
» saire ; mais l'hémorrhagie s'arrêta. Il n'y eut point de syncope ;
» le pouls était assez fort. On donna un peu de vin à la malade ;
» mais le meilleur cordial pour elle fut assurément la joie qu'elle
» vit briller sur nos visages. Les douleurs se déclarèrent et se
» succédèrent rapidement. La tête fut poussée dans l'excava-
» tion, l'éponge chassée au-dehors. Nous laissâmes la femme,
» pendant une heure, sur la table, espérant qu'elle serait bientôt
» délivrée ; comme le travail se prolongeait, on la recoucha ;
» pendant six heures on laissa agir la nature. Mais comme l'en-
» fant avait la face tournée du côté des pubis et qu'il était à crain-
» dre que les forces vinssent à manquer à la femme, j'appliquai
» le forceps, et je fis l'extraction d'un enfant vivant qui a con-
» tinué de se bien porter. Le placenta fut chassé dans le vagin et
» facilement extrait. Aucune hémorrhagie ne survint. Je plaçai
» quatre points de suture dans la plaie ; une grosse éponge fut
» introduite dans le vagin pour maintenir appliquées les parois
» de la cavité où était logée la tumeur. »

Les jours suivants, le cathétérisme fut nécessaire pour vider la vessie. Le 28, on retira l'éponge, et l'on trouva que l'espace occupé par la tumeur était complétement effacé ; deux des fils étant détachés, on rapprocha les bords de la plaie avec des emplâtres agglutinatifs. Le 29, la malade nourrissait son enfant qui se portait très bien. La plaie se cicatrisa complétement, et aucune incommodité ne résulta de l'opération. La tumeur avait quatorze pouces de circonférence et pesait deux livres huit onces.

Observation de Burns (Principles of midwifery, 1828, p. 33). Dans l'observation précédente, la tumeur avait un pédicule ; dans celle de *Burns,* « les adhérences étaient étendues, la tu-
» meur remplissait l'excavation et il n'y avait d'espace pour
» passer le doigt qu'entre la tumeur et le côté droit du bassin ;
» elle était fixée dans l'excavation, depuis le pubis jusqu'au sa-
» crum, adhérait à l'urèthre, au muscle obturateur, au rec-
» tum et au détroit supérieur qu'elle débordait un peu en haut
» vers la cavité cotyloïde gauche. Elle était dure, irrégulière et à
» peine mobile. La malade, Mme Broadfoot, était au neuvième
» mois de sa grossesse ; on ne pouvait choisir qu'entre l'opération
» césarienne et l'extirpation de la tumeur : on adopta ce dernier
» parti. Je pratiquai l'opération le 16 mars, peu de temps après
» l'apparition des premières douleurs. Une incision fut faite sur
» le côté gauche de la vulve, du périnée et de l'anus, comprenant
» la peau, le tissu cellulaire et le muscle transverse du périnée.
» Le releveur de l'anus ayant été mis à découvert, on atteignit
» facilement la tumeur avec le doigt. Une sonde fut introduite
» dans l'urèthre et la tumeur séparée de ses adhérences avec ce
» conduit, puis on la détacha pareillement du vagin, de l'utérus,
» du rectum, partie avec le doigt, partie avec le scalpel. Je pus
» alors la saisir comme la tête d'un enfant, mais elle adhérait in-
» timement au bassin ; je portai donc le bistouri sur elle, aussi
» près que possible des parois de l'excavation ; quand je fus par-

» venu à la partie postérieure, je remplaçai par des ciseaux con-
» duits sur mon doigt le bistouri qu'il n'était plus possible de
» manœuvrer avec sûreté ; je finis même par ne plus me servir que
» d'une spatule, de peur de blesser le rectum ou un gros vaisseau.
» La tumeur fut alors enlevée, après que ses adhérences aux os
» eurent été détruites aussi près que possible. Il s'écoula
» peu de sang. Aussitôt après l'opération, les douleurs devinrent
» fortes, et la femme n'était pas encore recouchée, qu'elles étaient
» déjà très vives. Au bout de quatre heures, elle mit au monde
» un enfant mort-né d'un volume plus qu'ordinaire. Une péri-
» tonite intense survint pendant les couches, mais fut combattue
» avec succès par les évacuations sanguines et les purgatifs. Au
» mois de mai, la plaie était guérie. Le vagin fut trouvé dans
» ses rapports naturels avec le bassin, le rectum, etc. Si on
» n'avait pas vu la cicatrice et si on avait ignoré les circonstances
» que nous venons de faire connaître, il n'eût pas été possible de
» soupçonner qu'une opération avait été pratiquée. Douze ans
» après, la santé continuait d'être bonne, mais il n'y avait pas eu
» de nouvelle grossesse. »

Observation de Baudelocque (1) : « La femme Desnos portait,
» dès sa plus tendre enfance peut-être, ou long-temps avant son
» mariage, une tumeur dure, squirrheuse, dont la base, étroitement
» liée à l'un et à l'autre os pubis, au bas de l'ilium droit et à l'is-
» kium, comprenait environ les deux tiers de la surface interne
» du bassin, qu'elle obstruait au moment du premier accouche-
» ment. » Elle fut d'abord prise pour la tête, mais l'erreur fut
promptement reconnue. Baudelocque et Coutouly furent appelés
en consultation. Si la longueur du travail n'avait pas fait présumer la mort du fœtus, ils auraient conseillé l'opération césarienne.
On préféra la perforation du crâne et l'extraction avec le crochet.
« Une longue pratique ne nous avait encore rien offert d'aussi

(1) Recueil périodique de la Société de médecine, T. V, P. 17.

» difficile ni de suites de couches aussi alarmantes sans être mor-
» telles. » A un second accouchement, la tumeur était plus volumineuse et plus dure encore; l'opération césarienne fut pratiquée.
L'enfant fut amené vivant ; mais la femme succomba au bout de
cinq jours. « La tumeur avait trois pouces cinq lignes de hauteur,
» deux pouces dix lignes d'épaisseur dans la direction du pubis
» au sacrum , trois pouces trois lignes d'un côté à l'autre du
» bassin. » L'étendue des adhérences de la tumeur, et surtout la
situation à la partie antérieure du bassin ne permettaient pas de
songer à l'ablation.

Quand les différentes manières d'agir sur la tumeur elle-même,
que nous venons de faire connaître et que nous avons cherché à
illustrer par des exemples, ne peuvent être mises en usage, et
que le forceps ne suffit pas, que reste-t-il à faire? La version?
Mais elle ne compte peut-être pas un seul succès avéré soit pour
la mère, soit pour l'enfant. La perforation du crâne et l'extraction
à l'aide du crochet? Que d'insuccès n'a-t-on pas à leur reprocher,
et pourtant il est des cas qui réclament ce mode de terminaison. L'o-
pération césarienne? Hélas ! il est malheureusement des cas où il
n'y a pas d'autre ressource; et, quand on considère la gravité de ces
opérations, les revers nombreux qui les font si justement redouter,
faut-il s'étonner qu'on ait conseillé, pour certains cas au moins,
l'accouchement prématuré artificiel, et cette proposition sur laquelle insiste *Ashwell* (Guy's Hospital reports, vol. II, p. 252) ne
doit-elle pas être prise en considération et soumise par des mains
habiles au creuset de l'expérience? Une discussion sur les différents points que je viens d'indiquer m'entraînerait au delà du
but que je me suis proposé, et des limites, peut-être déjà dépassées,
d'une simple note.

NOTE V.

On ne peut disconvenir qu'il règne encore beaucoup d'obscurité sur ce point. L'influence des inclinaisons vicieuses du bassin a été long-temps inaperçue, puis une fois entrevue, elle a été exagérée. On peut voir dans le traité d'accouchement de *Fr. B. Osiander* (1), que d'inconvénients, que d'obstacles à l'exercice des fonctions cet auteur attribue à l'inclinaison trop forte ou trop faible du détroit supérieur. Il y en a certainement d'imaginaires, et quant à ceux que la théorie fait supposer et que le raisonnement peut faire admettre, l'expérience est loin d'avoir donné à tous la sanction qui leur est nécessaire. *Lobstein* a fait sur ce sujet un travail qui a donné lieu à un rapport inséré dans les *Bulletins de la Faculté et de la Société de médecine*, t. V, p. 517. Appuyées du suffrage de l'honorable rapporteur, *Desormeaux*, les idées de *Lobstein* ont eu cours et font presque autorité dans la science.

Certains résultats d'une trop forte inclinaison du bassin, tels que l'obliquité antérieure de la matrice, la mauvaise direction des contractions de ce viscère, ne sauraient être mises en doute, pour certains cas au moins, et tant que la femme conserve la station verticale. Mais la position horizontale donnerait-elle lieu, comme le pense *Lobstein*, à une direction non moins vicieuse, en sens inverse, des forces utérines, à tel point que ce vice d'inclinaison du bassin rendrait en définitive l'accouchement artificiel indispensable ? C'est ce dont il est permis de douter : si le fond de l'utérus se relève par le décubitus dorsal, ne peut-on pas espérer du redressement du bassin par la flexion des vertèbres lombai-

____

(1) *Handbuch der Entbindungkunst.* Tubingen, 1828, 1. Th., S. 119.

res (voyez note II, p. 243) et de pressions bien dirigées sur la région
hypogastrique, le retour de la tête à une position convenable et
la correspondance du sommet avec le vide du bassin? Pour que
les conclusions que *Lobstein* a tirées du fait observé par lui fussent admises, il faudrait que la connaissance exacte de son observation permît de les discuter. Or, le rapport n'en donne même pas
un extrait. J'ignore si elle a été publiée ailleurs; s'il en était ainsi,
les auteurs qui ont cité le rapport en auraient sans doute fait
mention. Cette inclinaison de 55°, que *Lobstein* trouve trop considérable, et qu'il croit capable de mettre obstacle à la parturition,
comment l'a-t-il déterminée? Comment avait-il fixé à 30 ou à 35
« la juste inclinaison » du détroit supérieur?

D'un autre côté *Lobstein* appuie-t-il sur des faits observés
par lui et en assez grand nombre sa théorie des obstacles opposés à la parturition spontanée par une trop faible inclinaison
du bassin? « L'accouchement doit être plus laborieux, dit-il,
« parce que les points les plus rapprochés du bassin, étant
« placés dans un plan horizontal, la partie la plus large de tête,
« ainsi que les épaules, s'engagent à la fois, et en même temps,
« dans le détroit supérieur, tandis que dans ceux des bassins,
« dont le détroit est incliné, ces parties ne descendent que l'une
« après l'autre; qu'une bosse pariétale et une épaule ont déjà
« dépassé la base du sacrum, que l'autre bosse pariétale et l'autre
« épaule sont encore au-dessus du pubis, c'est un avantage
« marqué et qui facilite beaucoup le passage de l'enfant à travers
« le bassin. » On ne peut s'empêcher de désirer ici un peu plus
d'exactitude et de clarté. Pourquoi appeler l'attention sur l'ho-
rizontalité du petit diamètre du détroit supérieur, plutôt que
sur celle de tout le détroit? Liée à ce qui suit, cee remarque
de l'auteur donnerait à penser que, suivant lui, c'est au niveau
des extrémités du diamètre sacro-pubien que les bosses pariétales et les épaules franchissent ce détroit supérieur. Puis est-ce

la bosse pariétale qui est en arrière, est-ce l'épaule qui correspond à la face postérieure du bassin, qui franchit la première ? Les recherches de *Naegelé* ont établi le contraire. Je comprends bien qu'un rapport inverse dans la progression des parties qui franchissent successivement le détroit supérieur, n'ôterait rien à l'importance de l'observation de *Lobstein* et qu'elle laisserait subsister les avantages d'un engagement successif opposés aux inconvénients d'un engagement simultané. Mais M. le Professeur *P. Dubois* a, par une observation attentive et souvent répétée, rectifié ce que les idées de *Naegelé* avaient, je crois, d'exagéré. La tête, après son mouvement de flexion, s'engage de telle sorte qu'à l'un des diamètres obliques du détroit supérieur correspond non pas tout-à-fait le diamètre bipariétal, mais un diamètre qui en diffère très peu, c. a. d. une ligne qui traverserait la tête d'un côté à l'autre, de la bosse pariétale qui est en arrière à la partie inférieure du pariétal qui est en avant. L'inclinaison de la tête est donc fort peu considérable, et si on la suppose nulle par rapport au détroit supérieur, il n'est pas croyable que cette différence puisse apporter obstacle à la terminaison de l'accouchement, les diamètres de la tête fœtale restant toujours au-dessous de ceux du bassin, si ce canal ne présente d'ailleurs d'autre vice que celui d'une inclinaison trop faible. *Lobstein* croit-il que lorsque l'inclinaison est normale, une bosse pariétale et une épaule sont déjà dans l'excavation que l'autre bosse pariétale et l'autre épaule sont encore au-dessus du détroit supérieur. *Stoltz*, qui admet que la légère inclinaison de la tête par rapport au bassin qu'on remarque au commencement du travail s'exagère d'abord pour diminuer et s'effacer ensuite, ne va pas si loin. Une pareille inclinaison dépasserait les limites ordinaires. D'ailleurs, M. le Professeur *Dubois* a reconnu que cette inclinaison n'augmente pas, et que le redressement de la tête commence de suite et continue d'une manière régulière jusqu'à ce qu'il soit complet. Quels sont donc le sens et la portée de ces mots : *s'engagent à la fois et en même temps* ? Que dans un bassin dont le détroit supérieur est horizontal la tête s'engage d'aplomb au lieu de prendre une position légèrement inclinée, s'ensuit-il que bosses pariétales et les épaules doivent « s'engager à la fois en même temps » ? Non, il y a succession et non simultanéité.

Les vues théoriques de *Lobstein* me paraissent donc peu exactes, et sans les rejeter toutes, sans nier tous les effets attribués par les auteurs aux vices d'inclinaison du bassin, je ne puis m'empêcher de désirer, avec Naegelé, que leur influence fâcheuse soit mieux confirmée par l'expérience. Les faits ne viennent point jusqu'ici à l'appui des opinions émises au moins en ce qui concerne quelques-uns des inconvénients signalés, et encore voit-on, dans les observations rapportées avec tous les détails convenables, que le vice d'inclinaison du bassin n'est pas le seul qui ait mis obstacle à la parturition. Ainsi, dans le cas observé par M. le professeur Moreau (1), la femme avait été, dans son enfance, affectée de rachitisme au plus haut degré, sa colonne vertébrale était fortement contournée ; son bassin était rétréci au détroit inférieur, et ce rétrécissement n'aurait sans doute pas permis la terminaison spontanée de l'accouchement, alors même que le détroit supérieur devenu perpendiculaire à l'horizon n'aurait pas donné lieu à une obliquité antérieure considérable de la matrice. Ce dernier obstacle, sans cesse accru par la position verticale qui avait été constamment gardée depuis trois mois par la malade, n'eût point été invincible, si la gêne habituelle de la respiration dépendant de l'étroitesse de la poitrine, et la dyspnée plus considérable résultant de la période avancée de la grossesse, n'avaient rendu la position horizontale impossible et par conséquent la réduction de l'utérus impraticable. Ce fait, si intéressant d'ailleurs, ne

(1) *Traité pratique des accouchements*, t. 1er, p. 76.

prouve donc rien , à cause des complications qu'il présente, en faveur de l'opinion qui attribue à l'excès d'inclinaison du bassin une influence si fâcheuse. Il en est de même de celui non moins curieux rapporté par *M. Bello* dans les *Transactions Médicales, tom. XIII, pag.* 285. La femme qui en fait le sujet avait eu, dans son enfance, une maladie de Pott, à la suite de laquelle le corps d'une des vertèbres lombaires ayant disparu, le bassin et la colo ne vertébrale s'étaient rapprochés l'un de l'autre, les pubis s'étaient fort élevés au-dessus de la base du sacrum, et le détroit abdominal présentait une inclinaison en arrière, précisément inverse de celle qu'il offre d'ordinaire en avant. Ce changement de rapport, qui faisait que dans la station assise , le poids du corps reposait non sur les tubérosités sciatiques, mais sur la face postérieure du sacrum, et qui , dans la station verticale et la progression , donnait à la femme le port et la démarche d'un cerf, n'avait entraîné aucune diminution dans l'étendue des principaux diamètres du bassin. Il y avait eu dans l'espace de douze ans huit grossesses ; deux seulement, les cinquième et sixième , ne s'étaient pas prolongées au-delà du troisième mois. Dans les autres , l'accouchement avait eu lieu à terme: mais chaque fois l'application du forceps avait été nécessaire. Le troisième enfant amené vivant avait vécu dix-huit mois. Parvenue au terme de sa huitième grossesse, cette femme présentait une telle obliquité de l'utérus , que le fond était au-dessous du niveau du col. L'opération césarienne avait été jugée indispensable, et l'on avait extrait ainsi un enfant qui n'avait vécu que dix-sept heures. Remarquons d'abord que l'obliquité antérieure de la matrice , qu'on signale comme l'un des accidents résultant de l'inclinaison trop forte du bassin , existe ici dans un cas où le détroit abdominal est incliné sans doute , mais en sens inverse. Notons encore que cette obliquité, qui a dû nécessairement exister aux grossesses antérieures, était loin d'être alors aussi considérable, bien que le vice d'inclinaison fût le même, que ce n'est point à elle qu'il faut attribuer la difficulté de l'accouchement antécédent ; enfin, que le degré énorme qu'elle avait acquis était autant et même plus le résultat d'une extension excessive des parois abdominales, produite par huit grossesses, que celui d'une inclinaison vicieuse du détroit supérieur. L'obstacle réel à la parturition, dans tous les accouchements qui avaient précédé le dernier, tenait à une disposition que l'auteur de l'Observation a eu soin de noter : la colonne vertébrale était si rapprochée du détroit supérieur, que ce détroit se trouvait « divisé en deux parties, dont la plus grande n'avait que deux « pouces et demi de longueur. » Bien que M. Bello laisse à désirer ici quelques détails, on n'en voit pas moins que le détroit supérieur, tout en conservant son étendue naturelle, était loin d'être libre, et que c'était dans le rétrécissement d'un nouveau genre dont il était affecté, et non dans son inclinaison vicieuse qu'avaient résidé les obstacles à la parturition. Quant au dernier accouchement, on se demande, avec M. le professeur Moreau, si l'opération césarienne était bien la seule et unique ressource chez une femme qu'on avait précédemment délivrée cinq fois avec le forceps. En admettant qu'il n'y eût pas, en effet, d'autre mode de terminaison possible, ce n'est pas l'inclinaison vicieuse du bassin qui avait conduit à cette fâcheuse nécessité, et l'espèce d'antéversion singulière de la matrice que nous voyons ici aurait également pu se produire, si, dans des circonstances qu'on peut supposer différentes (1), les parois abdominales, progressivement distendues et graduellement affaiblies, avaient fini par perdre toute résistance et toute élasticité.

Ce point de la science appelle donc de nouvelles observations. Étudions avec soin les cas dans lesquels l'inclinaison trop forte

______

(1) Voyez *Lauverjat*, Nouv. Méthode de pratiquer l'opération césarienne, p. 72.

ou trop faible existe sans complication d'autres vices du bassin, et recherchons l'influence de cette disposition anormale sur la marche et la terminaison de l'accouchement. Peut-être trouverons-nous qu'elle n'est pas aussi fâcheuse qu'on l'a prétendu ; peut-être même rencontrerons-nous des cas dans lesquels elle sera presque nulle, et qui se placeront naturellement à côté des deux suivants, que j'emprunte à l'ouvrage de *Naegelé* dont il a été question dans la note II.

§ I. *Première observation.*

« En 1814, je fus consulté pour une jeune dame enceinte
» pour la première fois. Plusieurs médecins et accoucheurs,
» frappés de l'inclinaison remarquablement vicieuse de son bas-
» sin, avaient annoncé à ses parents que son accouchement
» présenterait des difficultés considérables. La rougeole et la
» scarlatine, dont elle avait été atteinte dans son enfance pres-
» que coup sur coup, avaient, disait-on, exigé son séjour au
» lit pendant près de six mois. Après avoir commencé à se lever,
» elle était restée plus d'un an sans pouvoir marcher, et c'était
» alors que l'inclinaison vicieuse du bassin avait été remarquée.
» Pendant quelques années elle n'avait pu marcher sans soutien.
» Quoique depuis ce temps-là elle eût toujours boité, la marche
» n'était pas pénible. Depuis l'âge de quinze ans, époque de la
» première apparition des règles, son état avait toujours été,
» à part la claudication, très satisfaisant, et sa santé parfaite.
» Le mari et les parents étaient préoccupés de la conservation
» de la mere et de l'enfant. On désirait ardemment, on réclamait
» avec instance un pronostic aussi précis que possible sur l'issue
» de l'accouchement. La jeune dame elle-même souhaitait qu'une
» exploration minutieuse fût faite, et j'y procédai avec tout le
» soin dont je suis capable.

» Au premier coup d'œil, l'inclinaison vicieuse du bassin
» était frappante, et pour la constater, il n'était besoin ni de
» connaissances spéciales, ni de recherches attentives. Le détroit
» inférieur était exactement tourné en arrière. La symphyse pu-
» bienne et la moitié supérieure du sacrum étaient dirigées ho-
» rizontalement, et, par conséquent, le plan du détroit supé-
» rieur était vertical. Des recherches ultérieures et l'accouche-
» ment lui-même confirmèrent l'existence de ces dispositions.
» Je trouvai, en outre, que la branche droite de l'arcade des
» pubis était moins renversée en dehors que la gauche. Le
» coït n'avait jamais pu avoir lieu, au rapport du mari,
» ὡς θέμις ἐστὶν, ἄναξ, ἤτ' ἀνδρῶν ἤτε γυναικῶν, mais seule-
» ment dans la situation opposée. D'ailleurs, cette dame
» était florissante de santé; à part les petites incommodités
» ordinaires des trois premiers mois, elle n'avait éprouvé aucun
» malaise particulier, et elle ne s'était jamais si bien portée que
» pendant sa grossesse. J'avais fait ma première exploration
» trois mois avant l'accouchement, et comme ce cas, outre l'intérêt
» qu'il offrait, avait encore, pour des motifs particuliers qu'il
» est inutile de mentionner, une haute importance pour moi,
» et un attrait qu'expliquait sa nouveauté, je dus naturellement
» à cette époque consulter les auteurs et chercher des lumières
» dans leurs écrits. Hélas ! la prophétie de ces oracles était peu
» rassurante! Mais une exploration faite à une époque plus
» avancée de la grossesse me tranquillisa davantage ; car elle me
» permit de sentir manifestement la tête à travers le segment
» inférieur de la matrice. La grossesse se prolongea jusqu'au
» terme ordinaire. Le travail, dont je suivis les progrès depuis
» le commencement jusqu'à la fin, ne présenta pas la moindre diffi-
» culté, malgré l'écoulement prématuré des eaux, et sa marche
» fut en tout semblable à celle des premiers accouchements.
» Depuis lors, cette dame a mis au monde, avec la même faci-

» lité, six enfants forts et bien portants, et dans chacune des
» grossesses sa santé n'a pas été moins bonne que dans la pre-
» mière. ».

§ II. — *Seconde Observation.*

« Thérèse N., de la Bavière Rhénane, domestique, âgée de
» 27 ans, d'une taille moyenne, brune, bien conformée, mens-
» truée pour la première fois à 16 ans, offrant toutes les appa-
» rences d'une belle santé, et n'ayant jamais eu en effet que les
» maladies du premier âge, fut admise, dans le sixième mois de
» sa grossesse, à la Clinique d'accouchement de Heidelberg.
» Après une grossesse heureuse, elle était accouchée deux ans
» auparavant, sans autres difficultés que celles qui sont insépa-
» rables d'un premier enfantement.

» A la première exploration interne, on fut frappé de la direc-
» tion de la vulve, qui était beaucoup plus tournée en avant que
» d'ordinaire, et de celle de la symphyse pubienne, qui était
» presque tout-à-fait verticale. La région lombaire n'offrait pres-
» que pas de concavité, et la moitié supérieure du sacrum était
» dirigée perpendiculairement. La courbure de la moitié infé-
» rieure de cet os et la direction du coccyx étaient normales. Des
» mesures prises d'après la méthode de Rœderer, et à plusieurs
» reprises, soit par moi, soit par quelques personnes exercées,
» avaient fait reconnaître que, dans la station verticale sur un
» plan horizontal, la pointe du coccyx descendait 9 lignes au-
» dessous du sommet de l'arcade pubienne. La situation de l'u-
» térus, la forme et le développement du ventre, etc., ne présen-
» taient absolument rien d'extraordinaire. La marche de cette
» seconde grossesse fut tout aussi régulière que celle de la pre-
» mière, et ne fut pas plus pénible. La femme ne cessa pas, pen-
» dant toute sa durée, de se livrer aux plus rudes travaux domesti-

» ques, et ne se ménagea pas un seul instant. Ce vice d'inclinaison
» du bassin attira naturellement toute notre attention. Pendant
» les premiers temps de son séjour dans' l'établissement, cette
» femme fut examinée tous les dix ou quinze jours, et plus sou-
» vent vers la fin de sa grossesse. La seule circonstance remar-
» quable qui fut observée, particulièrement dans les derniers
» temps, ce fut l'élévation du segment inférieur de la matrice
» et de la tête du fœtus qu'on sentit à partir du milieu du sep-
» tième mois, mais qui, jusqu'au début du travail, resta fort mo-
» bile. L'orifice de la matrice était tourné en arrière, élevé,
» difficile à atteindre. Un soir, quelques légères douleurs se mani-
» festèrent, puis se dissipèrent, et la malade dormit bien toute la
» nuit; le lendemain, à huit heures, les douleurs reparurent
» avec plus d'intensité. Le segment inférieur de l'utérus était
» très élevé, le col presque inaccessible.

» A dix heures, les douleurs étaient devenues sensiblement
» plus fortes; l'orifice admettait l'extrémité du doigt; il était d'ail-
» leurs toujours tourné en arrière et regardait directement le sa-
» crum. Il était possible d'atteindre jusqu'à la partie moyenne
» de la suture sagittale qui coupait l'orifice obliquement. Au bout
» de trois heures, la dilatation était complète ; la rupture de la
» poche amniotique eut lieu, et fut suivie de l'écoulement d'une
» médiocre quantité de liquide. Aussitôt la tête descendit dans
» l'excavation, le pariétal droit, qui avait toujours été la partie la
» plus basse, en avant, la petite fontanelle tournée du côté de la
» fosse suspubienne gauche. L'expulsion de l'enfant, qui eut
» lieu à cinq heures du soir et celle du placenta s'opérèrent avec
» une régularité et une facilité qu'on aurait pu citer pour types.
» L'enfant, du sexe masculin, pesait 7 livres 5 onces, poids ci-
» vil; les couches ne furent pas moins heureuses que l'accou-
» chement. Les explorations pratiquées dans les premiers jours
» des couches, firent reconnaître que l'utérus avait une po-

» sition tout-à-fait normale, et nous nous assurâmes qu'il en était
» encore de même quelques mois plus tard, quoique la femme
» eût repris, sans ménagement, tous ses travaux domestiques
» huit jours après son accouchement. »

EXPLICATION DES PLANCHES.

Planche I. Elle représente le bassin oblique-ovalaire décrit § III, N° 3, page 16, vu par sa partie antérieure et supérieure.

Planche II. Elle donne la figure de la pièce décrite même §, N° 14, page 43.

Le premier de ces bassins offre des dimensions moyennes, le second a au contraire des dimensions plus qu'ordinaires. Sur l'un et sur l'autre, de même que sur les deux suivants, l'ankylose et le développement imparfait du sacrum existent à gauche, et le rétrécissement a lieu dans la direction du diamètre oblique droit.

Planche III. C'est la vue du bassin décrit § III, N° 10, page 33.

Planche IV. Vue de celui décrit N° 4, page 21.

Planche V. Même bassin vu par la partie postérieure.

Planches VI et VII. La première représente le bassin décrit même §, N° 7, page 27, vu par sa partie antérieure et supérieure ; la seconde, le même bassin vu par derrière.

Planche VIII. Bassin décrit même §, N° 15, page 46, vu par sa partie antérieure et supérieure.

Planche IX. Figure du bassin d'homme décrit § IV, N° 4, page 73, vu du côté droit.

Planches relatives à l'appendice.

Planches X, XI et XII. Vues du bassin rachitique le plus étroit qui ait jamais apporté obstacle à la parturition. La planche X représente la partie supérieure, la planche XI la partie antérieure et la planche XII le côté gauche de ce bassin décrit page 112.

Planche XIII. Elle représente trois vues du bassin décrit page 123. Ce bassin, le plus rétréci par ostéomalacie dont il ait été fait mention, le plus déformé de cette espèce qui ait jamais été cause de dystocie, appartenait à une femme de 36 ans, autrefois bien conformée, qui avait facilement mis au monde plusieurs enfants forts et bien portants, et qui, à son septième accouchement, n'avait pu être délivrée que par l'opération césarienne. Il est représenté par sa partie supérieure dans la figure 1, par sa partie antérieure dans la figure 2, et du côté gauche dans la figure 3.

Planches relatives aux notes.

Planche XIV. Bassin rétréci par une exostose. C'est celui dont la description a été donnée page 231. Il est ici représenté par sa partie supérieure et antérieure, et vu un peu à gauche. Ce rétrécissement exigea l'opération césarienne qui fut pratiquée par D^r. *Mac Kibbin* de Belfast (1829).

Planche XV. Deux figures représentant le bassin rétréci par la plus volumineuse exostose dont les annales de l'obstétrique fassent mention (*Observation de Leydig : Thèse de El. de Haber*). Ce bassin a été décrit page 225.

Planche XVI. La figure représentée sur cette planche est destinée à rendre plus facile l'intelligence de ce qui a été dit dans la note II sur l'inclinaison du bassin et la direction de sa cavité (Voyez page 192 et suivantes). Relativement à l'explication de cette planche, je n'ai rien à ajouter à ce que j'ai déjà dit pages 210 et 211.

TABLE DES MATIÈRES.

FIN DE LA TABLE.

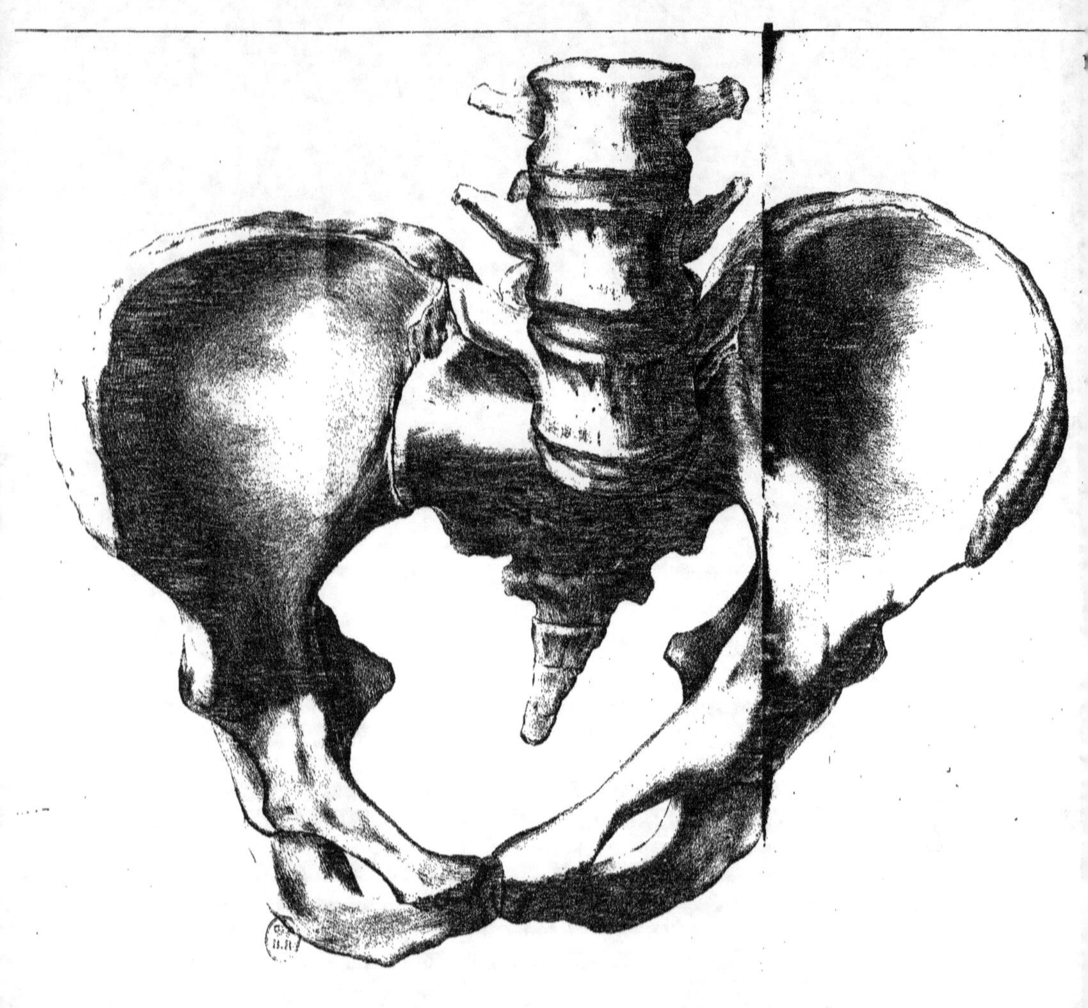

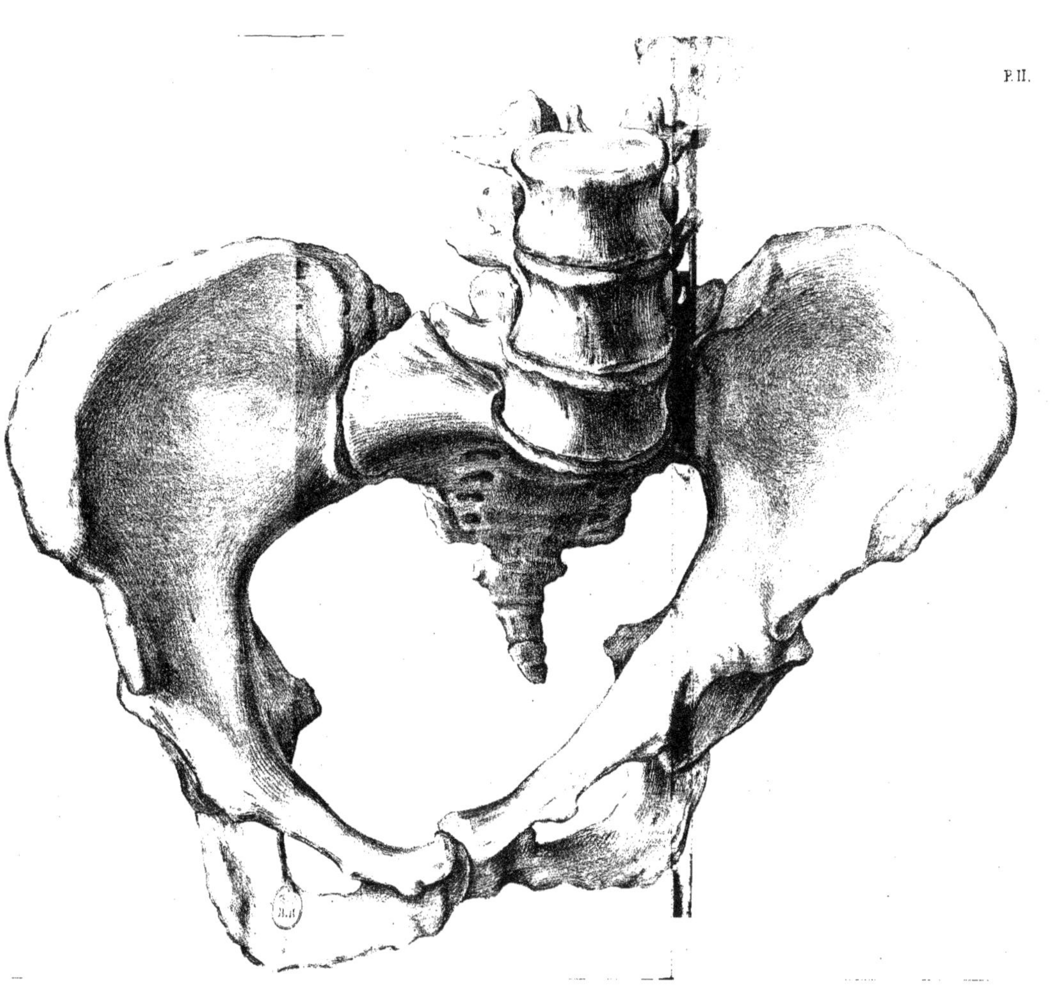

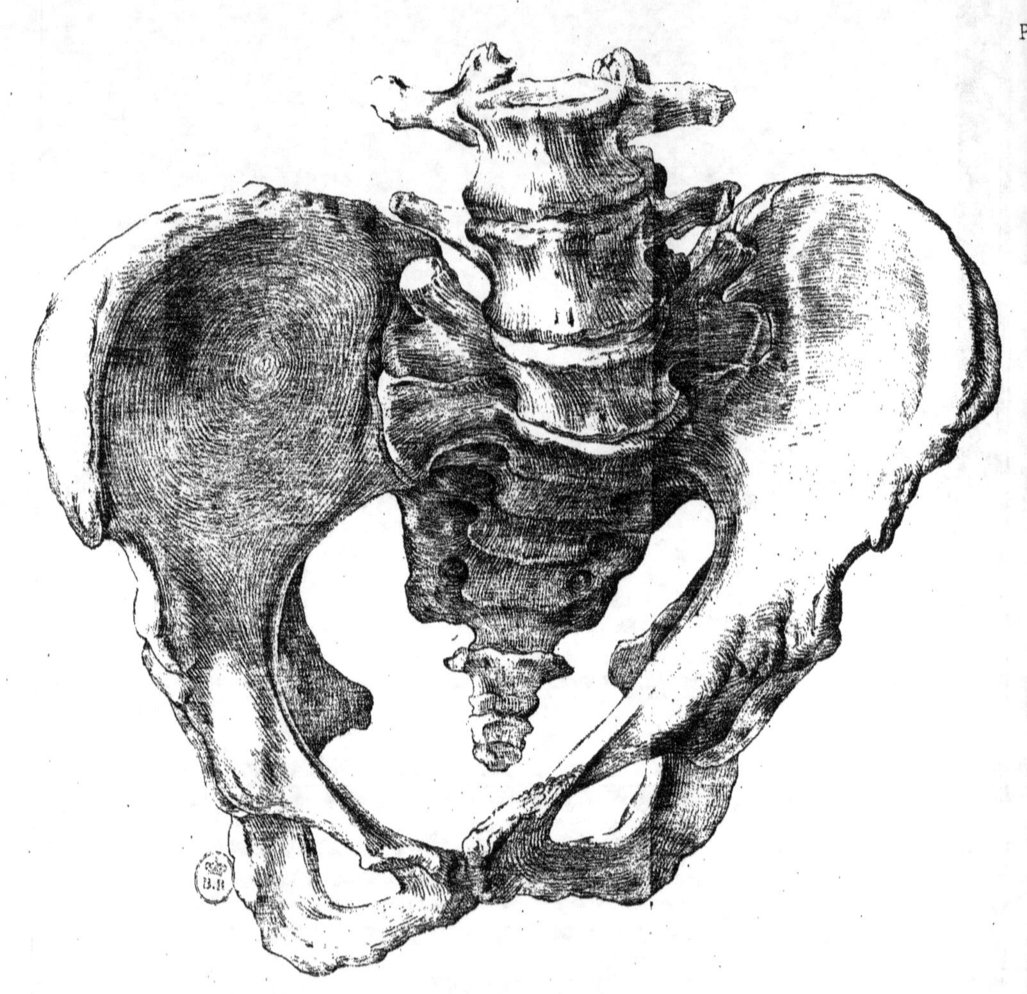

P. IV.

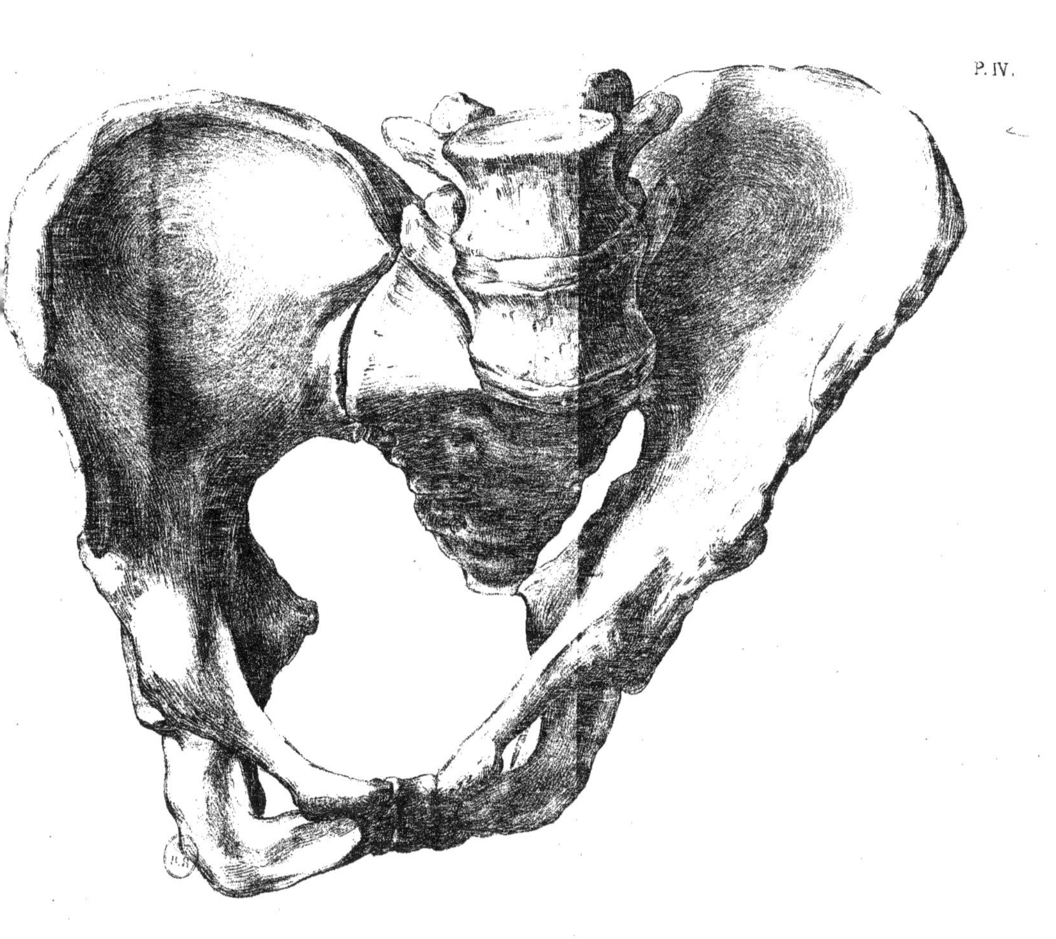

Pl.V.

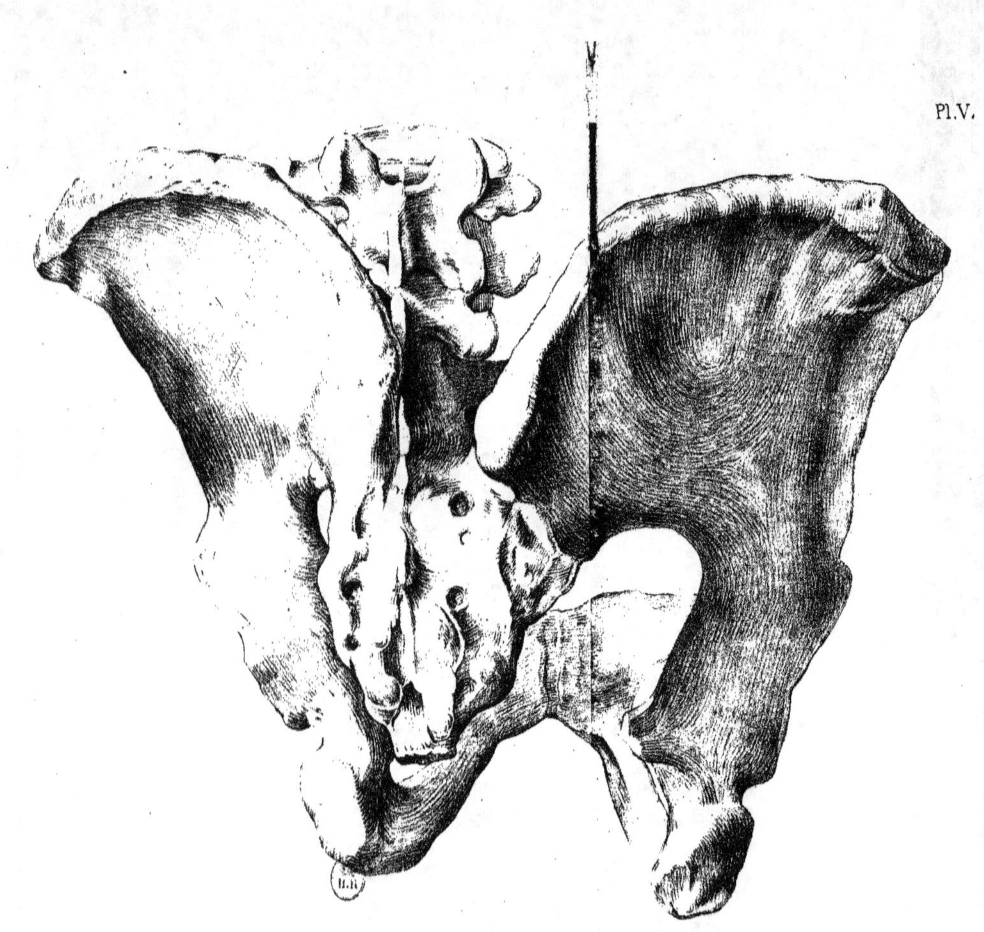

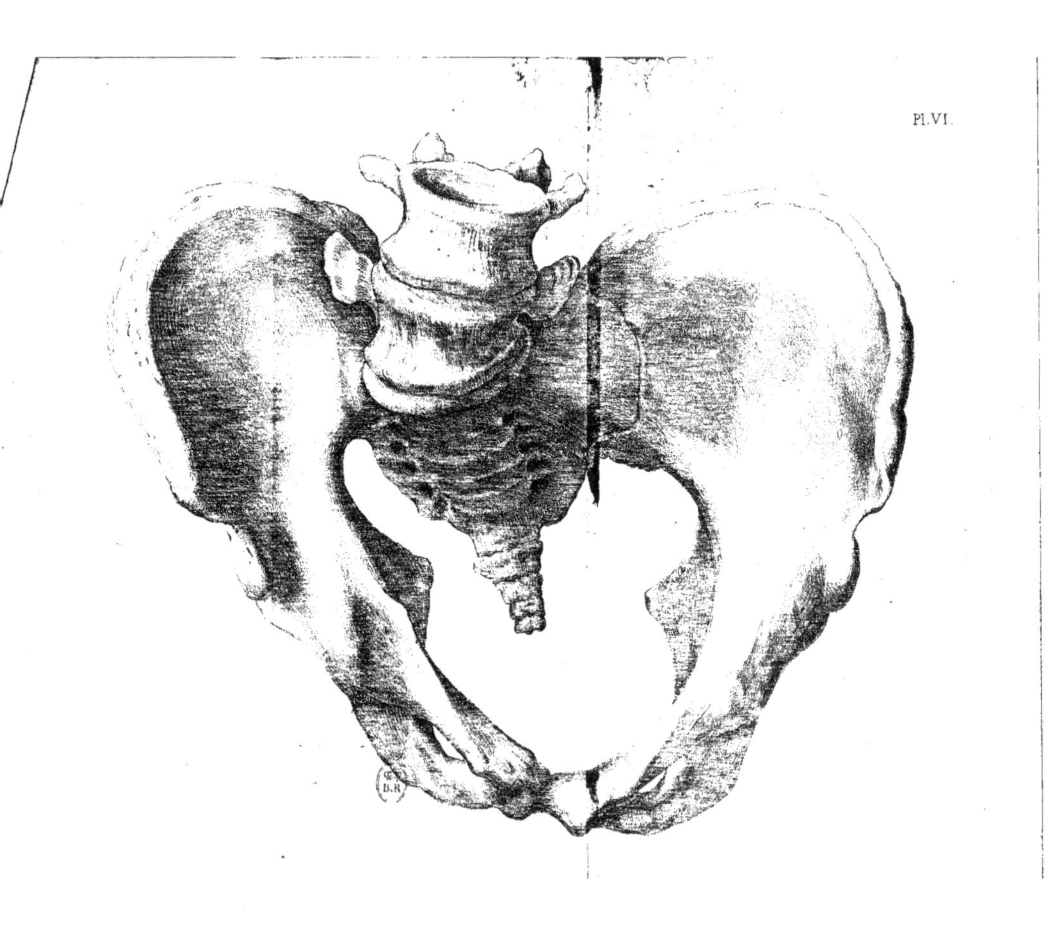

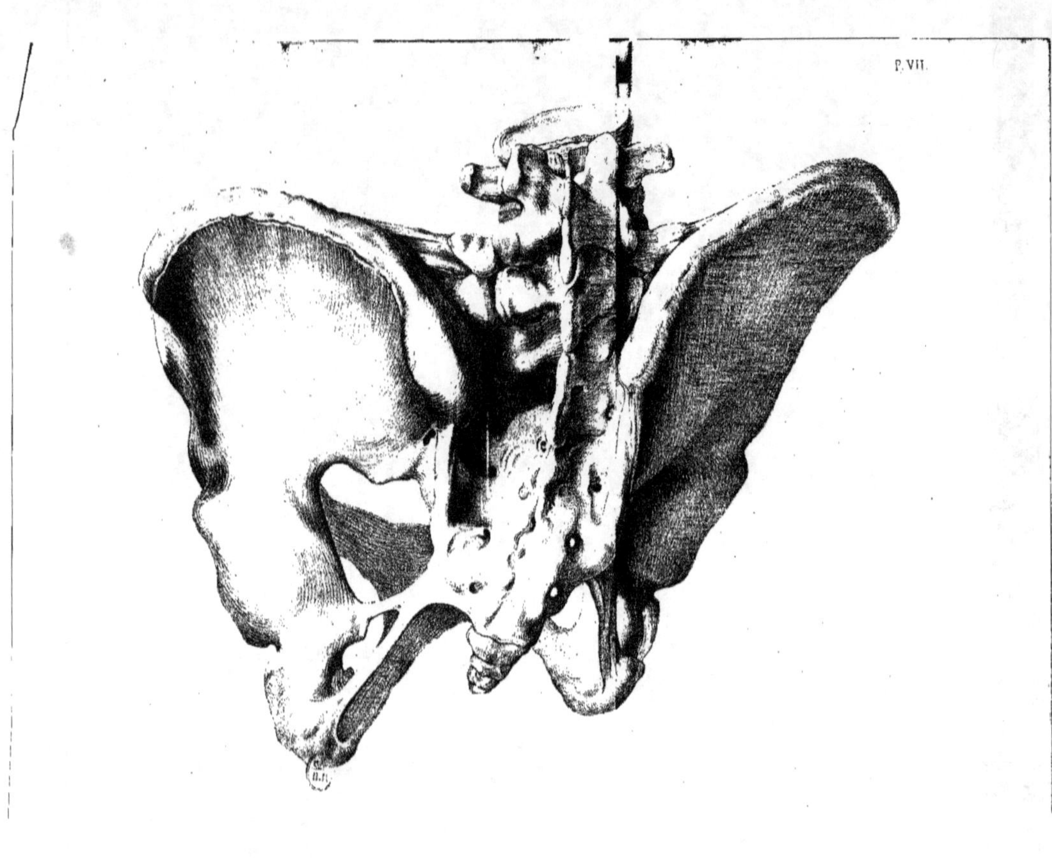

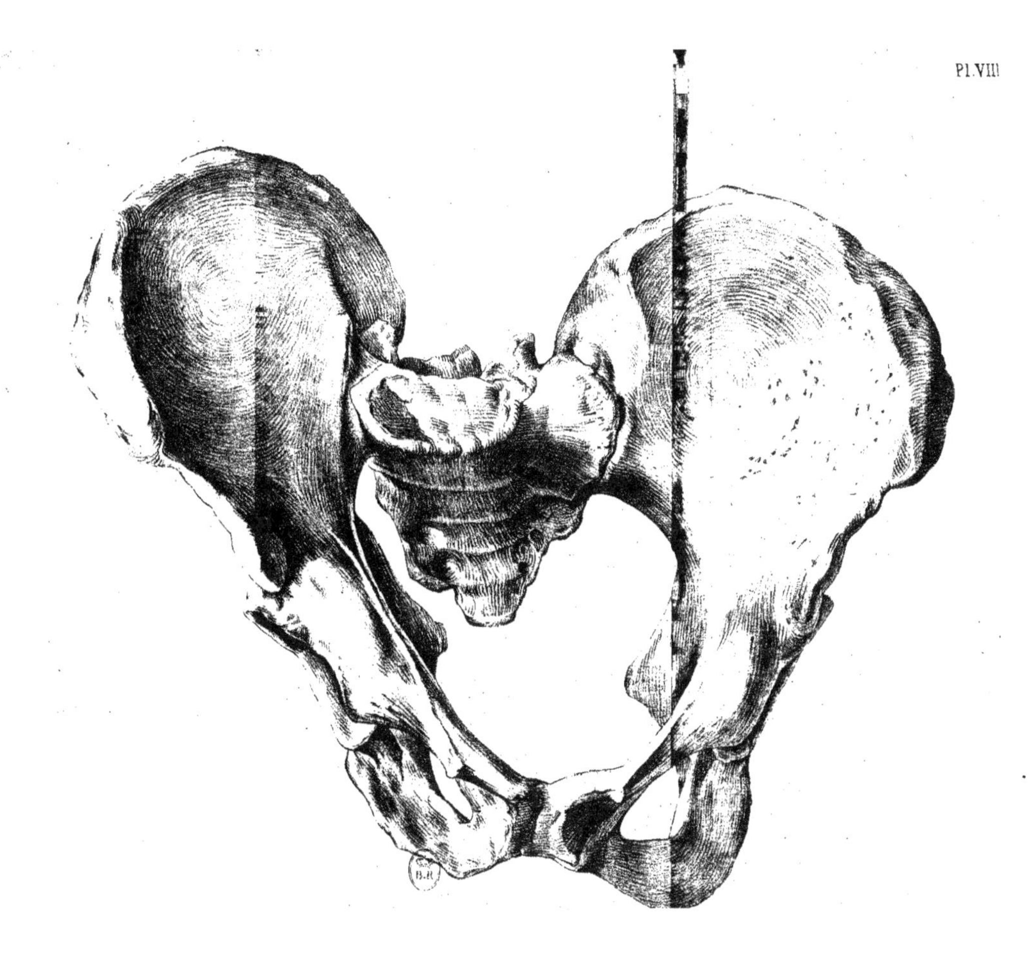

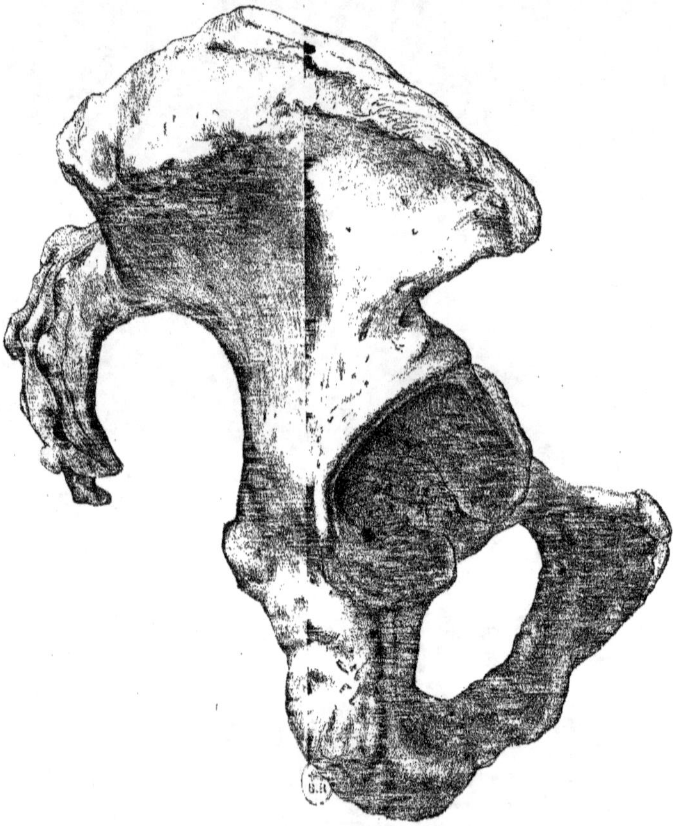

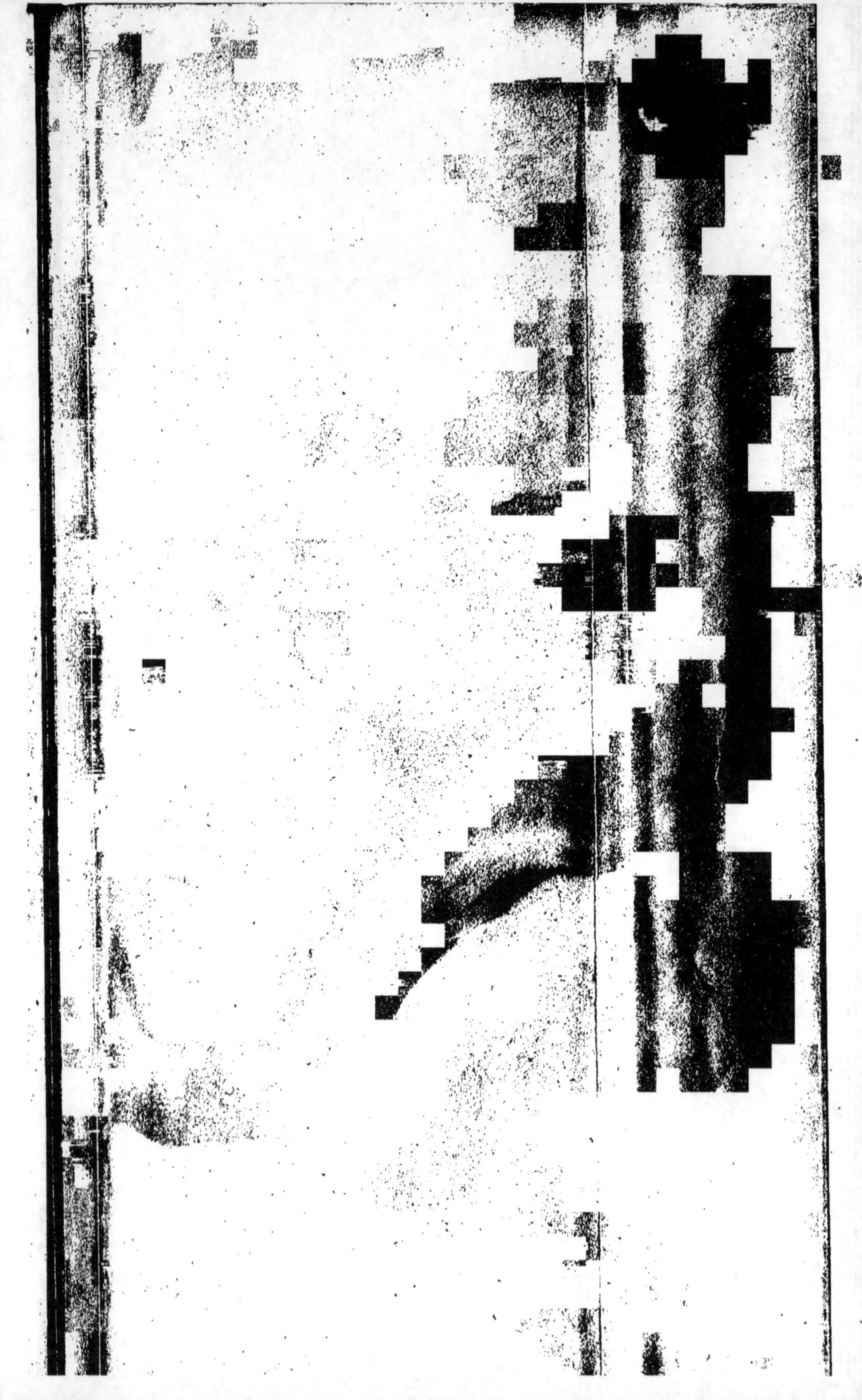

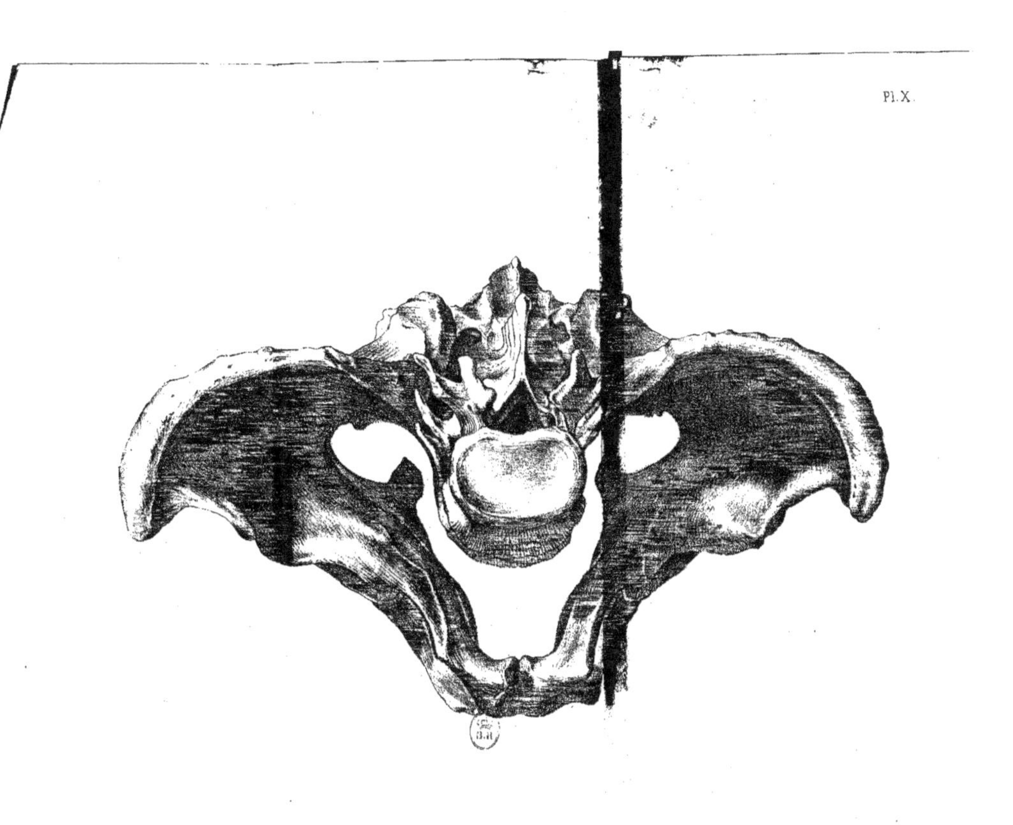

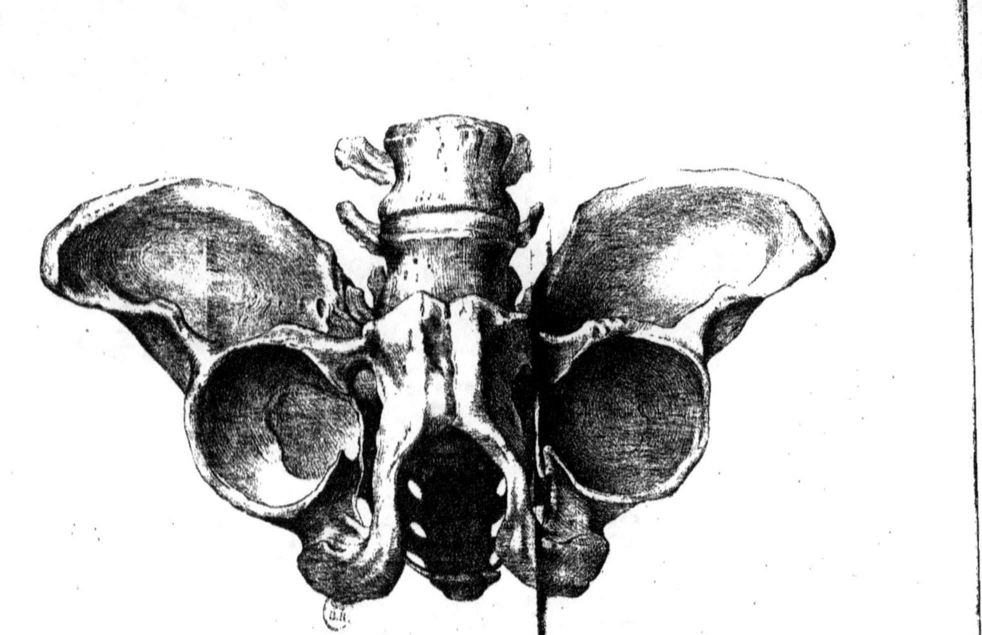

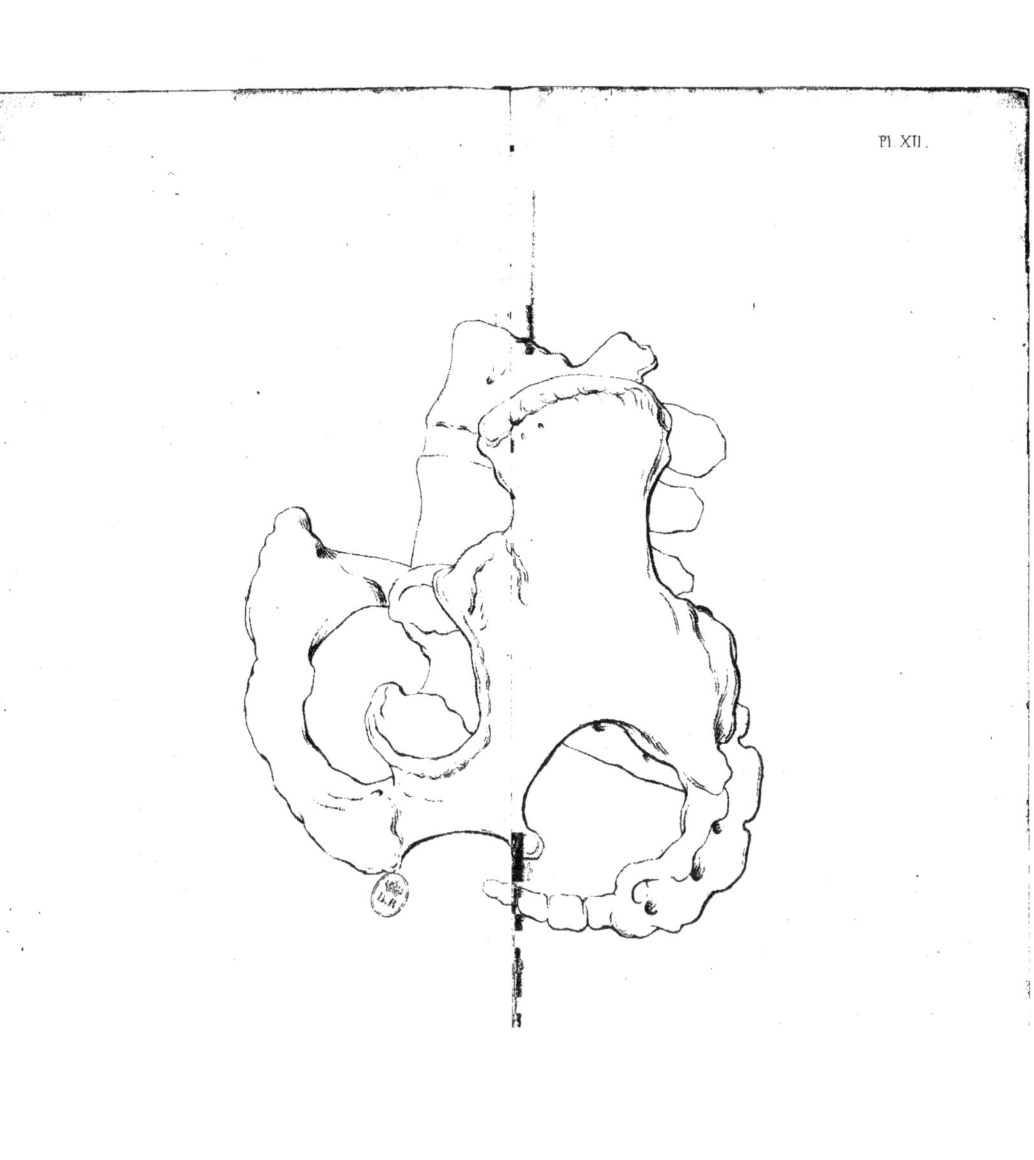

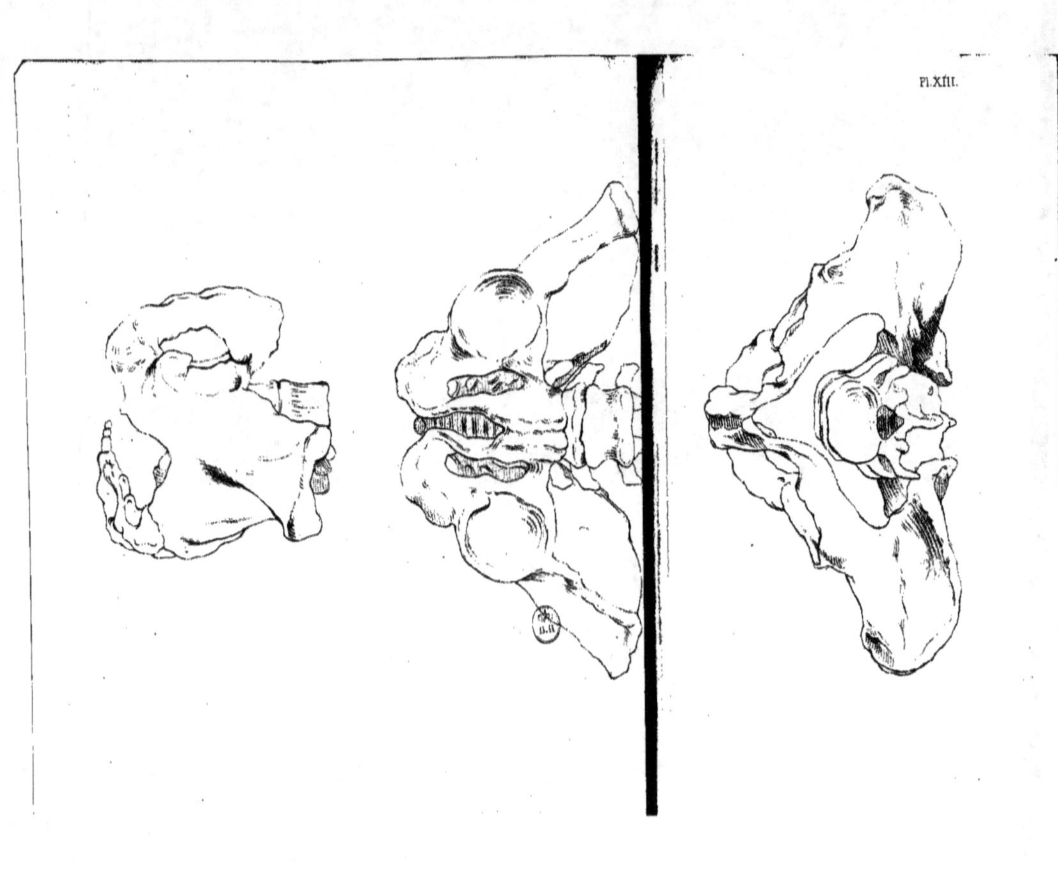

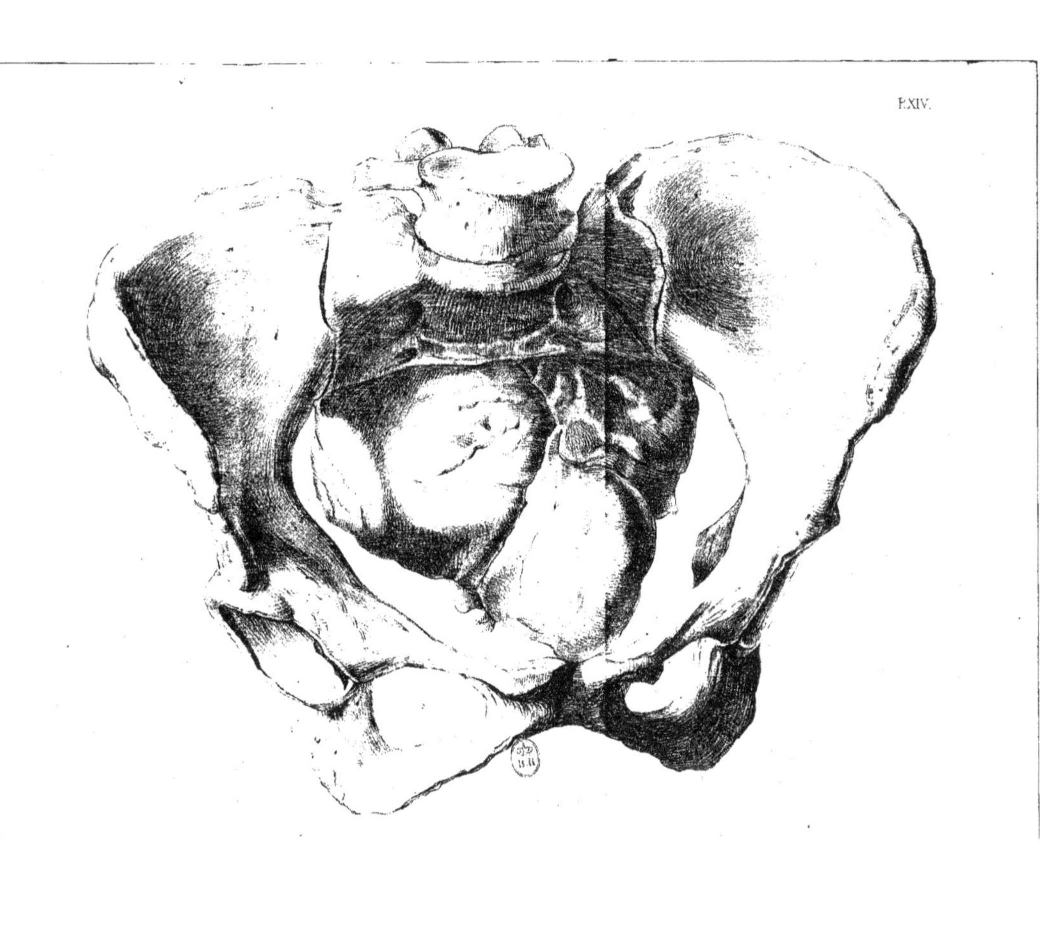

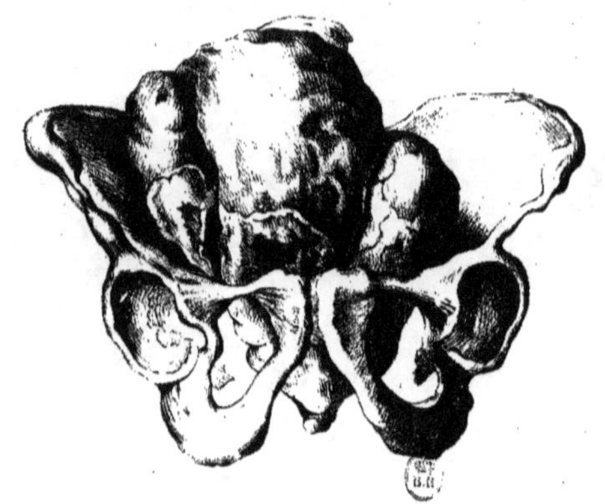 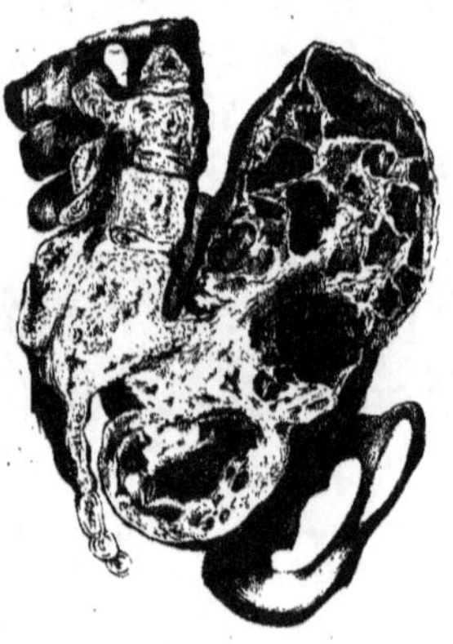

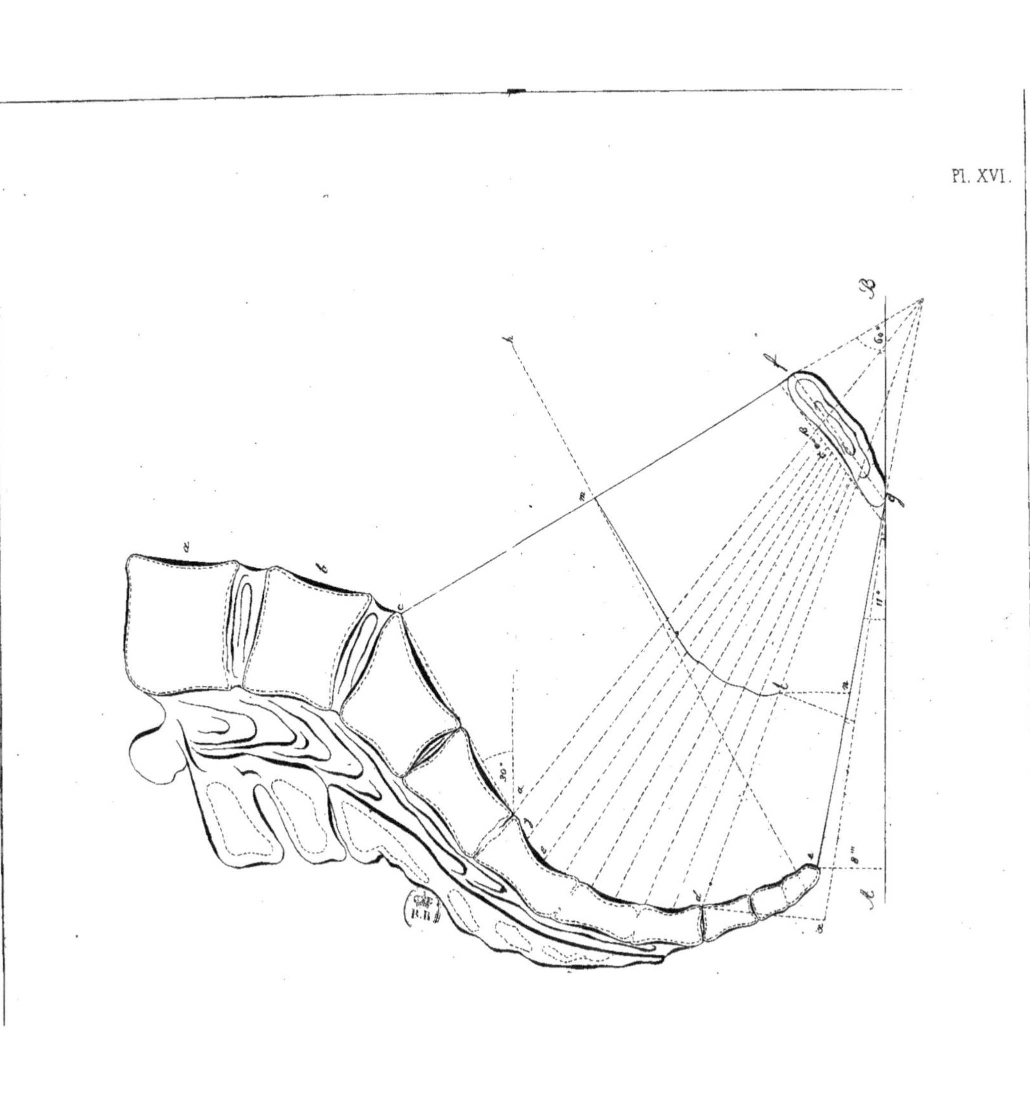